RADICAL METABOLISM

カラダが
脂肪燃焼マシンに変わる

代謝革命ダイエット

アン・ルイーズ・ギトルマン 著　桜田直美 訳

かんき出版

天国にいる私のチアリーダー、
イーディスとアーサー・ギトルマンに、
愛をこめてこの本を捧げる。

RADICAL METABOLISM
by
Ann Louise Gittleman, PhD, CNS

This edition published by arrangement with Da Capo Press,
an imprint of Perseus Books, LLC, a subsidiary of Hachette Book Group, Inc.,
New York, NY, USA through Tuttle-Mori Agency, Inc., Tokyo.

はじめに——なぜこの本を書いたのか

あなたの魂に火をつけるものがあるのなら、
何も恐れずにそれを追い求めなさい。
——作者不詳

まずあなたにお願いがある。

健康とダイエットについて知っていると思っていることを、すべて忘れてもらいたい。

この本には、今までの常識を覆すようなことが書かれている。

一般的なダイエットと違うのはもちろん、最先端のダイエットともまったく違うものだ。

あなたもこれまでに、いろいろなダイエット法を試してきただろう。

それが何であれ、すべてが根底から覆されることを覚悟してもらいたい。

なぜならあなたのダイエットは、おそらくうまくいっていないからだ。

たいていのダイエットは失敗に終わる。

そこからわかるのは、今あるダイエット法には効果がないということだ。

それなら、まったく新しいダイエット法が必要だ。それも今すぐに。

ここアメリカでは、人々は年を追うごとに太り、不健康になり、体に毒をためている。その理由は努力が足りないからではない。アメリカ人の約60パーセントが真剣にダイエットに取り組んでいる。それでも痩せた状態を維持できるのはわずか5～10パーセントだ。

２０１３年、アメリカ人はダイエット関連の商品とサービスに６０５億ドルも費やした。[1]これだけのお金をかけたなら、地球上でいちばんスリムで健康になっていないとおかしいだろう。しかし、現実はその正反対だ。

アメリカは世界一の肥満大国であり、慢性病大国になっている。アメリカ人の３分の１以上が肥満だ。Ⅱ型糖尿病が急増し、アルツハイマー病もそれに負けないほど増えている。そして２０１５年、ついにアメリカ人の平均余命が前年よりも短くなった。これは過去数十年で初めてのことだ。

その原因は心臓病や脳卒中、アルツハイマー病、腎臓病による死亡が増えたことだ。アメリカでは、女性の２人に１人、男性の３人に１人が生涯で一度はがんを発病する。さらに疲労や消化不良、抑うつといった症状に日常的に悩まされている人も増えている。

私のところにやってくるクライアントは、みなダイエット歴数十年のベテランばかりだ。実際のところ栄養学は１９８０年代から見ればだいぶ進歩しているが、たとえ「正しい」ことをしていても体重は一向に減らない。野菜と果物をたくさん食べても、グルテンフリーに挑戦しても、結果は惨敗だ。

だがこの本を読めば、**なぜあなたのダイエットが失敗続きなのかがわかるだろう。**

そして、**本当に正しい方法も知ることができる。**


あなたはもしかしたら、ケトジェニックやパレオといった最新のダイエット法をすでに試しているかもしれない。これらは狩猟採集生活を送っていた先祖と同じような食生活を目指すという方法で、具体的には精製された糖分やグルテン、過度な炭水化物を避け、タンパク質と脂肪をたくさん摂取する。とはいえこれらの方法にも、落とし穴がある。

現代人の体は脂肪をうまく消化できなくなっているのだ。脂肪を摂取すると、消化不良を起こして疲れやすくなるだけで、体重は一向に減らない。

しかし、この本を読めば、なぜそんなことになってしまうのかが理解できるだろう。この本が提唱しているのは、ケトジェニックもパレオも超えた方法だ。

現代人の健康は悲惨な状態だ。しかし、希望はある！

最新の研究によって、停滞した代謝を再び活性化し、ホルモンバランスを整え、腸を修復する方法が明らかになってきたからだ。肥満と慢性疾患の間には密接な関係がある。この2つが同時に増えているのは、決して偶然ではない。

私はこの本で、**代謝機能をよみがえらせる方法だけでなく、これまで「自己免疫疾患」という名前でひとくくりにされ、何百万人もの人々を苦しめている謎の症状の秘密も、解き明かしている。**

読者のみなさんには、これまでの間違った常識を捨て、まったく新しい健康法を手に入れてもらいたい。そうすれば、この本があなたにとって最後のダイエット本になるだろう。

栄養学のルールを何度も書き直す

ところで、私はいったい何者なのだろう？

何の資格があって、ここまで大胆なことを断言しているのだろうか？

私は30年以上にわたって医学の常識に挑戦し、まったく新しい治療法を広く伝えてきた。

最初の本を出版したのは１９８８年。そのとき心ならずも全米の注目を集めることになった。それからいくつかの賞を受賞し、ニューヨーク・タイムズ・ベストセラー作家にもなった私は、同僚たちから「ビジョンを持った健康の専門家」や「健康のパイオニア」と呼ばれるようになった。

健康的なライフスタイル雑誌「セルフ」から、アメリカで「もっとも知識のある栄養士」と呼ばれ、また米国メディカルライター協会の最優秀メディカル・コミュニケーション賞も受賞した。そして2016年には、がんコントロール協会から人道賞を授与された。

私は型破りな栄養士でもある。1980年代は、誰もがシリアルをはじめとする炭水化物ばかり食べ、脂肪は徹底的に避けていた。そんな時代にあって、私は『プリティキン・ダイエットを超えて（*Beyond Pritikin*）』という本を書き、この「高炭水化物・低脂肪」のダイエット法に正面から異を唱えた。

私がその本で提唱したのは、「必須脂肪酸」を摂取する新しいダイエット法だ。このダイエットを実施すると、体重が減るだけでなく、心臓が健康になり、免疫機能も向上する。当時はまったく異端の考え方だったが、現在では健康的な脂肪を摂取することの大切さは広く認められている。

その後、アトキンス・ダイエットで有名なロバート・アトキンス医師が私の仕事に注目し、ニューヨークのラジオ局で放送されていた自身の番組に招待してくれた。私はその番組のレギュラー出演者になり、最終的にはニューヨークにあるアトキンス医師のクリニックでダイエット部門の責任者を務めることになる。

1997年の拙著『体がいちばん知っている（*Your Body Knows Best*）』では、グルテンと環境毒素の危険についていち早く指摘した。「グルテンフリー」や「デトックス」という言葉が広く知られるようになるずっと前のことだ。

そして2002年、私の代表作とされている『ファット・フラッシュ・ダイエット（*Fat*

Flush Plan）』を出版する。**体内の不要物を排出するクレンジングの大切さを指摘し、脂肪の燃焼とデトックスでいちばん重要な臓器は肝臓であることを説明した**本だ。ニューヨーク・タイムズ紙によると、私の説はまたもや「異端のダイエット」だったようだ。

それでもこの本は多くの読者に受け入れられ、最終的には5作の続編が出版されることになった。それ以来、肝臓のデトックス機能やクレンジングに関する本が書店の棚に数多く並ぶようになる。そして2016年には、内容を新しくした『新ファット・フラッシュ・ダイエット（*The New Fat Flush Plan*）』を出版した。

毒に汚染された細胞が肥満や病気のもと

痩せられない、健康になれないといった悩みには、何か根っこになる原因があるはずだ。私はキャリアを通じてずっとその原因を探し続け、この30年の間に何度も栄養学のルールを書き直してきた。

そしてこの本でも、再びまったく新しい栄養学を提唱している。なぜここに来てまた新しいことを言い出したのかというと、**最新科学の研究結果を見て、現代人の健康がさらに大きな危険にさらされていることがわかった**からだ。

私自身も50歳を過ぎ、代謝が落ちてきたことを実感している。この本で紹介しているダイエット法は、私自身や他の人が実際に試し、効果のあった方法から生まれたものだ。この方法に従えば、**どんな人でも代謝を活性化することができる。年齢は関係ない。環境毒素にどんなにさらされていても大丈夫だ。**

私たちは、毒素が充満する悪夢の時代を生きている。もう昔ながらの治療法に頼ることはできない。ホルモンの働きを妨げる環境毒素が体の奥深くにまで入り込み、私たちの体は毎日、毒素との静かな戦いをくり広げている。その結果、細胞の防御力は低下する一方だ。石油化学製品やプラスチック、重金属、人工ホルモン、放射線、細菌といった毒素が、私たちのホルモンの働きを妨害している。これらの毒素のほとんどは目に見えない。食べ物や空気、水、化粧品や衛生用品、住宅建材、洗剤などの中に隠れている。さらにはテクノロジーの中にまで毒素が存在するので、まったく油断することができない。

私たちが生きている世界は、両親や祖父母の時代とはまったく変わってしまった。この地球も、そして私たちの体も、助けを求めて叫び声を上げている。

人間の体には数十兆個の細胞があるが、そのすべてが危険にさらされているのだ。毒に汚染された細胞が一定数を超えれば、組織や内臓の機能もあっという間に低下するだろう。

細胞が健康になるには、何よりもまず健康な細胞膜が必要だ。健康な細胞膜がなければ、細胞はまったくの無防備な状態で毒素の攻撃にさらされることになる。その結果、ホルモンの働きが乱れ、炎症が起こるのだ。現在ほぼすべての慢性病は、この炎症がもっとも大きな原因だと考えられている。

1858年、近代病理学の父と呼ばれるルドルフ・フィルヒョウ医師が、「**すべての病気は細胞レベルの乱れが原因だ**」と発言した。フィルヒョウ医師によると、病気を治療するには、まず病気の原因を理解しなければならない。そしてたいていの場合、**病気の原因は細胞レベルに存在する。**

実例はたくさんあるが、たとえばアルツハイマー病は、脳細胞の「アミロイド前駆体タンパク質」を処理する機能が落ちたことが原因だ。また遺伝的にコレステロールの値が高くなりがちなのは、細胞が「リポタンパク質」をうまく取り込めないことが原因だとされている。そしてがんの原因は細胞の異常な発達であり、自己免疫疾患の原因は細胞同士のコミュニケーションに問題が起こることだ。**細胞の健康は代謝機能にも影響を与える。**

私はこれまでに、文字通り数千人もの「40代で、太っていて、疲れている」人たちを診察してきた。そして最近になって、やっと謎が解明できたと感じている。

代謝機能が毒に汚染されているなら、どんなダイエットに挑戦しても、まったく効果は期待できない。これが、多くの人を悩ませてきた謎の答えだ。

細胞レベルから健康になって痩せる

多くのダイエットが失敗に終わるのは、そもそも脂肪を燃焼する体の機能がきちんと働いていないからだ。脂肪の燃焼では、「褐色脂肪細胞」や「筋肉」「マイクロバイオーム（主に腸に存在する微生物）」という3つの組織がカギを握る。

それぞれの組織には好みの食べ物があり、その食べ物がないときちんと機能できない。つまり脂肪を燃やして適正体重を保つという仕事が、できないということだ。

脂肪燃焼のカギを握るもう1つの要素は、これまで悪者扱いされてきた「オメガ6脂肪酸」だ。これまでの定説によると、オメガ6脂肪酸は体に悪いので、代わりに「オメガ3脂肪酸」を摂らなければならないということになっている。

しかし実際のところ、**質の高いオメガ6脂肪酸には、停滞した「ミトコンドリア（細胞のエネルギー源）」を活性化するという大切な働きがある**のだ。

「必須脂肪酸」とある種の「必須アミノ酸」を摂取すると、効率的に代謝機能を高め、理想の体重を維持することができる。それと同時に、ミトコンドリアを守る細胞膜に栄養を与え、健康な状態にすることもできる。

この後でも説明するが、褐色脂肪細胞の摂取が体重の減少につながるのは、褐色脂肪細胞にミトコンドリアが多く存在するからだ。ミトコンドリアは細胞のエネルギー源なので、「グルコース（糖の一種）」と脂肪を大量に食べてくれる。その結果、体重が減り、さらに「インスリン抵抗性（インスリンの効力が十分に発揮できない状態）」のリスクも軽減する。

そもそも細胞膜の役割は、栄養を細胞に取り込み、毒素や老廃物を細胞の外に排出することだ。その**細胞膜の機能が落ちていたら、どんな病気も治らない**。そのため本書でも、細胞膜を強化するために何を食べるべきかということに重点を置いている。

細胞膜が健康であれば、毒素が細胞の中に入ってこない。その結果、体内のすべての細胞や組織、臓器が健康な状態になる。脳や甲状腺から胆嚢《たんのう》、さらには肝臓や腎臓、肌にいたるまで、体のすべてが正常に機能するようになるのだ。

するとオメガ6脂肪酸も、ついに真価を発揮してくれるようになる。

不調や病気を完全に治すには、根本の原因を取り除かなければならない。つまり、**本当の治療は細胞レベルから始まる**ということだ。近年、画期的な研究のおかげで、オメガ6脂肪酸の真の力が明らかになった。オメガ6には細胞のエネルギーを増強し、脂肪の燃焼を促進する力があるのだ。

本書のユニークな点は、オメガ6脂肪酸の大切さを指摘していることだけではない。たとえ「いい脂肪」を摂取しても、きちんと消化吸収できなければ効果は期待できない。そのため本書が提唱するプログラムでは、ダイエットの縁の下の力持ちともいえる「胆嚢」にも注目している。

胆嚢は胆汁をためておく臓器で、胆汁の役割は食事で摂取した脂肪を分解して体から毒素を取り除くことだ。ハーバード大学メディカル・スクールが行った研究によると、胆汁の状

態を改善することで、代謝が大幅に活性化するという。

さらに興味深いのは、フィンランドで行われた研究だ。その研究によると、胆汁の生成が減少した人は、「甲状腺機能低下症」になる確率が10倍近くにもなるという。

現在、甲状腺機能低下症に苦しむ人は数百万人にも上るといわれている。胆汁の働きが発見されたことは、代謝の低下や疲労、皮膚の乾燥、便秘といった症状に苦しむ患者たちに大きな希望を与えるだろう。

また各種の研究によると、胆汁の減少や質の低下は、甲状腺機能低下症だけでなく、慢性疲労や偏頭痛、抑うつ、自己免疫疾患にもつながることがわかっている。

手術で摘出するなどして、すでに胆嚢がない人も心配はいらない。この本が提唱する「代謝革命ダイエット」は、たとえ**胆嚢がなくても必要な栄養素をきちんと消化吸収できるように工夫している**からだ。そしてまさにそれこそが、代謝革命ダイエットがパレオ・ダイエットやケトジェニック・ダイエットと大きく違うところでもある。

すでに胆嚢がない人や、胆汁が足りない人、胆汁の質が下がっている人が、こうしたダイエット目的で脂肪を摂取しても、ダイエットの効果はほとんど現れず、むしろ体重が増えてしまう結果になるのだ。それにエネルギーの低下、胃腸や腎臓の不調といった問題も出てくるだろう。

劇的な変化を実感できる新ダイエット法

この本を読むと、ダイエットに対する長年の思い込みがことごとく覆されていくだろう。代謝革命ダイエットが目指すのは、ただ体重を減らすことだけではない。

本物の健康を手に入れ、一生を通じてずっと活力を維持することが目標だ。

さあ、老化にブレーキをかけよう。加齢にともなう病気に対抗する手段を手に入れれば、病院通いが日課になるような老後を送らなくてすむようになる。

代謝革命ダイエットの方法はいたってシンプルで、基本的なものばかりだ。現代人の忙しい生活にも無理なく取り込めるようになっている。

つまり革命というのは方法ではなく、結果のほうだということだ。このダイエットを実践すれば、**自分の体調が劇的に変化するのを実感することができる**だろう。

本書は2つのパートで構成されている。パート1でこのダイエット法の科学的な根拠を説明し、そしてパート2は具体的な実践方法だ。

パート1をさらにこまかく見ていくと、このダイエットの基本となる5つの「代謝革命ルール」で構成されている。停滞した代謝を活性化するには、5つのルールをすべてクリアしなければならない。この5つの基本ルールを実践すれば、8割以上の人がたった4日で効果を実感できるだろう。

そしてパート2は、具体的な食事プログラムだ。まず体の中をきれいにする4日間の集中クレンズから始まり、21日間の本格的な食事改善プログラムに進んでいく。

このダイエットの主な目的は、**細胞を修復して代謝を活性化させることだ。**

パート2では、ダイエット効果が抜群で、しかもおいしい50のレシピと、生涯にわたって健康な体重を維持する方法も紹介している。

あなたのまわりに潜むあらゆる毒素に対抗できる

もしあなたが40歳以上で、代謝が落ちてきたことを実感しているなら、そろそろギアチェンジをする時期だ。代謝革命ダイエットを実践すれば、**代謝を活性化して余分な体重を落とすことも、活力を回復することも、炎症を抑えることも、すべて可能になる。**

停滞した人生はもう終わりにしよう。これからは、全身が映る鏡の前に立つのが楽しくなるはずだ。想像すると、ワクワクしてこないだろうか？

これはただの夢物語ではない。私のプログラムを実際に行ったクライアントたちの声を紹介しよう。

7キロ近く痩せて、肌もきれいになりました！　昔はかなりの脂性肌だったのですが、今はほぼ普通肌です。プログラムを始めて3週間目ですが、まるで赤ちゃんのようにぐっすり眠れるようになりました。

——ヴィッキー・O（46歳）

慢性的な炎症がかなり改善されました。炎症がひどかったころは、運動するたびに痛みで苦しんでいました。特に翌日の痛みがひどかった。

今は関節の調子もよく、お腹の張りもありません。

——マリアンヌ・F（50歳）

この代謝革命ダイエットは、単なるダイエット法ではない。**食生活を含めたライフスタイル全般を変えるプログラムであり、現代社会に潜むあらゆる「毒素」に対抗できるようになっている。**

健康を取り戻し、それを生涯にわたって維持していくには、この新しいライフスタイルをずっと続けなければならない。たしかに自分の家の中であれば、自分が気をつけていれば毒素を排除することはできるだろう。しかしこの毒素に満ちた現代社会が、そう簡単に変わるとは考えにくい。

現代は大きな変化の時代だ。私たちの生活もそれに対応して大きく変えなければならないが、すべての変化を一度に起こす必要はない。負担に感じるようなら、少しペースダウンしよう。どんな変化であっても、大切なのは小さな一歩を積み重ねること。ストレスは健康の大敵だ。健康になるためのプログラムでストレスをためていたら、それこそ本末転倒だ。

自分にやさしくしよう。どんな小さな成功も見逃さず、自分をほめてあげよう。代謝機能が今の状態にまで悪化するのに10年かかったのなら、それを1カ月以内で完璧な状態に戻すのは不可能だ。

それでも**ほんの少しの決意と意志の力があれば、あなたは変わることができる。**

代謝を劇的に改善し、いつまでも若々しく健康でいられるだろう。

さあ、始めよう！

代謝機能チェックテスト

以下の症状に心当たりがある人は、代謝機能が毒に汚染されている可能性がある。あてはまる症状が多いほど、代謝革命ダイエットが必要だ。とはいえ、たとえあてはまる症状が1つであっても、代謝革命ダイエットを実践する価値はある。

症　状	チェックボックス
40歳をすぎたころから代謝が落ちた	
Ⅱ型糖尿病、または糖尿病予備群と診断された	
インスリン抵抗性がある	
脂質の数値がよくない（LDLと中性脂肪の数値が高い、HDLの数値が低い）	
血圧が高い	
閉経前から、まるで閉経後のように腹部の脂肪が増え、ウエスト／ヒップ比が高くなった	
ほぼつねに空腹を感じる	
お腹が空くとイライラする、気分の変調が大きくなる	
一日中コーヒーや甘いものなどの間食が欠かせない	
午前11時と午後4時に疲労を感じる	
よく夜中に目が覚める	
グルテンや乳製品などの食物アレルギー、または不耐症がある	
手術で胆石、または胆嚢を除去した	
吐き気、胸焼け、げっぷ、胃食道逆流症、お腹にガスがたまる、腹部膨満など、消化器系の症状がある	
脂っこい料理を食べた後で胃腸に不快感がある	
便の色が薄い	
便秘	
腸内細菌異常増殖症（SIBO）	
橋本病、関節リウマチ、多発性硬化症などの自己免疫疾患がある	
痛みと炎症が多い	
頭痛、または偏頭痛	
座骨神経痛のような痛み	
赤ら顔やほてり、乾燥肌などの肌トラブルがある	
脱毛	
寝ても疲れが取れない	
老廃物の排出に問題がある	
上記以外で、医者にかかっても原因がわからない不調や症状がある	

カラダが脂肪燃焼マシンに変わる

代謝革命ダイエット

CONTENTS

PART 1 あなたの体を救う代謝革命ルール

第1章 眠った代謝を呼び覚ます

第2章 代謝革命ルール1　体にいい脂肪を摂取する

第3章 代謝革命ルール2 胆嚢を健康にする

第6章 代謝革命ルール5 体内の毒素を減らす

第7章 キッチンをデトックスする

PART 2 4日＋21日で劇的に代謝を上げる方法

第8章 4日間の代謝革命集中クレンズ

第9章 21日間の代謝革命リブート

第10章 代謝革命ダイエットの究極メニュープランとレシピ

本文デザイン・DTP／松好　那名（matt's work）

PART 1

あなたの体を救う代謝革命ルール

第1章 眠った代謝を呼び覚ます

たとえ奇跡であっても、少しは時間がかかる。
——シンデレラのフェアリー・ゴッドマザー

この章で学ぶこと

・あなたの代謝は大丈夫？　代謝機能をチェックする方法
・過剰な食欲と脂肪の蓄積に影響を与える3つの代謝機能
・細胞膜を健康に保つ方法
・胆嚢が悪くなると痩せにくくなるメカニズム
・代謝を活性化する5つの代謝革命ルール

たいていの人は、年を取るごとに痩せにくくなっていく。

それに、加齢にともなう「謎の症状」も増えていく。

たとえば慢性的な痛み、頭がぼんやりする、慢性疲労といった症状だ。

18ページのチェックリストで、あなたはいくつ当てはまっただろう？

もしかしたら、橋本病や関節リウマチなどの自己免疫疾患の診断を受けている人もいるのではないだろうか。体重が増えることと、体のさまざまな不調は関係ないと思うかもしれない。

しかし最新の研究によって、この2つの間にはつながりがあることがわかってきた。

代謝機能が落ちるのは大きな問題だ。ただ体重が増えただけだと油断していると、後々、深刻な症状につながりかねない。

代謝が落ちるとどうなるのか

ここで実例を紹介しよう。

アメリア（仮名）は42歳、2人の子供を持つ働く母親だ。彼女は長年にわたって、体重の増加、甲状腺機能の低下、しつこい痛みといった症状に悩まされてきた。食事に気をつかい、週に何回かは運動もしているし、バレーボールのコーチもしている。

それでもお腹回りは、13年前に娘を産んでから太くなる一方だ。この10年の間にダイエットに3回挑戦し、そのたびに14キロ減らすことに成功した。

毎年の健康診断の結果に、特に大きな変化はない。

ただし、血圧と中性脂肪の数値はじわじわと上がり続けている。

最近の健診では、中性脂肪は175まで上がっていた。血圧も、以前は上が90で下が60だったが、上が145で下が85まで上がっている。血圧の数値が高いこと、そして体重が増えていることを理由に、医師から血圧を下げる薬をすすめられた。

しかし、本人は薬の治療はまだ始めたくないと思っている。

アメリアは1年前、大きな胆石ができたために手術で胆嚢を摘出していた。医者の話では、胆嚢はなくても問題ない臓器だということだった。むしろ取ってしまったほうが日常生活を快適に送れるようになるという。

それでも本人の実感は、医者の言葉通りにはならなかった。アメリア自身は、胆嚢を取ってから代謝がめっきり落ちたと感じている。それに便秘もかつてないほどひどくなり、お腹回りもどんどん太くなっている。

主治医に相談しても、「加齢による自然な変化」で片づけられてしまうだけだ。それでもアメリアは安心できなかった。増え続ける体重も、しつこい体の不調も、黙って見過ごすことはできなかった。それに胃酸が逆流して胸焼けがする症状にも悩まされるようになった。

思い起こしてみれば、この症状が出るようになったのは友人たちが夢中になっているダイエットを始めてからのことだ。アメリアはかなり真面目にこのダイエットに取り組んだ。よい脂肪を摂取し、グルテンと乳製品を一切摂らず、糖質を減らし、ウォーキングを増やす。それなのに体調はむしろ悪くなった。夕食後に腹痛と腹部膨満に悩まされることも増えた。お腹の調子も整わず、ひどい下痢と便秘のくり返しだ。

たとえくたくたに疲れていても、夜ぐっすり眠ることができない。疲労がどんどん蓄積し、ついに1日を乗り切るのがやっとの状態になってしまった。性欲が極端に減退し、夫との関係も険悪になった。さらに思春期で難しい時期の娘に対してもイライラが止まらない。

アメリアはいろいろな対策を講じたが、どれも効果はなかった。

すべて「年のせい」とあきらめなければならないのだろうか？

考えてみれば、友人の多くも同じような悩みを抱えている。もしかしたら、本当にこれが「普通」なのかもしれない……。年を取るとは、なんて気の滅入ることなのだろう。

アメリアはあきらめムードになり、甘いものをがまんするのをやめた。するとダイエットで減った体重はすぐにリバウンドし、ダイエット前より増えてしまった。

アメリアの話を読んで、まるで自分のことだと思った人も多いのではないだろうか。

アメリアは架空の存在で、私が普段から見聞きしているクライアントの症状を組み合わせてつくり出した。彼女たちは、何をやっても体重が増え続ける、疲労が取れない、夜ぐっすり眠れない、イライラや落ち込み、胃腸の調子が悪い、健康診断の数値が思わしくないといった症状に悩まされている。

近所の病院で受診しても、たいていは「何でもない」「普通のこと」で片づけられてしまい、それがさらに不安やイライラの種になる。

こういった中年期特有の症状が出るのは、たいてい代謝機能が落ちていることが原因だ。代謝機能の低下は「普通」ではないし、見過ごしていいものでもない。さらに正しく対処すれば、代謝機能をよみがえらせることができる。

この章の内容をひとことでまとめると、**「細胞レベルから健康になる」**となるだろう。痩せにくくなるのは、もとを辿れば細胞がダメージを受けていることが原因だ。**細胞の中でもいちばん大切なのは細胞膜**なのだが、残念ながらこれまでの医学は細胞膜に特に注意を払ってこなかった。

人間の体では、主に3つの器官が代謝活動を担当している。その3つの器官が正しく機能するためには、それぞれに適した栄養を与えなければならない。どれか1つでも欠けると体は痩せにくくなり、やがてメタボリック症候群を発症するようになる。

しかし、そもそもメタボリック症候群とはどんなものなのか?

メタボリック症候群は糖尿病予備群と呼ばれることもあり、次のような症状が特徴だ。

・血圧が上がる
・血糖値が高くなる
・腹部の内臓脂肪が増える
・脂質、または中性脂肪の数値が異常になる

たいていはこれらの症状が同時に現れ、そうなるとⅡ型糖尿病や脳卒中、心臓病のリスクが高くなる。体重が減りにくくなったという人も、メタボリック症候群の症状に当てはまることが多い。

またこれらの症状には、たいてい「インスリン抵抗性」もセットになっている。インスリンはホルモンの一種であり、血液中の糖分を細胞に運ぶ役割を果たしている。インスリン抵抗性とは、体内のさまざまな臓器や器官がインスリンが出す信号に反応しなくなることだ。インスリンに反応しないので、体はさらに多くのインスリンを分泌するようになる。

血中のインスリンが多くなると体重が増え、逆に血中インスリン値が下がると体重は減る。インスリン抵抗性の状態になると、血糖値が慢性的に高くなり、体内のさまざまな臓器や器官が傷つき、Ⅱ型糖尿病を発症するリスクが高くなる。

糖尿病を発症した人の多くは神経障害、腎臓や血管の損傷も同時に発症し、さらにインスリンを分泌する膵臓《すいぞう》もダメージを受けるので、インスリンがまったく分泌されなくなってしまうこともある。

このような症状に、はたして解決策はあるのだろうか？

どんなに運動やダイエットをがんばっても痩せないという人は、これから紹介する「5つの代謝革命ルール」が役に立つ可能性が高い。

ただし代謝革命ルールについて詳しく見ていく前に、基本的なことを確認しておこう。そもそも「代謝」とは何なのか。そして、細胞膜はどんな役割を果たしているのか。さらに簡単にではあるが、比較的新しい科学の分野である「**エピジェネティクス**」についても見ておこう。

エピジェネティクスは遺伝学の一種であり、人体に変化が起こるメカニズムについて研究する分野だ。たとえば健康な体が病気になる理由や、病気の体が健康になる理由などを研究する。

エピジェネティクスが目指すのは、遺伝子そのものを変えることなく、遺伝子の発現をコントロールすることだ。それはつまり、**人間は自分の遺伝子をコントロールできる**ということでもある。うれしいことに、遺伝子は運命ではないのだ。

代謝が毒に汚染されると太って病気になる

まず基本的なことから始めよう。

代謝という言葉は、ギリシャ語の「変化」を意味する言葉から生まれた。簡単にいえば、**代謝とは食べたものをエネルギーに変えるメカニズムのことだ**。代謝には体内のさまざまな化学物質が使われ、主に細胞レベルで行われる。

しかし代謝とは、太らないための適正な摂取カロリー量だけに関係のある話ではない。むしろ体全体の健康に影響を与えているのだ。そろそろ私たちは、代謝の持つ意味をもっと広げる必要があるだろう。実際のところ、代謝はすべての体の働きに影響を与えている。

人間の体には数十兆個の細胞があるとされている。そしてそのすべてが正常に機能するには、まず細胞膜を健康な状態にする必要があるのだ。

人体のすべての活動は、細胞レベルでコントロールされている。

食欲や脂肪の燃焼、脂肪の蓄積、エネルギーの生成、ホルモンバランス、組織の修復、病気や怪我からの回復、病気への耐性といったことは、すべて細胞レベルの仕事だ。老化さえも細胞レベルで起こっている。

消化吸収や、細胞が栄養を取り込んで、老廃物を排出するメカニズムをコントロールしているのが代謝だ。代謝機能があるおかげで、私たちの体は自然なデトックスを行うことができる。

この大切な代謝機能は、食べ物からどんな栄養を摂るかで、うまく働いたり、働きが鈍ったりする。体内に取り込まれた食べ物は、酵素の力で基本的な栄養素に分解され、それぞれの器官や臓器に吸収される。老廃物が排出されるプロセスもだいたい同じだ。

世の中には、食事や運動に気をつけていても痩せない人がいる一方で、好きなだけ食べてもスリムな体形を維持している人もいる。その理由は、代謝機能が違うからだ。痩せやすい人は代謝が正常に働いているのだ。

残念ながら現代人の多くは、私が「**毒性の代謝**」と呼んでいる状態になっているようだ。体内の化学反応がきちんと起こらず、消化吸収やエネルギーの燃焼がうまくいかなくなっている。体が正常に機能するには、決められた栄養素を摂取しなければならない。

その栄養素が体内に入ってこない、または入ってきても何らかの理由でうまく吸収できないと、体のさまざまな機能に異常が生じるようになる。

ここで**大切なのは、大幅な体重増加は１つの症状にすぎないということだ**。

その裏には、もっと深刻な問題が隠されている。体重が増えるという現象は、問題を知らせる体からのメッセージだ。他にも血糖値や脂質の数値の悪化、甲状腺機能の低下なども、問題を知らせるメッセージの役割を果たしている。

毒性の代謝とは代謝の機能が低下し、細胞に必要な栄養素が行きわたらなくなったり、体内に毒素がたまったりする状態をさしている。そして残念ながら、たいていの人はどちらか一方ではなく、両方の状態になっているのだ。

毒素の排出がうまくいかないと、体内に毒素が蓄積していく。毒のたまった体内はたとえるなら、一度も水を替えていないプールのような状態だ。

アメリカ人の一般的な食生活では、必要な栄養素をほとんど摂取できない。しかも私たちが暮らす現代社会は、毒にまみれているといっても過言ではない状態だ。アメリカ化学会が集めた膨大なデータによると、私たちは日常的に1億種類もの化学物質にさらされている[1]。

それらの化学物質はあらゆる方法で私たちの食べ物の中に入り込み、空気の中に入り込む。牛肉には薬品やホルモン剤が含まれているし、ペットボトルの水には内分泌を乱す化学物質が溶け出している。

毎日これだけの毒にさらされていることを考えると、普通に生きているのがむしろ不思議なくらいだ。がんばって毒を出してくれている自分の体に感謝しなければならない。

代謝が毒に汚染されるとホルモンの働きが乱れ、体内の炎症が増加する。その結果は、肥満や、さまざまな深刻な病気だ。

現在、高齢者の3人に1人が、アルツハイマー病をはじめとする認知症が原因で亡くなるとされている。そして最近になって、**認知症の原因は脳内の老廃物をきちんと排出できないことにあるのかもしれないということがわかってきた。**

またアメリカでは昔から心臓病が死因の1位を占めていて、毎年60万人以上がこの病気で亡くなっている。つまり、死者の4人に1人が心臓病で亡くなったということだ。[2] さらに大人の3人に1人が、糖尿病予備群か、Ⅱ型糖尿病をすでに発症している。悲しいことに、最近では子供やペットまでもが同じ傾向を見せるようになってきた。

以上は悪いニュースだが、ありがたいことにいいニュースもある。ここにあげたような症状は、実はすべて同じ原因から生まれている。

それはつまり、1つの方法ですべて解決できるということだ。

毒に汚染された代謝を正常に戻せば、さまざまな体の不調が改善するだけでなく、余分な脂肪も落とすことができる。体が若返り、活力が増し、ここ何年かでいちばん体調がよくなったと感じることができるだろう。根本の問題を解決するので、今度こそせっかく落とした体重がリバウンドすることはない。それが代謝革命ダイエットだ。

ホルモンがあなたの食欲をコントロールしている

たいていのダイエットが失敗するのは、**減った体重が驚くほど簡単に元に戻る**からだ。

2016年、医学専門誌「肥満」にある衝撃的な研究結果が発表された。研究の対象は、ダイエット番組の「ビゲスト・ルーザー」に参加した14人だ。[3]

研究によると、14人の参加者のうち減らした体重を維持できた人は1人しかいない。残りの13人は程度の差はあるがリバウンドを経験している。しかもそのうちの5人は、むしろダイエット前よりも体重が増えてしまった。

リバウンドした体重は、平均して約40キロ（減った体重の約70パーセント）にもなる。そのうえ同じような年齢と体形だが、大幅に体重を減らしたことがない人に比べ、食欲が旺盛で、代謝が悪くなるという結果にもなった。

なぜこんなことになってしまったのだろうか？

研究によると、番組が終わった時点で**参加者たちは「レプチン」の数値が極端に下がり、時間がたっても回復しない**ということがわかった。レプチンはホルモンの一種であり、脳に「お腹いっぱい」というメッセージを伝える役割を果たしている。

つまりレプチンが極端に少ない状態では、満腹を感じないということだ。このことは、参加者たちの食欲が増したという先の研究結果とも合致するだろう。

たしかにこれはかなり極端な例だが、たいていのダイエット経験者はある程度のリバウンドを経験している。そして**減らした体重が多いほど、代謝の悪化もひどくなる**。たとえ運動をしていてもそれは変わらない。どうやら人間の体はかなり頑固で、何がなんでも長年の体重を維持しようとするようだ。

あなたの体重は、長年にわたるエネルギーの摂取と消費の習慣である程度決まっている。体重をコントロールしているのはホルモンの複雑なネットワークだ。これらの**ホルモンが脳に大きな影響を与え、食欲をコントロールしている**。特に影響を受けるのが、視床下部と呼ばれる部位だ。

ここで、人間の体重は体内のサーモスタットによってコントロールされていると考えてみよう。体内サーモスタットのしくみはまだ完全には解明されていないが、活動量や食生活、食欲、生活習慣、精神状態、健康状態、遺伝といったさまざまな要素の影響を受けるということはわかっている。

決まっている体重を変えようとすると、体は現状を維持しようとして抵抗する。体が同じ状態を保とうとする傾向は、「ホメオスタシス（恒常性）」と呼ばれている。

体重を減らそうとして食生活を変えると、体はその変化に気づき、現状を維持するために食欲を旺盛にさせたり、不健康な食べ物を欲しがらせたりするのだ。

ダイエットの後で体重を維持するのが難しい理由も、ホメオスタシスで説明できる。そして減らした体重が多いほど、元に戻ろうとする力も大きくなる。

つまりここで大切なのは、**ダイエットの後でリバウンドしてしまうのは本人の責任ではない**ということだ。「ビゲスト・ルーザー」の研究からいいニュースを1つあげるとすれば、それは参加者の半数以上が、体重の10パーセントは減らしたままでいられたということだろう。しかし代謝を改善すれば、その数字をもっと増やすことができるのだ。

この本を読めば、番組の参加者が知らなかったような知識が手に入る。**代謝をコントロールしているのはホルモンであり、そのホルモンをコントロールするのが細胞膜**だ。そしてホルモンと意志の力が戦うと、必ずホルモンが勝利する。

それなら、そのホルモンをコントロールしてやればいい。

細胞膜レベルで肥満と健康問題を解決する

いつの日か、「細胞膜医療」という言葉が、「プロバイオティクス」という言葉と同じくらい有名になるだろう。**人間の生死は、細胞の健康状態で決まっている。**

それぐらい細胞は大切な存在だ。細胞が健康でなければ、臓器も器官も健康にはなれない。細胞が健康になるために、絶対に欠かせないのが健康な細胞膜だ。**代謝を改善したいのなら、まず細胞膜を強化する必要がある。**

かつて細胞膜は、文字通り細胞を覆うただの膜だと考えられていた。たとえるなら、サンドウィッチを包むラップフィルムのようなものだ。しかし最新の研究によって、つねに変化する複雑な存在であることがわかってきた。

細胞膜は細胞が持つ重要な機能のカギを握っている。そのうちのもっとも基本的な機能が、細胞の中身と周りの環境を分断するという役割だ。細胞は自分と周りを分ける膜があることによって、構造物としての独自性を保つことができる。

その一方で、細胞膜は「ステージ・マネジャー」としての役割も果たしている。**細胞の中に入れるものと、外に出すものを決めているのだ。栄養であれば細胞の中に入れ、毒素であれば細胞の外に出す。**さらに細胞を攻撃する悪い物質を遠ざける仕事もしている。

細胞膜は基本的に脂肪細胞の2つの層で形成されている。[4] 一般的に細胞の外側にある膜が細胞膜と呼ばれているが、細胞の中に存在するさまざまな物質も膜で覆われている。ミトコンドリアにも、細胞核にも膜がある。

それらの膜はみな同じ構造で、体中の細胞にある膜をすべてつなぎ合わせると100平方キロメートル以上にもなる。肝臓の細胞膜だけでも、フットボール場5つ分の広さだ。[5]

このように細胞膜は、人体のかなりの部分を占めている。そして細胞膜は主に脂肪でできているので、良質な脂肪を摂取することがとても大切になるのだ。実際、体内の脂肪の大部分は細胞膜が占めている。

すべての細胞は「**リン脂質**（リンを含む脂質）」「**糖脂質**（糖を含む脂質）」「コレステロール」という3種の脂質で構成されている。この中でもっとも重要なのはリン脂質であり、細胞に含まれる全脂質の半分を占めている。

食べ物を変えるだけで痩せて健康になる

細胞が損傷される方法は3つある。

それは「**外側の細胞膜が傷つくこと**」、細胞のエネルギー源である「**ミトコンドリアが傷つくこと**」、そして遺伝情報である「**DNAが傷つくこと**」だ。

DNAが傷つくと、たいていの場合は致命的な結果になる。細胞が突然変異するか、または死んでしまう。自己免疫疾患や変性疾患、代謝機能の悪化は、DNAの損傷が原因だ。

細胞膜が傷つく原因は水銀や鉛、フッ化物などの環境毒素にさらされることだが、その他に間違った食生活も原因になる。加工食品に含まれている有害な成分が細胞に取り込まれ、細胞膜が傷つくものばかり食べているということだ。

つまり、昔からいわれている「あなたは食べたものでできている」という言葉は、細胞レベルで正しかったということになる。現在の科学では、脂肪酸が細胞膜の構造を変化させ、細胞膜に関係のある細胞の働きまでも変えるということがわかっている。

細胞膜を傷つける犯人は、その他にも糖分がある。というよりも**インスリンの分泌を促す食べ物であれば、すべて細胞膜を傷つける**と考えていい。インスリンが分泌されると、細胞膜を壊す働きをする「ホスホリパーゼA2」と呼ばれる酵素も分泌されるからだ。

そのため代謝革命ダイエットでは、あらゆる糖分や加工食品、ソフトドリンクを禁止している。さらに果物や穀物の取りすぎも、避けなければならない。

体内に摂取した脂肪は、ほんの数分のうちに細胞膜に吸収される。このプロセスは「**脂質膜再構成**」と呼ばれている。このことからも、食べたものが体の健康状態と直接つながっているということがわかるだろう。

Ⅱ型糖尿病やがん、心臓病、自己免疫疾患、炎症性疾患などの病気は、食べ物が直接の原因になっている。病気だけでなく、老化までも食べ物が原因だ。

変性植物油やトランス脂肪酸といった体に悪い脂質を摂取すると、細胞膜の質が悪化し、血液から細胞内にうまく酸素を取り込めなくなる。これは大きな問題だ。ミトコンドリアは、酸素（と脂肪と糖分）がなければエネルギーをつくることができない。それに細胞内の酸素は病気を防ぐ働きもしている。

一般的に市販の油は賞味期限を延ばすために、過剰に加熱され、加工されている。その結果、酸素を取り込まない性質になっているのだ。細胞膜は摂取した油からできているので、このような油を摂取していると細胞に酸素が行きわたらなくなる。このことについては第3章で詳しく見ていこう。

しかし、いいニュースもある。それは、**食べる油を替えれば、細胞膜も変わる**ということだ。先にも述べたように、細胞膜の構造は油を摂取してからわずか数分のうちに変化する。

本書の後半で紹介する4日間の集中クレンズと21日間の代謝革命ダイエットを実践すれば、それだけ大きく細胞膜を変えられるということだ。

あなたの体はすでに錆びているかもしれない

細胞膜が傷つくと、その影響は全身に現れる。すべての細胞膜は脂肪でできているので、**「脂質過酸化反応」**の影響を受けやすい。脂質過酸化反応とはフリーラジカルが細胞膜の中にある電子を奪うプロセスのことで、結果的に**細胞にダメージを与える**ことになる。古くなった食用油が変質するのと似たようなものだと考えれば、わかりやすいかもしれない。脂質過酸化反応が起こると、次のような症状が現れる。

- **代謝が落ちる**
- **DNAが損傷する**
- **免疫機能が落ちる**
- **ホルモン（エストロゲン、プロゲステロン、テストステロン、甲状腺ホルモン、インスリン、レプチンなど）の働きが落ちる**
- **ミトコンドリアがATP（アデノシン三リン酸。生体活動のエネルギー源になる）を生**

成しなくなり、ミトコンドリア病（慢性疾患、変性疾患、自己免疫疾患）を引き起こす

- **器官や臓器の機能が落ちる**
- **心血管病のリスクが高まる**
- **異常な細胞増殖により、がんのリスクが高まる**

細胞膜の損傷は、インスリン抵抗性や痩せにくい体になることとも直接つながっている。代謝が正常に機能するには、細胞からのメッセージ伝達が正常に行われている必要があるからだ。細胞膜の損傷は細胞が錆びたのと同じだと考えてみよう。

錆びついているために、壊れた場所の修理ができない状態だ。[6][7]

人間の肉体は、何らかのダメージを受けると「炎症」という形で反応する。具体的には「細胞性炎症」と呼ばれている症状だ。

細胞膜が炎症を起こすと毒素を外に出すことができなくなり、そのまま細胞内にたまっていくことになる。細胞がゴミ捨て場のような状態になって、それが病気につながるのだ。

炎症は心血管病やがん、ホルモンバランスの乱れ、糖尿病をはじめ、多くの現代病を引き起こしている。細胞の機能を取り戻すには、たまった毒素をきれいに排出すればいい。

最新科学でわかった痩せる遺伝子のスイッチ

細胞膜にはもう1つ意外な働きがある。実は**遺伝子のスイッチのオンとオフも、細胞膜が行っているのだ**。以前は遺伝子が運命を決めると考えられていたが、先にも述べた最新のエピジェネティクスによると、どうやら遺伝子は変えることができるようだ。

簡単にいうと、エピジェネティクスとは遺伝子の表現がどんな変化をするかを研究する学問だ。遺伝子そのものの変異ではなく、遺伝子は変わらなくても表現が変わる現象を扱っている。遺伝子の青写真をどう解釈するかによって、遺伝子の表現も変わってくるのだ。

たとえばDNAはパソコンのOSで、「**エピゲノム**」はOSにインストールされたアプリケーションソフトだと考えてみよう。ソフトウェアは1日ごと、時には数時間ごとに更新される。

遺伝子の構造は同じままで、表現型に変化が起こるきっかけは遺伝子のスイッチがオンになったりオフになったりすることだ。**スイッチの切り替わる原因には食生活や生活習慣、環境からの刺激などがあり、思考や感情さえも原因になる**。

基本的に自分の行動のすべてが、遺伝子の表現に影響を与えると考えていい。

食事や睡眠、運動、笑うこと、泣くこと、愛すること、怒ることなど、日常のあらゆることが遺伝子の表現を決めている。エピジェネティクスという研究によって肥満から心臓病、精神疾患まで、さまざまな症状が遺伝子という観点から理解できるようになった。

エピジェネティクスの研究により、遺伝子レベルで代謝が変化するしくみもわかってきた。たとえばストレスは、遺伝子の表現に大きな影響を与える要素だ。病気になるかどうかは、つまるところストレスへの対処で決まってくる。**ストレスに対処できないと、悪い遺伝子のスイッチが入る**のだ。

ここに、乳がんになる遺伝子を持った2人の女性がいるとしよう。1人は人生で大きなストレスを経験し、ストレスの対処法も学んでいなかった。そしてもう1人は、ストレスの効果的な対処法を身につけていた。

ストレスまみれの女性は、それが原因で乳がん遺伝子のスイッチがオンになり、結果として乳がんを発症してしまうかもしれない。対してストレスを感じていないほうの女性は、たとえがん遺伝子を持っていても、がんを発症しないかもしれない。

これが、エピジェネティクスの変化が起こるしくみだ。ここで大切なのは、**遺伝子のスイッチはつねにオンとオフをくり返している**ということ。がん遺伝子でも、肥満遺伝子でも、1日のうちに何度もオンになったりオフになったりしている。

ダイエットの効果が出ずに苦労している人は、体重を減らすスイッチがオフになったように感じているだろう。まるで代謝のブレーカーが落ちているような状態だ。

これは家庭のブレーカーが落ちた状態と同じで、これでは家中の電気がつかなくなってしまう。あなたも同じように感じているだろうか？

ブレーカーのたとえは、あながち現実から離れているわけではない。

この本で紹介しているダイエット・プログラムを実行すれば、ブレーカーがオンになり、遺伝子の表現を変えることができるのだ。痩せる遺伝子のスイッチを入れて、代謝がよくて痩せやすい体に生まれ変わることができる。

細胞レベルから痩せる体に変える5つのルール

以上のことを念頭におき、ここからは「5つの代謝革命ルール」について見ていこう。

代謝が活発になれば、活力が増し、健康でスリムな体を維持することができる。

活発な代謝には5つのルールがある。それぞれについては後の章で詳しく見ていくが、ここではまず全体像を理解しておこう。

代謝を活性化する5つの代謝革命ルール

1. 体にいい脂肪を摂取する
2. 胆嚢を健康にする
3. 食べて筋肉をつける
4. 腸を修復する
5. 毒素を減らす

代謝革命ルール1　体にいい脂肪を摂取する

とにかく**オメガ6脂肪酸を十分に摂取する**こと。健康な細胞膜をつくって代謝を上げたいのなら、これは絶対に外せない。しかも量だけでなく、正しい種類のものを摂取することが大切だ。

毒性の代謝について研究していくなかで、最初の大きな発見は**オメガ6脂肪酸にまつわる誤解が蔓延している**ことだった。オメガ6脂肪酸はそもそも「必須脂肪酸（EFA）」の一種だ。必須脂肪酸とは、体内で自然につくることができないので、食事などの形で摂取しなければならない脂肪酸のことをいう。

文字通り大切な栄養素なのだが、残念ながら多くの医師や栄養士はオメガ6脂肪酸の大切さをきちんと理解していない。それどころか、体に悪いので摂取しないほうがいいとまで言っている。その代わりに体にいいとされているのが、オメガ3脂肪酸だ。

もしあなたがこの本からたった1つだけ学ぶとしたら、ぜひ次の言葉にしてもらいたい。

「オメガ6脂肪酸が炎症の原因になるという説はウソだ！」

たしかにほとんどのアメリカ人は、オメガ6脂肪酸を過剰に摂取している。

しかし彼らが摂取しているのは、**加工食品に含まれる悪質のオメガ6であり、新鮮な自然食品に含まれる良質のオメガ6とはまったく違う**ものだ。

加工食品に含まれる油は過剰に加熱・精製されている。そしてすでに見たように、食事などで摂取した油はほんの数分のうちに細胞膜に吸収される。つまりこの加工されて変質した油が、あなたの細胞膜をつくっているということだ。

同じオメガ6脂肪酸でも、**毒性のオメガ6はたしかに炎症の原因になる。**しかも、良質のオメガ6が持っている利点は1つも持っていない。

つまり私たち現代人は加工食品ばかり食べているので、良質のオメガ6もオメガ3も十分に摂取していないということだ。加工された悪質の脂肪酸は、細胞膜を傷つけ、炎症や病気を引き起こす。

そこで、第1の代謝革命ルールの登場だ。

質の悪い脂肪を摂取するのをやめ、代わりに良質のオメガ6脂肪酸とオメガ3脂肪酸を摂取するようにする。ここで大切なのが、正しいバランスでオメガ6とオメガ3を摂取すること[8]。**理想的なバランスは、オメガ6が「4」に対してオメガ3が「1」**になる。

もちろんせっかく良質の油を摂取しても、体がきちんと消化吸収してくれなければ意味がない。そこで、2つめの代謝革命ルールの登場となる。

代謝革命ルール2　胆嚢を健康にする

毒性の代謝を改善して痩せやすい体を手に入れたいのなら、胆嚢と胆汁を無視することはできない。多くの医師は胆嚢を「いらない臓器」扱いしているが、それはまったくの間違いだ。**胆嚢は体が正常に機能するうえで欠かせない臓器であり、特に代謝機能に大きな影響を与えている。**

胆汁は肝臓でつくられる液体で、体内に取り込まれた脂肪を分解し、毒素を体外に排出する働きをしている。胆嚢は洋ナシのような形をした臓器で、肝臓のすぐ下にある。胆嚢の仕事は胆汁を貯蔵すること、貯蔵した胆汁を濃縮すること、そして必要なときに胆汁を分泌することだ。

胆汁の助けがなければ、ビタミンA、D、Eといった「脂溶性ビタミン（水に溶けにくく油脂に溶けやすいビタミンの総称）」や、先ほど登場した必須脂肪酸をきちんと消化吸収することができない。

必須脂肪酸は健康な細胞膜をつくることの他にも、脳の健康、ホルモン生成、免疫機能、活力、心血管の健康などでも大きな役割がある。脳の約60パーセントは脂肪で、体の他の部分とは違って脂肪を主な燃料としないという特徴がある。

私たちが生きる社会には、胆嚢の病気と肥満がまるで伝染病のように蔓延している。どうやらこの2つの間には何か関係があるようだ。そして胆汁が、この2つを結ぶカギになっている。

現代では、多くの人が手術で胆囊を摘出している。胆汁の質が悪化してドロドロになり、胆石や胆囊炎といった症状を引き起こしているからだ。アメリカ人の一般的な食生活を続けていれば、胆汁の質は下がるばかりだ。

そして胆汁がドロドロになると、小腸に流れ出なくなり、胆囊に蓄積していく。その結果が胆石や胆囊炎だ。症状はすぐに悪化し、手術で胆囊を摘出せざるをえなくなる。

それでは胆囊の病気と肥満の間には、いったいどんな関係があるのだろうか?

ここでカギを握るのは脂肪の分解だ。胆汁には脂肪を分解する働きがあり、ドロドロの胆汁では脂肪をきちんと分解することができない。そして分解されなかった脂肪は、吸収できない形のまま血管の中を流れていくことになる。吸収されない脂肪は、ただ体内に蓄積されるしかない。これが肥満の原因だ。

胆囊や胆汁に問題を抱えている人は危険なレベルにまで増えているが、本人はまったく自覚していない。**健康な胆汁がなければ、どんなに健康的な食生活を送っていても、スリムにもなれなければ、健康にもなれない**のだ。ガスや腹部膨満、胸焼け、便秘といった問題に悩まされ、体重も増えていく。

そろそろ私たち現代人も、胆囊の大切さを自覚するべきだろう。

胆嚢の問題は気づきにくく、気づいたときにはもう手遅れということが多い。

しかし**簡単な方法で、胆嚢を健康にして胆汁の流れをよくすることができる。**たとえ手術で胆嚢を摘出していても大丈夫だ。

その方法については第3章で詳しく見ていくが、大きなカギは苦い食べ物を摂取することだ。たとえば、「クレソン」や「ルッコラ」「ケール」「カラシ菜」「タンポポの葉」「グレープフルーツ」「ショウガ」などが苦い食べ物に含まれる。

現代人の多くは、質の悪い胆汁が原因で他の症状にも悩まされている。たとえば、胃酸の分泌が少なくなることもその1つだ。胃酸の量が足りないと、食事をしたときに十分な量の胆汁が分泌されなくなる。

そうなると脂肪だけでなく、タンパク質も消化吸収できない。そこで、次の代謝革命ルールの登場となる。

代謝革命ルール3　食べて筋肉をつける

3つめのルールは、「**サルコペニア**（加齢にともなう筋肉の減少）」を防ぐことだ。筋肉の減少は脂肪の増加につながる。

サルコペニアは高齢者に特有の現象だと思われているが、筋肉量の低下はもっと若いころからすでに始まっていて、体重の増加やインスリン抵抗性、メタボリック症候群と並行して起こることが多い。その状態が長く続くと、やがてII型糖尿病を発症することになる。[9] 健康で長生きしたいのなら、筋肉質でスリムな体を手に入れなければならない。

基本的に座りっぱなしの生活を送っている人は、30歳を過ぎてから10年ごとに3〜5パーセントの筋肉を失っていく。

しかし、そもそもなぜ年を取ると筋肉が減るのだろうか？

理由はいくつかあり、ホルモンのバランスが崩れる、炎症、運動不足（特に座りっぱなしの生活）、栄養の偏りなどがあげられる。そこで登場するのが代謝革命ダイエットだ。このダイエット法なら、これらすべての問題を解決することができる。

筋肉が減る主な原因は2つある。 1つは良質のタンパク質を十分に摂取しないこと、そしてもう1つはタンパク質をきちんと消化吸収できないことだ。

すでに見たように、自分では気づいていなくても、胃酸の量が足りない人はたくさんいる。**タンパク質を消化吸収するには、十分な量の胃酸と消化酵素が必要**なのだが、アメリカ人のほとんどはどちらも足りていない。30代で胃酸の量が40パーセント減少することも珍しくなく、70歳までにそこからさらに50パーセントも減少する。

胃酸が少なくなると、「胃食道逆流症（GERD）」やガス、腹部膨満、吐き気、気分の変動などの症状に悩まされるようになる。また、ミネラルの消化吸収もできなくなるので、ミネラル欠乏症にもなるだろう。ミネラル欠乏症は現代人の大きな問題だ。

タンパク質はアミノ酸が結合してできている。つまり、良質のアミノ酸とタンパク質を摂取すれば、スリムで筋肉質の体をつくることができるのだ。そして、またその話かと思われるかもしれないが、アミノ酸は丈夫な細胞膜をつくるうえでも欠かせない要素だ。

アミノ酸は体内で自然に合成することができないため、食事などで摂らなければならない。これを「**必須アミノ酸**」と呼ぶ。

必須脂肪酸と同じように、アミノ酸にも必須アミノ酸というものが存在する。人間の体は炭水化物や脂肪なら蓄積できるが、アミノ酸を蓄積しておくことはできない。だから毎日、食事で摂取することが欠かせないのだ。

健康的な食生活を送り、完璧なサプリメントを飲んでいても、消化吸収の能力が落ちていたら何の効果もない。そこで第4のルールの登場だ。

代謝革命ルール4　腸を修復する

現代人の腸はボロボロに疲れ切っている。腸炎症がまるで流行病のように蔓延している。そして腸が炎症を起こすと、体の他の部分もすぐに後に続く。

腸管透過性が高い（腸の壁が損傷し、腸で排除されるべき有害な物質が体内に漏れ出すこと。「リーキーガット（腸漏れ）」ともいう）人は、腹回りに脂肪がたまる、ホルモンのバランスが崩れるといった状態になりやすく、またⅡ型糖尿病のリスクも高い。

腸内細菌のバランスが崩れると、肥満や痩せにくさの直接的な原因になる。あなたの代謝機能は、消化器官に住んでいる微生物の総数と種類の多様さで決まっているのだ。

現代の科学により、「**マイクロバイオーム**」の重要性がだんだんと解明されてきた。マイクロバイオームとは、人間の腸や体内に住んでいる微生物の総称であり、体全体の健康に大きな影響を与えている。

消化器官に住んでいる微生物は、消化吸収にとって欠かせない存在だ。また免疫機能の最前線に陣取り、真っ先に外敵と戦ってくれる存在でもある。体内の細胞と同じようにマイクロバイオームも、環境毒素、不健康な食生活、寄生虫感染、ホルモンバランスの乱れ、抗生物質やその他の薬品、ストレスなどから攻撃を受けている。

それらのすべてが、腸内細菌のバランスが乱れる「**ディスバイオシス**」という状態を引き起こしているのだ。**善玉菌が少なく、悪玉菌が多くなり、それが炎症の原因になっている。**「腸漏れ症候群」や食物アレルギー、「小腸内細菌異常増殖症（ＳＩＢＯ）」「過敏性腸症候群（ＩＢＳ）」から便秘や下痢、疲労、肌トラブルにいたるまで、**ディスバイオシスはあらゆる病気や症状の原因になっている。**

さらに糖尿病や心臓病、認知症、関節リウマチ、自己免疫疾患など、体内の毒素が原因になっている病気も、もとを辿ればディスバイオシスが原因だ。

また体内のマイクロバイオームには、体のpH《ペーハー》バランスやコレステロール値をコントロールする働きもある。

腸と脳のつながりに関する最新の研究によって、**マイクロバイオームのバランスが乱れると、精神や神経にも影響が出ることがわかってきた**。腸は「第2の脳」とも呼ばれ、腸内には1億個以上の神経細胞が存在する。そのため腸はただ消化吸収だけでなく、感情もコントロールしているのだ[10]。

たとえば、怒ることを「腹の虫がおさまらない」と表現することがあるだろう。私たち人間は、昔から腸と感情がつながっていることを直感的に理解していた。

痛んだ腸を修復するにはいくつかの戦略が必要になるが、とりあえず真っ先に行わなければならないのは、腸内細菌のバランスを整えることだ。

これには、「ザワークラウト」や「キムチ」などの発酵食品、食物繊維やプレバイオティクスといった善玉菌のエサになるものを食べるという方法がある。発酵食品や菌類にアレルギーがある人も、他の方法があるので安心してもらいたい。

代謝革命ルール5　毒素を減らす

これは最後のルールだが、決して優先度が低いわけではない。

体内に毒素がたまると、代謝が落ちる。 体が毒素の排出で忙しくなり、代謝まで手が回らない状態になるからだ。

現代社会は毒にあふれている。身の回りの製品や食品には「**オビソゲン**」と呼ばれるホルモンを乱す化学薬品が含まれている。それに大切なＤＮＡまでも、重金属や電磁波などの攻撃にさらされている。

これだけの毒を排出するには体中のリソースを総動員しなければならないが、そうすると体は脂肪を燃やすという作業までは手が回らなくなる。**私たちに必要なのは、まず毒素を出して体の中をきれいにすること**だ。毒素を排出する方法については、第６章と第７章で具体的に解説している。

ここまで読んで、５つの代謝革命ルールの大まかな内容が理解できただろう。

次からは１つずつ詳しく見ていこう。

第2章

代謝革命ルール1
体にいい脂肪を摂取する

繁栄には、栄養が必要だ。

——作者不詳

この章で学ぶこと

- 健康常識のウソと本当
- オメガ6脂肪酸とオメガ3脂肪酸の新常識
- 摂ってはいけないと言われているけれど、本当は摂らなければならない脂肪
- 痩せるために必要な体脂肪
- 代謝を上げるために摂らなければならない脂肪、摂ってはいけない脂肪

この章は覚悟して読んでもらいたい。なぜなら、**50年にもわたって信じられている栄養学の常識が完全に覆されることになる**からだ。

代謝革命ルール1は「体にいい脂肪を摂取する」だ。正しい種類の脂肪を摂取すれば、体を脂肪燃焼モードに変え、丈夫な細胞膜をつくり、さらに活力を高めることができる。

食べ物で摂取する脂肪と体脂肪の関係については、さまざまなウソや誤解が蔓延している。どんなダイエットをしても結局は失敗に終わり、健康もそこなってきたのは、それらのウソや誤解のせいだといっていい。

やる気さえあれば、スリムで健康になれるわけではない。正しい情報も不可欠だ。そして残念ながら、**世の中に出回っているダイエットの常識は、実はその大半が間違っている**。なかでもいちばん根強く残っているのは、「脂肪を摂ると太る」という誤解だ。まずはそこから詳しく見ていこう。

健康常識のウソ

脂肪を摂ると太る

肥満のもとは脂肪ではなく糖分と毒素

驚くべきことに、まだかなりの人が脂肪を摂ると太るという説を信じている。それを覆す証拠は山のように存在するのに、それでもしぶとく生き残っているのだ。

しかし最新の研究により、答えははっきり出ている。脂肪を摂っても太らない。**犯人は精製された糖分と毒素**だ。

脂肪を摂ると太るとまだ信じている人は、このまま読みすすめてもらいたい。きっとこの章を読み終わるころには、うれしくて踊り出したくなるだろう。

ここ50年の間でもっとも人気のあったダイエット法は、「低脂肪・高炭水化物」の食事をとることだ。しかしもし本当に痩せたいのなら、これとは正反対の食事にしなければならない。**低脂肪・高炭水化物はむしろ太るための食事**だ。現代人に肥満や糖尿病、心臓病が増えているのも当然の結果だろう。

脂肪を摂ることへの恐怖心が生まれたのは1950年代のことだ。きっかけは、アンセル・キーズという研究者が発表したレポートだった。キーズは7カ国を対象に食生活の調査を行い、スリムで健康になる食事法をレポートにまとめたのだが、それがまったくの眉唾物だったのだ。

そもそもキーズは調査を始める前から、脂肪（特に飽和脂肪）が心血管病の原因になると信じていて、調査結果からその仮説を裏づけるような事実だけを選んでいた。

しかし、メディアはキーズの発見に飛びついた。そして1961年には、権威あるアメリカ心臓協会までもが、脂肪の摂取を控えるようにというガイドラインを発表したのだ。

それは加工食品の業界にとっては朗報だった。彼らは「低脂肪」をうたった加工食品を次から次へと発売し、「これで親の世代の命を奪った心臓や血管の病気から解放される」と盛んに宣伝したのだ。

しかし悲しいことに、低脂肪・高炭水化物の食生活によって、多くの人が早すぎる死を迎えることになってしまった。現在でも、この誤解を信じている医療や栄養学の専門家はたくさんいる。彼らはよかれと思って、人々の命を縮めるアドバイスをまだ続けているのだ。

ここで事実を教えよう。**人間には脂肪が必要**だ。

脂肪を摂取しなければ、細胞をつくることはできない。ホルモンも脂肪がなければつくれない。細胞同士がメッセージを送り合えるのも脂肪のおかげであり、炎症を抑えることができるのも脂肪のおかげだ。心臓や脳、神経系も、脂肪がなければ正しく機能しない。

なかでも**脂肪のいちばん重要な働きは、細胞膜をつくることだ**。

最新の科学によって、細胞膜がいかに大切な存在であるかが、ようやく広く認識されるようになってきた。私はもう何十年も前から、つねに脂肪と代謝の研究で最前線に立ち、脂肪の名誉を回復するために戦ってきた。同じように最先端の研究を続け、この分野に大きく貢献した研究者は他にもいる。

たとえば神経脂質研究財団ディレクターのパトリシア・ケインは、細胞膜研究のパイオニアであり、健康な細胞膜のためには必須脂肪酸が欠かせないということを発見した。彼女は自分の研究分野を「**膜医学**」と呼んでいる。

他にも、ブライアン・ペスキン教授を忘れるわけにはいかない。ペスキン教授は必須脂肪酸研究の第一人者であり、特に必須脂肪酸と代謝の関係に詳しい。彼はまた「**ペアレント・エッセンシャルオイル**（ＰＥＯ）」という言葉の生みの親でもある。ペアレント・エッセンシャルオイルについては、後で詳しく見ていこう。

またアメリカ国立衛生研究所のアーロン・サイプレス博士は、「**褐色脂肪細胞**」の発熱作用に関して画期的な発見をした。彼らをはじめとする研究者たちの発見が、この代謝革命ダイエットに生かされている。

脂肪が細胞膜にとって欠かせないということを説明する前に、まずは人体のエネルギーについて基本的なことを理解しておこう。

本来人間の体は糖分ではなく脂肪を燃料にする

代謝を上げるカギの1つは、**エネルギーをつくる方法を「糖燃焼モード」から「脂肪燃焼モード」に変えることだ。**そして体内で脂肪を燃やすには、食事で脂肪を摂取しなければならない。代謝を上げる働きをする脂肪を摂取するだけでなく、糖分と炭水化物の摂取を減らす必要もある。

人間の体はよくできていて、脂肪と糖の両方を燃料にすることができる。とはいえ、理想的な燃料はやはり脂肪だ。人間の体は、「グルコース（ブドウ糖）」を主要なエネルギー源にするようにはできていない。

現代人の一般的な食生活は糖と炭水化物が多すぎる。そのため、**私たちの代謝は本来の脂肪燃焼モードではなく、糖燃焼モードになってしまっている**のだ。

太古の昔、人類がまだ狩猟採集生活を送っていたころはこうではなかった。食事で糖分をほとんど摂れなかったので、脂肪をエネルギー源にする本来のメカニズムで動いていた。しかし使わなくなった筋肉と同じで、脂肪を燃やすエンジンも長い間使わずにいるとポンコツになり、ついに完全に動かなくなってしまうこともある。

糖燃焼モードの代謝にはたくさんの問題がある。まずあげられるのが、血糖値と血中インスリン値が急激に上がり、さらに糖分と炭水化物が食べたくなること。それが過食につながり、体脂肪、特に腹部の内臓脂肪が増える。内臓脂肪は皮下脂肪よりも、炎症やインスリン抵抗性につながりやすい。

また**体内で糖を燃やすと、より多くのフリーラジカルが発生**し、酸化によるダメージや炎症を引き起こす。さらには**がん細胞も糖を養分にして成長する。**

最近の研究により、コーンシロップなどの人工的な「フルクトース（果糖）」はカロリーが高いだけでなく、代謝や健康への害も大きいことがわかっている。

フルクトースは清涼飲料水や加工食品に多く含まれ、これを過度に摂取すると、メタボリック症候群、Ⅱ型糖尿病、心血管病、「アルコールが原因ではない脂肪肝（NAFLD）」のリスクが高まる。[1]

恐ろしいことに一般集団の30パーセント、肥満の人にかぎると実に70パーセントが、アルコールが原因ではない脂肪肝を発症しているのだ。[2] その理由は、肝臓の働きにある。**肝臓はフルクトースをあっという間に脂肪に変えてしまう**のだ。

しかもそれにとどまらず、尿酸などの毒性の代謝物も生産する。つまりフルクトースを摂取すると、アルコールの代謝と同じような結果になるということだ。

しかし、いいニュースもある。**食生活を変えれば、糖燃焼モードの代謝を脂肪燃焼モードの代謝に変えることができる。**モードを切り替えるまでにいくらかの糖分は必要だが、完全に切り替われば、糖の摂取は最小限でかまわない。

脂肪燃焼モードの代謝は、糖燃焼モードよりもずっと効率的だ。血糖値と血中インスリン値を安定させ、食欲を抑え、体脂肪を燃やし、がん細胞にエサをやらず、炎症を抑制する。

脂肪の摂取量を増やし、糖分の摂取量を減らすダイエットは他にもある。有名なのは、パレオ・ダイエットやケトジェニック・ダイエットだろう。しかし、これらのダイエットには問題がある。**現代人の多くは、脂肪をきちんと消化吸収できない体になってしまっている**からだ。

まずこの問題を解決しないと、せっかく「いい脂肪」を摂っても意味がない。効果が出るどころか、むしろ具合が悪くなってしまうこともある。

脂肪を摂取する食生活に変える前に、脂肪を消化吸収できる体を手に入れる必要がある。それが代謝革命ダイエットの大きな特徴であり、パレオやケトジェニックとは違うところだ。**代謝を劇的に上げて、いい脂肪を効率的に活用できる体をつくりあげる**ことが目的だ。

コレステロールがホルモンバランスを取り戻すカギ

代謝の改善は細胞レベルで始まる。そして、**細胞の働きでいちばん大切なのは「細胞核」よりもむしろ「細胞膜」**だ。

たしかに細胞核の中にはＤＮＡがあるが、細胞核のすごいところはそれぐらいだ。たとえるなら、核は図書館のような存在だ。すべての情報を持っているが、その情報を使って何か行動を起こすということはない。それに対して細胞膜はＤＮＡの情報を参照し、どんな行動

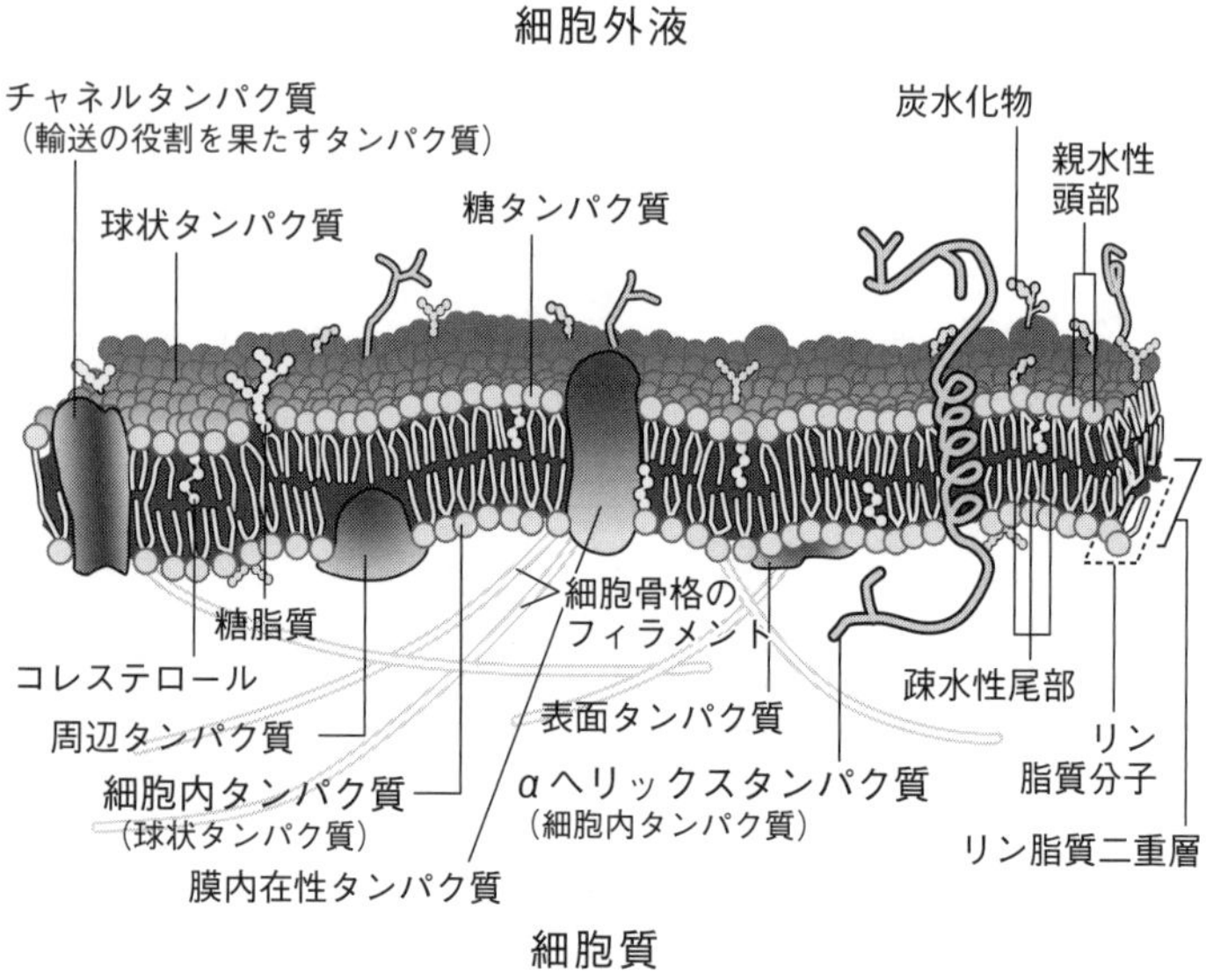

を起こすかを決めている。**細胞の活動はすべて細胞膜からの指令で行われている。**生物学とエピジェネティクスの専門家であるブルース・リプトン博士は、この細胞のしくみのことを「膜脳」と呼んでいる。

この小さな「膜脳」には、数千ものホルモン受容体が埋め込まれている。細胞はホルモンの指令で活動しているが、ホルモンからのメッセージを「聞く」のは、細胞にある受容体の役割だ。**現代人の多くは内分泌系の問題を抱えているが、たいていはホルモン受容体が損傷したことが原因になっている。**

つまりこの問題を解決するには、受容体を修復すればいいということだ。

だが実際には、ホルモンをさらに投与するという治療法が一般的になっている。受容体そのものが壊れているのだから、ホルモンを増やしても問題の解決にはならない。むしろ結果的に、受容体の感度をさらに下げている。これが「ホルモン不応症」と呼ばれる状態だ。

代謝と関連するホルモン不応症の1つに、インスリン抵抗性がある。この問題を放置しておくと、やがてII型糖尿病を発症する可能性がある。インスリンはホルモンの一種で、膵臓でつくられる。主な働きは血糖値をコントロールすることだ。

II型糖尿病を発症していても、インスリンは十分に分泌されている。問題は、受容体がホルモンのメッセージを聞かなくなってしまったことだ。ホルモン不応症を治療するには、**細胞膜を修復して受容体の機能を回復させるしかない**。問題を根本から解決するということだ[3]。

正しい脂肪分を摂取すれば、健康な細胞膜をつくることができる。細胞膜は毒素も集まりやすい場所だが、健康な細胞膜をつくる食生活を送っていれば、細胞膜の毒素も除去することができる。

ホルモン受容体は細胞膜の「**脂質ラフト**」と呼ばれる部位にくっつくことで、安定した状態を保っている。脂質ラフトの成分は、「**飽和脂肪**」と「**コレステロール**」だ。つまり普段は悪者扱いされているこの2つが、実はホルモンのバランスを取り戻すカギになっているということだ。

最新の研究によると、飽和脂肪を摂取しても、心臓病のリスクが高くなるわけではない。コレステロールもそれは同じだ。これからは高コレステロールの食べ物や飽和脂肪を含む食べ物も、安心して食べることができる（ただし加工食品ではなく、卵や牧草で育てた牛肉など栄養価の高いものを食べること）。

健康な細胞膜をつくり、ホルモンのバランスを整えて代謝を上げたいのなら、飽和脂肪とコレステロールは絶対に欠かせない栄養素だ[4]。

インスリンでも、甲状腺でも、更年期でも、**ホルモンがかかわる問題はすべて正しい脂肪分を細胞に送ることで解決できる。**しかしいくら脂肪を摂取しても、きちんと消化吸収できなければ意味がない。

代謝革命ダイエットは、脂肪の消化吸収まで考えている唯一のダイエット法だ。他のダイエットで失敗した人も、この方法なら間違いなく成功するだろう。

スリムで健康な体を手に入れたいのなら、まず細胞を修復しなければならない。

代表的な現代病は体から毒素を出し、細胞膜を安定させることで予防できる

——パトリシア・ケイン博士

炎症が増えると脂肪細胞が増えて太る

代謝を上げてスリムな体を手に入れたいのなら、慢性的な炎症という問題を解決しなければならない。**炎症はさまざまな病気につながるだけでなく、体重増加の原因にもなる**。そして炎症が起こる原因の1つは、必須脂肪酸をバランスよく摂取していないことだ。

ここで指摘しておきたいのは、炎症それ自体は悪いものではないということだ。実際のところ、炎症は体を守る機能の1つだ。炎症が起こらなければ、傷口をふさぐことも、風邪を撃退することも、折れた骨をつなぐこともできない。

体のどこかに傷ができたり、体内に病原菌が入ってきたりすると、免疫システムが外敵を感知して警報を鳴らし、ヒスタミンやプロスタグランジン、サイトカインといった「炎症仲介物質」を送り出す。警報を受け取った体の各部位は、血流を増やしたり、特定の免疫細胞を活性化させたりして外敵と戦う。

つまり、**炎症は病気や怪我を治すために欠かせない機能**だ。

外敵と戦うために急性の炎症を起こすと、傷口が赤く腫れたり、熱や痛みが出たりするが、たいていは1日か2日で消える。しかし炎症が慢性化すると、体の不調や深刻な病気につながることになる。

炎症が慢性化するのは免疫システムがつねにオンの状態になっているからであり、それがさまざまな問題を引き起こす犯人でもある。炎症によって体内の化学物質が出すシグナルに乱れが生じ、体はストレスを感じて脂肪をため込もうとする。脂肪細胞の役割は、単なるエネルギー源だけではない。免疫システムを過剰に働かせるという機能もある。**炎症が増えると脂肪細胞が増え、脂肪細胞が増えるとさらに炎症が増える。**

これで悪循環の完成だ。あなたのお腹回りはどんどん太くなっていく。体重が増えると炎症も増えることは、実際に研究でも証明されている。[5]

慢性的な炎症を防いで体重の増加を抑えたいなら、摂取しなければならない栄養素がある。それは「オメガ6脂肪酸」と「オメガ3脂肪酸」だ。

オメガ6脂肪酸は本当は体にいい脂肪

オメガ3脂肪酸とオメガ6脂肪酸は、最近何かと話題になっている。

この2つの脂肪は、私たちの体の中でいったいどんな役割を果たしているのか？

そもそもどれくらい食べればいいのだろうか？

オメガ3脂肪酸とオメガ6脂肪酸は、どちらも必須脂肪酸と呼ばれるものだ。体内で自然につくることができないので、食事などの形で摂取しなければならない。そして、**オメガ3**

もオメガ6も細胞膜に欠かせない成分だ。[6]

慢性病の主な原因は炎症であることがわかってくると、今度は炎症を起こす犯人捜しが始まった。血液検査によると、現代人の食生活はオメガ6が極端に多く、逆にオメガ3は少ない。そこから考えられるのは、オメガ6が炎症を引き起こす犯人だということだ。特に問題が大きいのは、「アラキドン酸」と呼ばれる脂肪酸だ。

そうやってオメガ6は「炎症を誘発する」という烙印を押され、一方のオメガ3は炎症を抑える働きがあると考えられるようになった。「オメガ6脂肪酸は摂ってはいけない、オメガ3脂肪酸はたくさん摂る」という教えはここから生まれたのだ。[7]

しかし、この教えは物事を単純化しすぎている。

一口にオメガ6脂肪酸といってもいろいろな種類があり、現代人が多く摂取しているのは加工食品に含まれる毒性のオメガ6脂肪酸だ。毒性のオメガ6は、フライドポテトや市販のクッキー（原料にショートニングが入っているもの）、砂糖と硬化植物油をたくさん使ったジャンクフードなどに多く含まれている。

ここ100年の食生活の変化をふり返ると、硬化油の摂取量が大幅に増えていることがわかる。ある計算によると、現代のアメリカ人は1900年に比べて、10万倍もの硬化油を摂取しているという。[8]

炎症を引き起こす犯人は、毒性のオメガ6脂肪酸だ。しかし失敗した伝言ゲームのように、いつの間にかすべてのオメガ6脂肪酸が悪いことになってしまったのだ。

オメガ6のすべてが悪者ではない。実際に体にいいオメガ6も存在する。しかし私たち現代人は、良質のオメガ6を十分に摂取していない。それにオメガ3も足りない状態だ。

オメガ6脂肪酸を摂ってはいけないという教えを守っていると、健康にとってはかえって逆効果だ。代謝が下がり、その結果として体重も減らなくなる。

なぜなら、**良質のオメガ6脂肪酸は脂肪を燃やすエンジンにとって欠かせない燃料**だからだ。それに、**体内の炎症を抑えて細胞膜を修復する働きもある。**

すでに見たように丈夫な細胞膜は、代謝を上げてスリムな体形を維持するのに欠かせない要素だ。オメガ6脂肪酸の働きについては、また後で詳しく見ていこう。

健康常識のウソ

オメガ6脂肪酸は炎症の原因になるので摂取してはいけない

酸化した脂肪酸は炎症を起こして老化を早める

現代人の食事には、精製された植物油や加工食品、穀類、穀物を食べて育った家畜の肉があふれている。こういった食生活を続けていると、良質の必須脂肪酸を十分に摂取することはできない。理想的な代謝を手に入れたいのなら、オメガ6とオメガ3を正しいバランスで摂取することが大切だ。

正しいバランスは、オメガ6が「4」に対してオメガ3が「1」になる。歴史をふり返ると、オメガ6とオメガ3の割合はだいたい1対1から5対1の間で推移してきた。しかし現代はその割合がおよそ20対1になっている。オメガ6の摂取量がオメガ3の20倍にもなるということは、脂肪のほとんどを加工食品などに含まれる毒性の油で摂取しているということだ。

加工された油は成分が破壊され、体にいい栄養素はほとんど残っていない。さらに悪いことに、毒性のオメガ6はオメガ3の働きを無効にしてしまうのだ。**オメガ3が無力化すると、毒性のオメガ6だけが細胞膜に侵入して細胞膜を弱らせる。**細胞膜が弱くなると、さまざまな問題につながる。毒を吸った細胞膜は毒しか出さないということだ。

現代人はオメガ6脂肪酸を過剰に摂取しているが、同時にオメガ6脂肪酸の欠乏症にもなっている。不思議に思うかもしれないが、この現象は正確に理解しておかなければならない。私たちは、毒性のオメガ6を摂りすぎている一方で、良質のオメガ6を摂っていないのだ。実際のところ、**細胞のほとんどはオメガ3よりもオメガ6を求めている。**特に細胞のエネルギー源であるミトコンドリアは、ほぼオメガ6しか食べていない。

理由の1つは、オメガ3脂肪酸が酸化しやすいことだ。**酸化した脂肪酸は細胞にとっては毒であり、炎症を起こして老化を促進する原因になる。**

オメガ6が足りなくなると、オメガ3が足りないときよりも、健康への悪影響が早く現れる（ただし心臓や脳、網膜、血小板の異常は例外だ）。動物実験でオメガ6とオメガ3の両方が足りない状態にして健康に問題が出た場合、オメガ6だけを与えれば問題を解決できるが、オメガ3だけを与えると問題がかえって悪化する。

脳と神経系の脂肪分を調べてみると、オメガ3はEPAやDHAなどの形で全体の14パーセントを占めていて、オメガ6はアラキドン酸の形で全体の10パーセントを占めている。つまり健康な体のためには、どちらも欠かせないということだ。

健康常識のウソ
オメガ3脂肪酸は摂れば摂るほど体にいい

魚の油の摂りすぎは多くの病気を引き起こす

魚の油が体にいいという話は聞いたことがあるだろう。もしかしたら、すでに毎日摂っている人もいるかもしれない。魚の油が体にいいのはオメガ3脂肪酸がたくさん含まれているからだ。

「アメリカン・ジャーナル・オブ・クリニカル・ニュートリション」誌に発表された研究によると、魚の油を摂取して45分のウォーキングを週に3回行った人は、生活をまったく変えなかった統制群に比べ、減った体重が約2・3キロ多かった。また、体脂肪も大幅に減ったという[9]。

しかし、**魚の油を礼賛しすぎるのも問題**だ。健康意識の高い人たちも魚の油さえ摂っていればいいと思い込み、オメガ6とのバランスが悪くなっている。オメガ6とオメガ3のバランスが保たれているなら問題はないが、どちらか一方だけが多くなると体の調子がおかしくなる。

オメガ6とオメガ3は、どちらも細胞膜に入り込もうとして競争をくり広げている。研究によると、魚の油ばかり摂取してオメガ3が支配的な状態になると、ミトコンドリアに含まれる「カルジオリピン（リン脂質の一種）」がオメガ3と置き換わるという。

しかしすでに見たように、**ミトコンドリアが好きなのはオメガ6脂肪酸**だ。カルジオリピンが減少すると、細胞のエネルギーが急激に低下する。

現代はミトコンドリアの異常が増えていて、その影響はほぼすべての臓器に及んでいる。人間が活動するエネルギーの90パーセントは、ミトコンドリアでつくられているのだ。そのため、**ミトコンドリアの異常はアルツハイマー病から糖尿病、変性疾患、自己免疫疾患、ある種のがんにいたるまで、多くの病気を引き起こす**[10]。

結論をいうと、過ぎたるはなお及ばざるがごとしということだ。

魚の油のサプリメントは、たしかに健康づくりの助けにはなるが、それだけではかえって逆効果だ。植物性のオメガ6やオメガ3もあわせて摂取しなければならない。

さらに同じ魚の油でも、新鮮で、純粋で、酸化していないものを選ぶこと。そのうえで4対1というオメガ6とオメガ3の黄金比を守っていれば、「体にいい脂肪」の恩恵を十分に受けることができる。

これが代謝を上げる脂肪だ

ここまで読んで、オメガ6とオメガ3をバランスよく摂取しなければならない理由が理解できただろう。そこで次からは、「摂るべき油」と「摂ってはいけない油」について具体的に見ていこう。

私たちが求めているのは健康によくて、脂肪を燃やしてくれる油だ。

すでに見たようにオメガ6とオメガ3の両方をバランスよく摂取しなければならないが、**代謝革命ダイエットの主力はオメガ6脂肪酸**だ。

ここではまず「ペアレント・エッセンシャルオイル」という概念について説明し、それからオメガ6脂肪酸の中でも特に大切なスター選手について見ていこう。

具体的には、「リノール酸（LA）」「α《アルファ》-リノレン酸（ALA）」「γ《ガンマ》-リノレン酸（GLA）」、そして「共役リノール酸（CLA）」だ。

ペアレント・エッセンシャルオイル

オメガ6脂肪酸とオメガ3脂肪酸なら、何でもいいというわけではない。

健康になるために必要なのは純粋で、オーガニックで、加熱も、加工も、遺伝子組み換えもされていない油だ。このように大切な栄養素がすべて含まれる油は、まとめて「ペアレント・エッセンシャルオイル」と呼ばれている。

ペアレント・エッセンシャルオイルに含まれる油は2種類しかない。オメガ6とオメガ3で1種類ずつだ。オメガ6のペアレント・エッセンシャルオイルが「**リノール酸**」で、オメガ3のペアレント・エッセンシャルオイルが「**α-リノレン酸**」になる[11]。

この2種類のペアレント・エッセンシャルオイルがあれば、他の必須脂肪酸を体内で生成することができる。

先に紹介したペスキン博士は、たとえ必須脂肪酸であっても、「いい油」の条件を満たさないのなら摂取してはいけないと主張している。私も博士の主張に賛成だ。

ペアレント・エッセンシャルオイルは、細胞や器官、臓器をつくる屋台骨であり、ミトコンドリアにとってはこの上ないごちそうだ。また性ホルモンをつくり、内分泌系を落ち着かせる働きもある。男性は女性に比べ、より多くのペアレント・エッセンシャルオイルを必要とするようだ。

体内のすべての細胞は、25〜30パーセントがペアレント・エッセンシャルオイルでできている。ペアレント・エッセンシャルオイルが多く含まれる代表的な食材は、「ナッツ」や「シード」、または「ナッツやシードを低温圧搾して採取した油」だ。

リノール酸

リノール酸は「ペアレント・エッセンシャルオイルのCEO」と覚えておこう。その名の通り、これはいちばん強力なペアレント・エッセンシャルオイルだ。オメガ6脂肪酸の中でもスーパースターで、必須脂肪酸の大切な役割をたくさん備えている。

リノール酸はまた、もっとも大切な「**多価不飽和脂肪酸**（PUFA）」でもある。リノール酸を多く含む食材は、「シード（種子）」や「シードオイル」「ナッツ（ヒマワリの種、へンプシード、ゴマ、高リノールヒマワリ油、高リノール酸サフラワー油、松の実、クルミなど）」。代謝を活発にしたいのなら、これらの食材は絶対に摂らなければならない。

リノール酸には次のような重要な働きがある。

・細胞膜のメンテナンス
・皮膚、消化管、血液脳関門（脳の毛細血管。脳の神経細胞を守る役割を果たしている）などの細胞膜の透過性を高める
・毒素が細胞内に入るのを防ぐ
・コレステロールの運搬と合成
・エイコサノイド（きわめて重要なシグナル伝達分子で多くの細胞活動で使われる）の合成

日々の食事で摂取するリノール酸の大部分は、体内に入るとすぐに細胞膜の修復に使われる。２００９年には、**アメリカ心臓協会がリノール酸には心血管を守る働きがあるという指針を発表した**[12]。

リノール酸はオメガ6脂肪酸に分類されるが、炎症を抑える効果があり、心臓病を予防するという証拠が次々と集まっている。長年にわたってオメガ6が「炎症の原因になる」という汚名を着せられていたことを考えれば、これは大きな変化だ。

「ニューイングランド・ジャーナル・オブ・メディシン」誌によると、多価不飽和脂肪酸を多く含む食事は、低脂肪・高炭水化物の食事に比べ、コレステロール値を安定させて心臓病のリスクを減らす効果が高いという[13]。

くり返しになるが、こういった体にいい効果が期待できるのは、純粋で良質のオメガ6脂肪酸だけだ。コーン油やキャノーラ油、綿実油《めんじつゆ》、マーガリン、ショートニングなど、いわゆる「ジャンクオイル」は、たとえオメガ6を含んでいても避けなければならない。

ジャンクオイルは心臓病のリスクを高めるだけだ[14]。

そのうえリノール酸には、酸素を引き寄せるという性質もある。細胞が健康でいるためには酸素が不可欠だ。細胞に十分な酸素が行きわたらなくなると、細胞の機能が落ちて最終的には死んでしまう。

リノール酸が細胞に酸素を運ぶ働きについては、医学専門誌の「小児科」に発表された囊《のう》胞性線維症《ほうせいせんいしょう》に関する研究の中に詳しく書かれている[15]。囊胞性線維症は遺伝性の難病であり、その症状の多くはリノール酸の欠乏による酸素不足が原因と考えられている。

リノール酸が含まれる食材：「ヘンプシード」「ヘンプシードオイル」「ヒマワリの種」「ヒマワリ油」「ゴマ」「ゴマ油」「松の実」「松の実オイル」「クルミ」「ピーカンナッツ」「ブラジルナッツ」、牧草で育てられた牛の「乳製品」

α-リノレン酸

α-リノレン酸はオメガ3のペアレント・エッセンシャルオイルだ。

人間の体は基本的にα-リノレン酸を分解してEPAとDHAをつくれるようになっているが、体質的にこれがうまくできない人もいる。EPAとDHAはどちらもオメガ3脂肪酸であり、魚の油に多く含まれる。α-リノレン酸は主に植物に含まれ、特に含有量が多いのは、「亜麻仁油」や「チアシード」「パンプキンシードオイル」だ。

私たちが摂取しているα-リノレン酸の85パーセントは、体内に入るとすぐにエネルギーとして活用される。残りの25パーセントは細胞膜の成分になる。心臓や脳、網膜の細胞に使われることが多い。

α-リノレン酸は心血管系や呼吸器系を健康に保ち、全身性エリテマトーデスや関節リウマチなどの自己免疫疾患にも効果があるとされている。ホルモンの生成や遺伝子の発現にもオメガ3が必要だ。またα-リノレン酸には、エストロゲン受容体陽性乳がんのがん細胞の増殖を防ぐ働きがあるという研究結果も報告されている。[16]

α-リノレン酸が含まれる食材：「亜麻仁」「亜麻仁油」「チアシード」「チアシードオイル」「パンプキンシード」「パンプキンシードオイル」「クラリセージオイル」「サチャインチ」

「クルミ」「クルミオイル」「ブラジルナッツ」「カシューナッツ」「ヘーゼルナッツ」「葉菜類」「バターナッツ・スクワッシュ（カボチャの一種）」「芽キャベツ」「ケール」「クレソン」「藻類油」

γ－リノレン酸

γ－リノレン酸はオメガ6の一種で、代謝ともっとも関係の深い「多価不飽和脂肪酸」だ。体内の「褐色脂肪細胞」を活性化し、脂肪の燃焼を活発にする働きがある。

脂肪の燃焼ということに関しては、γ－リノレン酸の右に出るものは存在しない。そして**褐色脂肪細胞とはミトコンドリアを豊富に含む脂肪組織の一種であり、肥満の人の体内では休眠状態になっていることが多い。**しくみを説明しよう。

人間の体には、大きく分けて2種類の脂肪細胞がある。「褐色脂肪」と「白色脂肪」だ。白色脂肪は皮膚のすぐ下にある脂肪の層で、余分なカロリーを貯蔵する働きがある。褐色脂肪は脂肪を燃やす組織であり、エネルギーをつくるためでなく、熱をつくるために余分なカロリーを燃やす。

つまり、**褐色脂肪は代謝の働きをする**ということだ。生まれたばかりの赤ちゃんは、褐色脂肪細胞をたくさん持っている。熱をつくって体温を一定に保つためだ。

冬眠をする動物は褐色脂肪細胞の燃焼で冬眠の間の体温を保っている。皮膚のすぐ下にある白色脂肪と違い、褐色脂肪は体の内部にあり、心臓や腎臓、副腎、首、脊椎、主要な血管を取り囲んでいる。その名の通り茶色なのは、細胞のエネルギー源であるミトコンドリアがたくさん含まれているからだ。

褐色脂肪の量は体全体の脂肪の10パーセント以下でしかないが、カロリーの燃焼量は群を抜いている。他の脂肪による全燃焼量の実に4分の1を、褐色脂肪だけで燃焼しているのだ。活性化した褐色脂肪は血液中の「グルコース（糖）」を大量に消費し、血糖値を正常に保つのを助けている。

白色脂肪と褐色脂肪の違いをもう1つあげるとすれば、それは白色脂肪は炎症を誘発する物質をつくるが、**褐色脂肪は炎症を抑える物質をつくる**ということだ。**炎症はしばしば体重の増加につながり、代謝機能を弱らせる働きがある**[17]。

褐色脂肪は一般的に加齢とともに減少していく。白色脂肪が増えるほど、褐色脂肪の代謝機能は落ちていく。痩せている人と太っている人の違いを1つあげるなら、痩せている人の体には活発な褐色脂肪がたくさんあるということだ。しかし、太っている人も心配はいらない。眠ってしまった褐色脂肪でも、再び起こして活性化することができる。

そして、褐色脂肪を再び起こす働きをするのがγ-リノレン酸だ。**ミトコンドリアに活力を与え、エネルギーをため込まないで燃やす体につくりかえてくれる。**

γ-リノレン酸には、一般的に「ナトリウムポンプ」と呼ばれている代謝機能を活性化させる働きがある。この代謝機能だけで全身のカロリーのほぼ半分を消費する。

またγ-リノレン酸には、**セロトニンの分泌を増やして脳に満腹感を伝える**という働きもある。それに炎症を抑える、血圧を下げる、月経前症候群（PMS）を和らげるという効果もある。さらに、**ある種の薬が効きにくいがんの転移を抑制する**という効果も報告されている。

まさに万能のオメガ6脂肪酸だ。γ-リノレン酸を十分に摂取していると、肌もしっとりすべすべになる。γ-リノレン酸には大きなダイエット効果もあるが、その点についてはほとんど知られていない。そのためどんなに健康意識の高い人でも、γ-リノレン酸を十分に摂取していないのが現状だ。

リノール酸は体内でγ-リノレン酸から合成されるのだが、そのプロセスを妨害する要素はたくさんある。たとえば食べすぎ、糖分と精製された穀類の過度な摂取、インスリン抵抗性、甲状腺または脳下垂体の問題、菜食主義、プロテインとビタミンの不足、ストレスなどだ。また、体内でγ-リノレン酸を合成する能力は加齢でも低下する。

γ-リノレン酸が含まれる食材：「ブラックカラント・シードオイル（17パーセント）」「マツヨイグサオイル（10パーセント）」「ヘンプシード」「アサイーベリー」。サプリメントとして摂取するなら、いちばんおすすめは栄養バランスがもっとも優れているブラックカラントだ。ダイエットをしても体重がなかなか減らないと感じている人は、ヘンプシードとヘンプオイルを摂取してみよう。そして、できればγ－リノレン酸のサプリメントも追加する。頑固に停滞していた体重が、動きだすかもしれない

共役リノール酸

共役リノール酸はオメガ6脂肪酸の一種で、お腹の脂肪を落としたい人にとっては強力な助っ人だ。共役リノール酸には、脂肪細胞に脂肪をためる働きをする「リポタンパク質リパーゼ」と呼ばれる酵素の活動を抑制する働きがある。

共役リノール酸に関しては数百もの研究があるが、それらのすべてがその利点について同意しているわけではない。とはいえ、次のような効果があるという証拠は十分に存在する。

- お腹の脂肪を減らす。食事の量は関係ない
- 褐色脂肪細胞を活性化する
- 熱発生を促進する
- 白色脂肪細胞内のミトコンドリアを増やす
- 筋肉量を維持する
- 食欲を減退させる

・レプチン（満腹ホルモン）の分泌を促す
・骨粗鬆症を予防する
・炎症を抑える
・がん細胞（乳がん、大腸がん、肺がん、皮膚がん、胃がん）の増殖を阻害する

さらに共役リノール酸を使った実験で、驚くべき効果も報告されている。

肥満の男性のグループに共役リノール酸を摂取してもらったところ、食生活をまったく変えなくてもお腹の脂肪が減り、腹回りが平均して3センチ細くなったのだ。[18] なお、共役リノール酸はサプリだけに頼るよりも、できるだけ食事に含まれる自然な形で摂ったほうがいい。

共役リノール酸が含まれる食材：主に動物性の食品に含まれる。自然な環境で育った家畜が望ましい。植物性の食品では、「マッシュルーム」や「ザクロ種子油」に多く含まれている（次ページの図表も参照）。サプリメントがいいというのであれば、1日に3～4グラムの摂取をおすすめする。ある研究によると、3・2グラムで脂肪減少の効果があるという

食品に含まれるCLAの量

食　品	CLA(単位mg)
サフラワー油	大さじ1につき3mg
ヒマワリ油	大さじ1につき2mg
牛肉(一般的な飼育法)	4オンス(約113g)につき71mg
牛肉(牧草飼育)	4オンスにつき433mg
牛乳(一般的な飼育法)	1カップにつき44mg
牛乳(牧草飼育)	1カップにつき160〜240mg
チーズ(牧草飼育:スイスチーズとコルビーチーズにもっとも多く含まれる)	1オンス(約28.35g)につき180〜270mg
バター	大さじ1につき54mg
卵黄(大玉1個)	3mg

代謝を上げる脂肪と代謝を下げる脂肪

ペアレント・エッセンシャルオイルの大切さと、代謝を活性化するしくみがわかったところで、今度はそれが含まれる食品と、食べてはいけない食品について詳しく見ていこう。

まずは基本的な「食べなければいけないもの」と「食べてはいけないもの」を確認する。簡単にいうと、新鮮な自然食品が「食べるべき」に分類される。

詳細な食品のリストについては第9章を参照してもらいたい。

摂らなければいけない脂肪

オメガ6を豊富に含む「ナッツ類」

ナッツ好きには朗報だ。**代謝革命ダイエットはナッツとシードが中心メニュー**になっている。ナッツの栄養価が高いことは昔から知られているが、具体的にどの栄養素がいいかについては誤解がある。

ナッツで大切なのは、オメガ3ではなくオメガ6脂肪酸だ。たとえば、クルミは昔からオメガ3を含むので心臓にいいとされてきたが、実はオメガ6のほうが3倍も多く含まれている。クルミが心臓にいいのは、実はオメガ6のおかげだったのだ。[19]

オーガニックの「アーモンド」や「ブラジルナッツ」「ヘーゼルナッツ」「松の実」などには、オメガ6が豊富に含まれている。とはいえ、オメガ3とのバランスも大切だ。

どちらか一方だけを摂りすぎると、「**競合阻害**」が起こるからだ。競合阻害とは、構造の似たような物質が酵素の活性部位を奪い合う現象で、これが起こるとどちらの物質も十分に効果を発揮できなくなる。

また「シベリア産松の実」は、「**ピノレン酸**（リノール酸と似た栄養素）」を豊富に含み、胃腸の炎症を抑える働きがある。

「マカダミアナッツ」は特殊ケースだ。「**オメガ7脂肪酸**」というモノ不飽和脂肪酸の一種が含まれている。オメガ7脂肪酸という名前を聞いたことがある人は、めったにいないだろう。

しかし、代表的なオメガ7脂肪酸である「**パルミトレイン酸」には驚くべきダイエット効果があるの**だ。インスリン抵抗性を抑制し、血糖値を下げ、体脂肪を減らし、LDLコレステロール値を下げるとともに、強力な炎症抑制効果もある。[20] さらには、コラーゲンの生成を助ける働きまである。[21]

オメガ7脂肪酸という奇跡の栄養素が豊富に含まれるものには、「マカダミアナッツ」や「マカダミアナッツオイル」「サジー」「イワシ」などがある。

代謝を上げる「シード」と「シードオイル」

すでに見たようにシードは細胞膜を強化し、ホルモンバランスを整え、代謝を上げてスリムな体をつくってくれる大切な食材だ。

なかでも「ヘンプシードオイル」は、オメガ6とオメガ3が黄金比に近い3対1の割合で含まれている。ヘンプシードは成分の60パーセントがリノール酸だ。他には「チアシード」や「ヒマワリの種」「サフラワーの種」「ゴマ」「亜麻仁」「パンプキンシード」「アプリコットシード」などが、**オメガ6脂肪酸を豊富に含んでいる。**

「アプリコットシード」は、がん抑制効果が期待される「ビタミンB_{17}（アミグダリン、別名レートリル）」も豊富だ。ただし、アプリコットシードには有毒の「シアン化物」が含まれるので食べすぎてはいけない。

最近になって効果が注目されるようになったのは、「クミンシード」と「クミンシードオイル」だ。「ブラックコリアンダー」、またはただ単に「ブラックシード」とも呼ばれる。クミンシードはアジア原産で、学名「ナイジェラサティバ」という植物の種だ。健康への効果は大きく、**糖尿病患者の膵臓細胞を再生し、メチシリン耐性黄色ブドウ球菌**（ＭＲＳＡ：抗生物質が効かない危険な病原菌）**を殺す働きをする。**

脳の病気を予防する「ココナッツオイル」

ココナッツオイルは、オメガ6やオメガ3と違って必須脂肪酸ではない。

それでもココナッツとココナッツオイルには、**脳や代謝にいい成分、免疫力を高める成分が豊富に含まれている。**ココナッツの果肉の約80パーセントは脂肪であり、そのうちの92パーセントは飽和脂肪酸だ。

ココナッツを日常的に食べている国の人たちは、心血管や脳の病気が欧米人よりかなり少なくなっている。ココナッツとココナッツオイルに含まれるタンパク質は、てんかんやアルツハイマー病といった**脳の病気を予防する働きがある**。２０１５年の研究によると、アルツハイマー患者が「エクストラバージン・ココナッツオイル」を毎日摂取したところ、認知力が大幅に向上したという[22]。

ココナッツオイルの３分の２は、「中鎖脂肪酸（ＭＣＦＡまたはＭＣＴ）」という成分で占められている。アメリカ人の一般的な食事に多く含まれるのは「長鎖脂肪酸（ＬＣＴ）」であり、中鎖脂肪酸はそれに比べてはるかに少ない。

中鎖脂肪酸は、体内で消化吸収されると炭水化物と同じような働きをするのだが、炭水化物と違う点は、**インスリン関連の問題をまったく起こすことなく、ただエネルギー源になってくれる**ところだ。

中鎖脂肪酸はすぐに肝臓へ運ばれ、そこで「ケトン」と呼ばれる物質に変換されると、すぐにエネルギーとして活用される。

中鎖脂肪酸には食欲を抑える、血糖値を安定させる、ＨＤＬ（善玉コレステロール）を増やす、脂質プロフィール（体内の脂質の状態）を正常にする、余分な体脂肪（特に内臓脂肪）を減らすといった働きがある[23]。この中鎖脂肪酸の特性を生かしたケトジェニック・ダイエットは、がんの予防にもなるとされている。

ココナッツは抗酸化物質を豊富に含んでいるために、**アンチエイジングの効果も期待できる**。甲状腺機能と消化機能を向上させ、脂溶性ビタミンの吸収を助ける働きがあり、さらにコレステロールから「**プレグネノロン**」を生成する。プレグネノロンは、さまざまな重要なホルモンの原料になる成分だ。

ココナッツに含まれる脂肪の50パーセントは、自然な形ではめったに存在しない「**ラウリン酸**」だ。ラウリン酸は体内で「モノラウリン」に変換される。モノラウリンには、抗ウイルス性、抗菌性、抗真菌性、抗寄生虫性があり、免疫機能を高める働きがある。

アンチエイジング効果がある「オリーブオイル」

オリーブオイルは世間でいわれているほど心臓にいいわけではない。しかし良質のものであれば、健康的な食生活に加えてもいい食材だ。オリーブオイルは「**オレイン酸**」を豊富に含み、「**一価不飽和脂肪酸**（MUFA）」に分類される。

ココナッツオイルと同じでオメガ3とオメガ6は多くないが、他の利点がある。オリーブオイルのいちばん大きな健康効果は「ポリフェノール」を豊富に含んでいることだ。

ポリフェノールは微量栄養素の1つで、抗酸化作用に優れている。**がんや心臓病を予防し、アンチエイジングの効果もある。**また、オリーブオイルを摂取すると体重は変わらなくても、内臓脂肪は減少するという研究結果もある。[24]

しかし、注意も必要だ。市販されているオリーブオイルの大半はかなり酸化が進んでいて、体にいい成分がほとんど残っていない。それに「偽物問題」もある。イタリア産とされ

ならない。[25]

ているものの80パーセントが偽物のオリーブオイルであり、質の悪い油や着色剤などが加えられている。残念ながら、オリーブオイル業界は不正の温床だ。商品は慎重に選ばなければならない。[25]

牧草で育てられた家畜の「肉」や「乳製品」など

放牧で育てられて自然の飼料を食べた家畜の肉や卵、乳製品は、狭い小屋に入れられて合成飼料を食べて育った家畜のものに比べ、ずっと栄養価が高いということがわかっている。放牧と天然飼料で育てられた家畜の肉を30年にわたって調査したところ、良質の脂肪酸と抗酸化物質がより多く含まれていることがわかった。具体的には「共役リノール酸」「ミネラル」「ビタミン類（A、B_1、B_2、E）」「**グルタチオン**」といった物質だ。[26]

一般的な飼育法の畜産物は、「サルモネラ菌」や「エンテロコッカス属の菌」「ブドウ球菌」「大腸菌」などの細菌で汚染されていることが多い。狭い小屋に押し込まれて過密状態で飼育されていることと、その他の人工的な飼育法が原因だ。

また、乳製品は脂肪分を除去していないものを選ぶこと。脂肪には大切な栄養がある。

魚は養殖ではなく天然のものを選ぶこと。サーモンはオメガ3脂肪酸を豊富に含む食材だが、サーモンなら何でもいいというわけではない。養殖のサーモンは、エサの影響で天然サーモンに比べて「ポリ塩化ビフェニル（ＰＣＢ）」などの汚染物質がより多く含まれている。

摂ってはいけない脂肪

加工された油や遺伝子組み換えの油

シードは必須脂肪酸をもっともたくさん含む食材だが、酸素に触れると酸化して発芽能力を失ってしまうので殻にしっかりと守られている。酸化した油は人間の体にとっても有害だ。**油は加熱すると毒性に転じ、炎症の原因になる。**

そのためペアレント・エッセンシャルオイルは、オーガニックで、低温圧搾製法で、加工は最小限にとどめたものを選ばなければならない（料理に使うのにもっとも適した油については296ページを参照）。一般的に多価不飽和脂肪酸のほうが加熱に弱く、成分が破壊されやすいとされている。

油を酸化させずに採取するには、ブランケットか窒素で酸素に触れないようにしながら低温で圧搾しなければならない。しかしこの正しい方法を使っているのは、ごく一部の小さな生産者だけだ。

また油に光が入らないように濃い色の容器を使うことも重要だ。光が油を破壊する力は、酸素の1000倍にもなる。さらに油は冷蔵庫で保管しなければならない。ただし、たいていの生産者はこれらの決まりを守っていない。大量生産するために、高い圧力をかけて高温で圧搾しているのだ。これではせっかくの栄養素が失われてしまう。

ヒマワリ油やサフラワー油、大豆油は、正しい製法ならリノール酸を豊富に含んでいるのだが、現代の大量生産ではオレイン酸が多くなってしまっている。

オーガニックでない油や、遺伝子組み換えの原料を使った油も避けること。オーガニックでない油は脂溶性の農薬など、細胞に有害な物質が入っている。そして遺伝子組み換えの原料を使った油は、たとえ低温圧搾製法であっても食べてはいけない。

キャノーラ油やピーナッツオイルなど

脂肪酸は分子の長さが重要だ。炭素の数が22かそれ以上になると、長すぎてミトコンドリアに吸収されない。そのため、ミトコンドリア外膜にぶら下がった状態になる。

このような炭素の数が極端に多い脂肪は「**超長鎖脂肪酸**（ＶＬＣＦＡ）」に分類され、「キャノーラ油」や「ピーナッツオイル（ピーナッツ、ピーナッツバターも含む）」「マスタードオイル」などがこのカテゴリーに属する。

また、「ボリジオイル」はγ-リノレン酸を豊富に含むが、超長鎖脂肪酸でもあるので食べないほうがいい。

心臓病のリスクを高めるトランス脂肪酸

トランス脂肪酸が体に悪いという話は、これまでに何度も聞いたことがあるだろう。

トランス脂肪酸は「**硬化油**」とも呼ばれ、固形にして日持ちをよくするために**人工的に分子構造を変えてある**。人間の体では消化しにくく、細胞にとっても有害だ。**炎症の原因になり、心臓病のリスクを高める、そしておそらくはⅡ型糖尿病のリスクも高める**ことが、複数の研究によって明らかになっている。

代表的なものは「マーガリン」やその他のバター代用品の「植物油」であり、これらは「**部分水素添加油脂**」に分類される。

まとめると、代謝を上げたいのなら、細胞に正しい栄養を与え、細胞膜を健康にしなければならないということだ。代謝でいちばん大切な仕事をしているのは、細胞と細胞膜だ。そして細胞と細胞膜に元気に働いてもらうには、正しい油を与えなければならない。

ここまでに紹介した体にいい油を、正しい割合で摂取することが大切だ。[27] この本で紹介している代謝革命ダイエットは、その目標が達成できるようになっている。

次ページの図表は、この章で学んだことのまとめだ。

いい油と悪い油

いい油 **新鮮、オーガニック、** **非遺伝子組み換え、低温圧搾**	**悪い油** **酸化している、加熱しすぎ、** **悪くなっている**
種子、低温圧搾の種子油 ヘンプシード、ヘンプハーツ、ヘンプシードオイル 高リノール酸タイプのサフラワーオイル 生のヒマワリの種、高リノール酸タイプのヒマワリ油 ゴマ、ゴマ油 亜麻仁（亜麻の種）、高リグナンの亜麻仁油 チアシード パンプキンシード、パンプキンシードオイル シードクリーム（一晩水につけ、ブレンダーでクリーム状にする） ブラッククミンシードオイル（ブラックシード、ブラックシードオイル、ブラックオイル、ブラックコリアンダーオイルとも呼ばれる） サチャインチシード（インカのピーナッツとも呼ばれる） アプリコットシード、アプリコットシードオイル クラリセージシードオイル	加熱した油、加工した油、加圧された油、酸化した油 オーガニックでない油、遺伝子組み換えの原料の油 超長鎖脂肪酸（VLCFA）： ピーナッツ、ピーナッツオイル、キャノーラ油、マスタードオイル、ボリジオイル トランス脂肪酸
生のナッツ、ナッツオイル、ナッツバター	加熱、ロースト、放射線照射したナッツとナッツ製品
エクストラバージン・シベリアンパインナッツオイル	
アボカド、アボカドオイル	
オリーブの実、オリーブオイル	
スピルリナ	
ココナッツ、ココナッツオイル、ココナッツクリーム、ココナッツミルク、ココナッツヨーグルト、ココナッツマンナ	
MCTオイル	
藻類油	
天然魚 サーモン（低水銀のもの） イワシ アンチョビ キャビア マグロ（低水銀のもの）	養殖魚、スシ、刺身
放し飼いで育った家畜の肉、卵、乳製品 （カゼインやラクトースに過敏な人は乳製品を控える） 鶏肉 牛肉 ラム バッファロー肉 牛脂やラードなどの動物性脂肪 カッテージチーズ、またはリコッタチーズ ハードチーズ クリーム ケフィア ヨーグルト バター ギー	一般的な方法で育てられた家畜の肉、卵、乳製品

第3章

代謝革命ルール2
胆嚢を健康にする

発見の旅とは、新しい土地を探すことではなく、
新しい目を持つことである。
——マルセル・プルースト

この章で学ぶこと

・体重増加、体内毒素と胆汁の意外な関係
・ドロドロの胆汁が甲状腺を弱らせる
・胆嚢はいらない臓器ではない
・自分の胆汁の健康状態を知る方法
・健康な胆汁をつくる方法（手術で胆嚢を取ってしまった人でも大丈夫）
・苦い食べ物のダイエット効果

パレオやパレオプラス、ケトジェニックなどの脂肪を摂取するダイエットに挑戦したけれど一向に体重が減らないという人は、胆嚢（または胆嚢がないこと）に問題があるのかもしれない。甲状腺の機能が落ちているという人も、胆嚢を疑ったほうがいい。

とはいえ、たいていの人は普段の生活で胆嚢を意識することはないだろう。胆嚢と代謝の関係についても知らないに違いない。しかしこの胆嚢という小さな臓器は、私たちが気づかないところで必死に働いてくれているのだ。

デトックスといわれてすぐに思い浮かぶ臓器は肝臓であり、肝臓とデトックスの関係については本もたくさん出ている。それなのに、胆嚢と胆汁の働きが認められることはめったにない。

胆汁は忘れられた代謝のスイッチであり、さまざまな役割をこなしている。食事で摂取した油を分解し、消化吸収できるようにするのも胆汁の仕事だ。

すでに見たように細胞膜は脂肪でできているので、胆汁は細胞膜の健康にとっても欠かせない物質ということになる。さらに胆汁には、体内の毒素や老廃物を運ぶという役割もある。つまり**胆汁は脂肪の吸収だけでなく、デトックスでも大きな役割を果たしている**ということだ。胆汁が健康でなければ、肝臓もきちんとデトックスの仕事をすることができない。

胆汁の質が落ちると、ただ単に痩せにくくなることだけにとどまらず、体の中に毒がたまってしまうという結果も待っている。

この章では、胆囊や肝臓、胆汁の働きを知り、代謝の低下と体重の増加、ホルモンの乱れとの関係を探っていく。甲状腺の機能が低下しているのなら、もしかしたら胆汁の質の低下を真っ先に疑ったほうがいいかもしれない。現代は胆囊の病気も、肥満も、まるで伝染病のように蔓延している。

パレオやケトジェニックといった脂肪を摂取するダイエット法の登場で、脂肪の消化の問題がようやく注目を集めるようになった。アメリカ人はついに糖に別れを告げ、脂肪という新しい恋人を見つけたのだ。

これは実際にいいことなのだが、多くの人はこの新しい恋に苦労している。脂肪をうまく消化できない人たちは、脂肪を摂取すると前よりもかえって体調が悪くなるために、新しいダイエット法をあきらめてしまうのだ。

しかし本当の問題は、脂肪をたくさん摂取する食生活ではなく、**胆囊と胆汁の機能が落ちているために脂肪をきちんと消化できない**ことだ。

隠されたカギは胆汁だ。健康な胆汁がなければ、健康な体をつくることはできない。

代謝が落ちているならあなたの胆汁はドロドロ

ここで少し生理学の勉強をしよう。

肝臓と胆嚢は、合わせて「**肝臓系**」と呼ばれている。肝臓系がきちんと機能していれば、体内の循環がスムーズに行われる。血液はきれいで、細胞の代謝も活発だ。

肝臓はとても大切な臓器だ。肝臓が働くのをやめると、人間は1日か2日で死んでしまう。体内でもっとも大きい臓器の1つであり、重さはおよそ1400グラム。場所は右の腹部の上のほう、横隔膜のすぐ下あたりだ。

肝臓の主要な仕事は、体内の毒素を排出することだ。現代社会には毒素が蔓延していることを考えると、肝臓がどれほどの重労働に耐えているかがわかるだろう。精製された砂糖や穀類、体に悪い脂肪、食物繊維の極端に少ない食事、アルコールとカフェインの過剰摂取、薬品、それに心理的なストレスも、肝臓にとって大きな負担になる。

肝臓は自己修復できる唯一の臓器だ。全体の75パーセントまでならたとえ損傷しても、正しい栄養を与えれば自力で再生することができる。

現代でもっとも多い肝臓の病気は「**非アルコール性脂肪肝疾患**」であり、肝臓に脂肪が蓄積することによって発症する。こうなってしまうのは、**肝臓が脂肪を分解するという本来の仕事を放棄して、代わりにため込むようになったからだ。**

1988年以来、非アルコール性脂肪肝疾患の患者の数は2倍に増えている。肥満や糖尿病、高血圧、脂質異常との関連も指摘されている。非アルコール性脂肪肝疾患は自覚症状がなく、そのまま放置すると、いずれは肝不全にまで症状が進んでしまう。

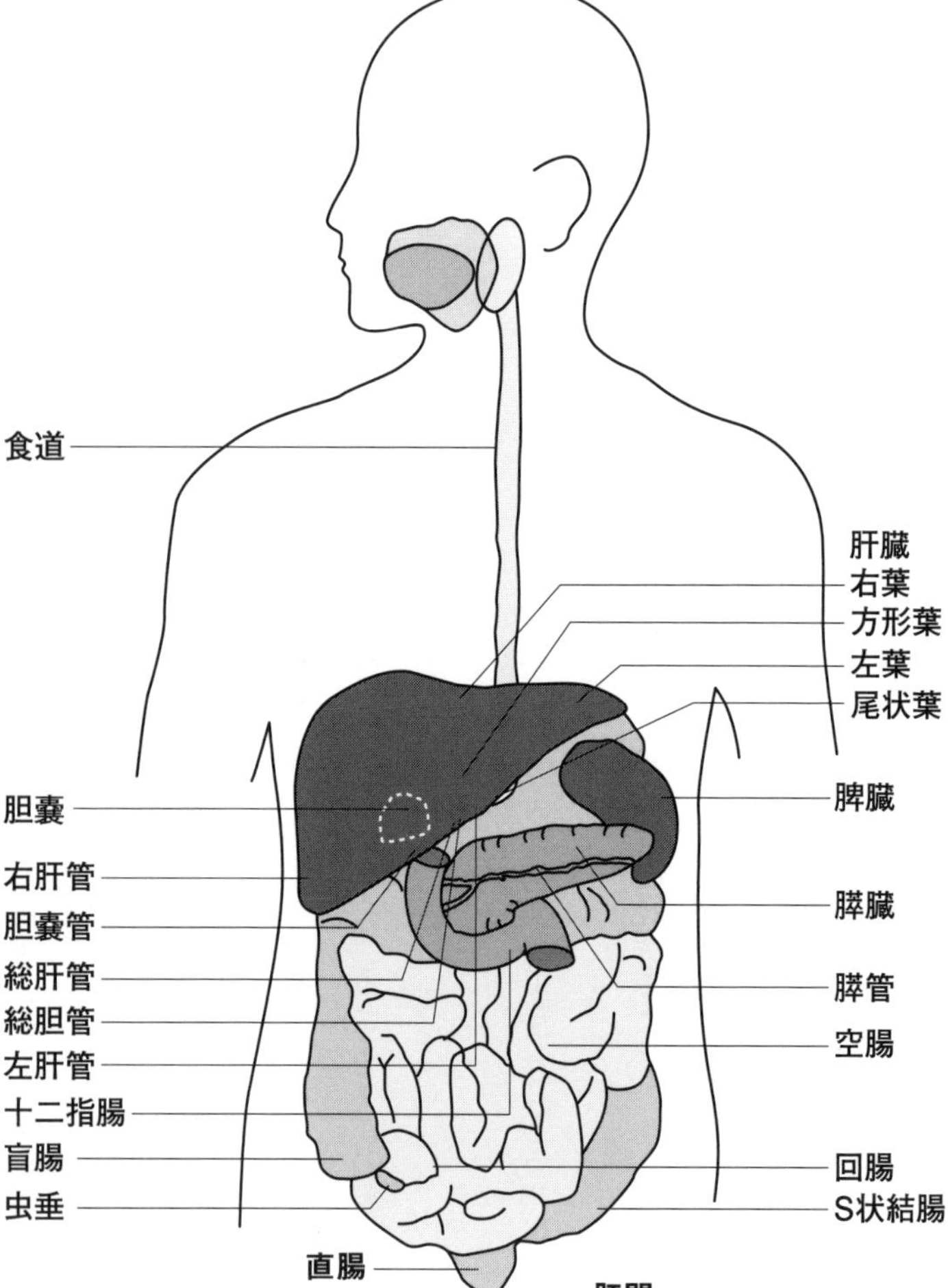
食道
肝臓
右葉
方形葉
左葉
尾状葉
胆嚢
脾臓
右肝管
膵臓
胆嚢管
総肝管
膵管
総胆管
空腸
左肝管
十二指腸
盲腸
回腸
虫垂
S状結腸
直腸
肛門

肝臓の機能が落ちると、体内のすべての臓器が影響を受ける。

脂肪肝は毒性の肝臓と呼んでもいい。肝臓が毒を排出できなくなると、肝臓だけでなく他の臓器も脂肪をため込むようになる。体重が増える、セルライトができる、内臓脂肪が増えるという症状が出ているなら、おそらく肝臓の機能が落ちたことが原因と考えられる。これではどんなにダイエットをがんばっても痩せられないだろう。

余分な脂肪を減らすには、健康な肝臓系が欠かせないからだ。

肝臓をいじめている原因は、胆嚢と胆汁にとっても大きな打撃になる。

しかしこの重要な情報は、今まで完全に無視されてきた。

なぜ胆嚢と胆汁が重要なのか

意外に思うかもしれないが、スリムで引き締まった体を手に入れたいのなら、カギを握るのは胆汁だ。しかしその話をする前に、基本的な解剖学と生理学のおさらいをしておこう。

胆嚢は肝臓にとってなくてはならない存在だ。肝臓は1日におよそ1・4リットルの胆汁を生成し、そして肝臓から分泌された胆汁は胆嚢に貯蔵されて濃縮される。胆汁は脂肪分を分解し、消化吸収しやすい形にする。食事などで体内に脂肪が入ってくると、胆嚢から胆汁が分泌され、胆管を通って腸に送られる。

胆汁が健康で十分な量が分泌されていれば、体にいい脂肪をきちんと消化吸収することができる。また、脂溶性のビタミン（感染症に効くビタミンA、生殖機能を整えるビタミンE、骨を強化するビタミンK、免疫力を高めて乳がんや大腸がんに効くビタミンDなど）の消化吸収を助ける働きもある。

脂肪はすべてのホルモンの原料になるので、脂肪をきちんと吸収できないのは大きな問題だ。**吸収されなかった脂肪は腸からそのまま血管に送られてしまうので細胞の栄養にはならず、ただお腹やお尻に蓄積されていく。**

現代人の食生活は加工食品が多く、脂肪分は極端に少ない。それに環境毒素や心理的ストレスの攻撃も受けている。その状態が数十年も続いた結果、胆嚢の機能がすっかり弱ってしまったのだ。

弱った胆嚢にたまった胆汁は、毒を含んでドロドロになっている。私はこの状態の胆汁を**「毒性の胆汁」**と呼んでいる。ドロドロになった毒性の胆汁は胆管をスムーズに流れることができない。

胆汁が毒性になる原因は、「コレステロール過多」「毒素の蓄積」「胆管の詰まり」に加え、レシチンなどの胆汁を健康に保つ栄養素が足りないことがあげられる。また血糖値が高いと胆汁がドロドロになったり、胆石ができたりするという研究結果もある。

毒性の胆汁と肥満はコインの裏表だ。ある動物実験によると、肥満の個体が分泌する胆汁の量は痩せた個体のわずか半分でしかないという[1]。

２０１６年、アメリカ心臓協会の機関誌「動脈硬化症、血栓症、血管生物学」で発表されたある研究では、**胆石ができると冠動脈疾患のリスクが23パーセント高くなる**とされている[2]。つまり簡単にいうと、胆汁の質が下がると病気になるということだ。


胆汁の仕事は脂肪分の消化吸収だけではない。体内の毒素の排出でも大きな役割を果たしている。肝臓に集まった毒を体外に排出するのは胆汁の仕事だ。胆汁がまるで磁石のように老廃物や毒素にくっつき、それが大便となって体の外に出ていくというしくみになっている。

胆汁は、重金属や薬品、体内に存在しない化学物質、食品添加物、農薬、難燃剤など、とにかくあらゆる毒素をその中に含んでいる。肝臓が「いらない」と判断したものはすべて胆汁に送られるからだ。

ここでの問題は、**胆汁が劣化してドロドロになってスムーズに流れなくなると、胆汁に含まれるあらゆる毒素が体内に残ってしまう**ということだ。それらの余分な毒素は、脂肪細胞に蓄積される。外に出せないのだから、どこかにしまっておくしかない。

体内に脂肪がたまり、コラーゲンが生成されなくなった結果、あのボコボコしたセルライトが出現するのだ。

体内に毒素がたまると、当然ながら健康状態は悪化する。現代によく見られる慢性病のほとんどは、この毒素の蓄積が主な原因だ。**毒素をどれだけ効率よく排出できるかは胆汁の量と質で決まってくる。**

アレルギーや関節リウマチ、関節炎などの症状が出るころには、胆汁の機能は75パーセント低下している。機能が90パーセント低下すると、がんや心臓病などの大きな病気を発症する。毒性の胆汁は肥満やホルモンバランスの乱れ、甲状腺機能低下症、自己免疫疾患をはじめ、数多くの病気や不調の直接的な原因になっている。

本人が気づかないうちに重症化してしまう

吐き気や嘔吐、痛み、疲労など、何らかの不調があるのなら、それは胆嚢が必死にSOSを送っているからかもしれない。

ドロドロの胆汁は胆石の原因になる。胆石とは、胆嚢や胆管にできる石のようなかたまりのことだ。「コレステロール」と「ビリルビンカルシウム」、または「炭酸カルシウム」でできていて、かなり大きくなることもある。最大でゴルフボールぐらいの大きさだ[3]。

たいていの胆石は自覚症状がほぼない。胆嚢の中で形成され、よそに移動することがないからだ。また、**胆石が原因で胆嚢炎になることもある。**胆嚢や胆汁に問題があると、意外な症状を引き起こす。以下に例をあげよう。

・甲状腺機能低下症（胆汁が十分に分泌されず、脂肪細胞内にある甲状腺ホルモンを刺激できないことが原因）
・便秘（胆汁は便を外に出す潤滑油の役割も果たしている）
・吐き気、嘔吐（胆汁が足りない）
・急性の強い痛み（痛みは主に体の右側。あばら骨のすぐ下、両肩甲骨の間、右肩など）
・目のあたりが痛む頭痛
・げっぷ、ガス、腹部膨満、つねに満腹感がある
・胃食道逆流症
・食後に口の中に苦みがある（胆汁逆流）
・便の色が薄い、便が水に浮く（胆汁の減少）
・痔（うっ血肝）
・ダイエットをしても体重が減らない
・線維筋痛症（肝臓と胆嚢に毒がたまっている）
・イライラ、落ち込み、不安など気分の変動がある
・肌や髪の乾燥（必須脂肪酸が足りない）
・静脈瘤
・酒に酔いやすい（肝臓と胆嚢のサポートが足りない）

胆石が移動すると胆嚢開口部や胆管に詰まり、お腹の上部に強い痛みが生じることがある。体の真ん中か、真ん中のすぐ右あたりだ。一般的に食後1時間ほどで痛みが始まり、特に脂っこいものを食べた後は痛みが強い。数時間で痛みはひくが、完全に消えるわけではない。その後も痛みがぶり返したりひいたりをくり返す。**重症化すると胆嚢の感染症で命にかかわることもある。**感染症を発症したら、たいていは入院して手術を受けることになる。胆石が胆管を通って膵管《すいかん》をふさぐと、今度は合併症で膵炎につながることもある。また胆汁が血液にしみ出すと、黄疸が出ることもある。

残念ながら、胆嚢の問題や胆石には自覚症状がないために、本人が気づかないうちに重症化してしまうのだ。

現在、アメリカでもっとも多い腹部の手術は胆嚢摘出術だ[4]。胆嚢は肝臓と違って自己再生能力がない。胆嚢を摘出した人は、肥満をはじめさまざまな深刻な症状のリスクが高まる[5]。それでも多くの医師が胆嚢の摘出を軽く考えている。胆嚢がなくても、日常生活には問題ないというわけだ。

しかし実際のところ、**胆嚢も胆汁も健康には欠かせない存在だ。**

ここで、胆嚢と胆汁の働きをざっと説明しよう。

胆嚢は肝臓から送られてきた胆汁を貯蔵し、塩と酵素を加えて濃縮する。貯蔵庫である胆嚢がなかったら、胆汁はそのまま小腸に直行するしかない。消化すべき脂肪分があってもなくても、いつでも小腸に胆汁がポタポタとたれている状態だ。

脂肪の摂取量に合わせて胆汁が分泌されないと、脂肪がきちんと消化吸収されずに栄養が偏り、しかも体脂肪が蓄積することになる。

手術で胆囊を取った人の多くは、体重の増加を経験する。動物を使った研究によると、胆囊がないと、血中と肝臓の「**トリアシルグリセロール**（中性脂肪の一種）**値**」、および「**超低密度リポタンパク質**（ＶＬＤＬ）**値**」が上昇するという。超低密度リポタンパク質は、ＬＤＬ（悪玉コレステロールの一種）の中でも最悪の種類だ。

また胆汁酸の再循環も増加し、エネルギーバランスや体重、血糖値、インスリン感受性に悪影響を与える。さらに胆囊を摘出すると、メタボリック症候群やⅡ型糖尿病、心臓病、脂肪肝のリスクが高まるとする研究結果もある。[6]

胆囊がまだある人でも胆汁の流れが悪ければ、胆囊を摘出した人たちと同じような症状を経験しているかもしれない。胆囊があってもなくても、胆汁の質を改善する方法はある。

健康常識のウソ

胆囊はいらない臓器だ

胆汁が脂肪を分解する

胆汁とか胆嚢とか、聞き慣れない言葉ばかりでよくわからないという人もいるかもしれない。そんな人は、胆汁は食器用洗剤だと考えてみよう。

「胆汁酸」と**「胆汁酸塩」**があるおかげで、胆汁は脂肪の球を分解して、より小さな脂肪のしずくにすることができる。このプロセスを**「乳化」**と呼ぶ。なお、胆汁酸と胆汁酸塩はどちらも基本的には同じものであり、ただ形が違うだけだ。

そこにリパーゼと呼ばれる酵素が登場し、乳化した脂肪を完全に消化することができる。胆汁酸はコレステロールからできていて、胆汁の全成分のほぼ80パーセントを占めている。

まず肝臓で原料が生成され、そこにアミノ酸の「タウリン」と「グリシン」が混入し、胆汁酸の原形ができあがる。タウリンとグリシンが混ざることで水溶性になり、脂肪が乳化しやすくなるのだ。この合成物が胆汁酸塩と呼ばれる。

胆汁酸塩は、小腸の中でバクテリアによって**「二次胆汁酸」**に変換される。毎日、大量の胆汁酸が小腸に流れ込んでいて、その95パーセントは血流に乗ってまた肝臓に戻ってくる。残りの5パーセントは便と一緒に排泄される。大腸に入った胆汁酸は、水分を集めて便秘を防ぐ働きをする。

大腸内の胆汁が正しく血流に再吸収されないと、「**胆汁酸性下痢**」と呼ばれる症状が起こる。具体的には慢性的な腹部膨満と水様便だ。胆汁酸性下痢は過敏性腸症候群と間違われることが多い。なお、人口のおよそ1パーセントが胆汁酸性下痢を発症していると考えられる。[7]

胆汁酸は血糖値とも密接な関係があり、Ⅱ型糖尿病患者やインスリン抵抗性のある人は、胆汁酸の量が足りないことが多い。多くの研究により、血糖値を正常に保つには、胆汁が正しく分泌されている必要があるということがわかっている。[8]

胆汁酸塩はコレステロールを原料としているので、コレステロール値を調整する役割も果たしている。体内のコレステロールの約80パーセントが、肝臓で胆汁酸塩を合成するために使われている。毎日だいたい500ミリグラムだ。

胆汁酸塩は胆汁の主要な成分なので、食事で摂取すれば、肝臓はよりたくさんの胆汁をつくれるようになる。なお食事で摂取するという方法は、手術で胆嚢を摘出した人にとって特に有効だ。胆汁酸塩のサプリメントは「牛胆汁エキス」やUNI KEY Healthの「Bile Builder(https://unikeyhealth.com/products/bile-builder)」(142ページ参照)がある。

「コリン」が不足すると脂肪肝のリスクが高まる

ここでまた細胞膜に話を戻そう。第1章で見たように細胞膜は脂肪でできている。

具体的には、「リン脂質」と「コレステロール」だ。そしてリン脂質は胆汁にとって欠かせない成分でもある。

「コリン」はすべての細胞にとってとても重要な栄養素であり、最初に発見された場所は胆汁だった。胆汁の中にあるコリンは、脂肪を乳化して水溶性にするプロセスを助けている。脂質の運搬や肝臓の修復、神経伝導、脳の発達、認知といったプロセスもコリンが関係している。[9]

また、臓器に蓄積する脂肪量をコントロールするのもコリンの仕事だ。特に肝臓で大きな働きをするので、コリンが不足すると脂肪肝のリスクが高まることになる。[10]他にも、「ホモシステイン値」を低く抑えるのもコリンの仕事だ。ホモシステイン値が高いと心血管疾患のリスクが高まるので、これは重要な役割である。

コリンが足りないと胆汁の生成ができなくなり、筋肉も損傷する。40歳以上の女性の実に90パーセントがコリンが足りないとされている。

コリンは食べ物から摂取することができる。たとえば「牛肉」や「アーモンド」「カリフラワー」「白インゲン豆」「アマランサス」などだ。卵もコリンを豊富に含んでいるが、おすすめしない。胆嚢にとっては、もっともアレルギー反応の出やすい食材だからだ。

推奨されるコリンの1日の摂取量は、女性で425ミリグラム、男性で550ミリグラムとされているが、私はもっとたくさん摂取するべきだと考えている。男女ともに、**1日では**

なく毎食500ミリグラムは摂ったほうがいい。

少なくとも最初の数週間は、この摂取量を守ってもらいたい。その後は1日に2回、食事と一緒に500ミリグラムずつ摂取する。特に脂肪肝の人はコリンの効果を実感できるだろう。

「レシチン」はコリンを含有する脂質の一種で、胆汁の流れを改善する、コレステロールのバランスを整える、脂質プロフィールを最適化する、細胞膜を強化する、脳と神経系の機能を強化するといった働きがある。[11]

私の患者や私自身の体験からいうと、レシチンのサプリには脂肪の燃焼を加速する、消化を助ける、便秘、ガス、腹部膨満を解消するなど一定の効果が認められる。とはいえ、最新の研究でいくつかの心配な点が明らかになったために、私はもうレシチンのサプリを推奨しないようにしている。

なかでも特に心配なのは、レシチンは人間の腸内フローラによって「N-オキシド」と呼ばれる代謝物に変わることだ。心臓発作や脳卒中を起こした人は体内のN-オキシド量が多いことがわかっている。[12]

ただしこれはあくまで相関関係であり、因果関係が証明されたわけではない。N-オキシドが心臓発作や脳卒中の原因になっているかどうかはまだわからない。

しかし私にとっては、この発見だけでもレシチンを推奨するのをやめる十分な理由になる。コリンを摂取する安全な方法なら他にもあるからだ。

毒性の胆汁はどんな病気を引き起こすのか

どんなに健康的な食生活を送っていても、**健康な胆汁がなければせっかく摂った栄養もむだになってしまう。**脂肪の燃焼量を高めることも、強い細胞膜をつくることも、エネルギーを高めることもできない。

毒性の胆汁の悪影響はそれだけにとどまらない。胃食道逆流症、甲状腺機能の低下や自己免疫疾患、ホルモンバランスの乱れなど、さまざまな深刻な問題を引き起こしている。しかも胆嚢や胆汁に問題がある人のほとんどは、問題にまったく気づいていない。これはゆゆしき事態だ。

ここ10年ほどの間に、消化器系の病気や健康法について実にさまざまな本が出版されてきた。「リーキーガット症候群」「小腸内細菌異常増殖症」「過敏性腸症候群」「デトックスとクレンズ」「炎症」「自己免疫疾患」「甲状腺機能障害」などなど。

しかし、**これだけ消化器系への関心が高まっているにもかかわらず、誰も胆汁の大切さを指摘してこなかった。**アメリカでは、「炎症性腸疾患（ＩＢＤ）」の患者が１００万人から１３０万人もいるとされている。[13] しかも、そのうちの80パーセントは小腸内細菌異常増殖症

毒性の胆汁

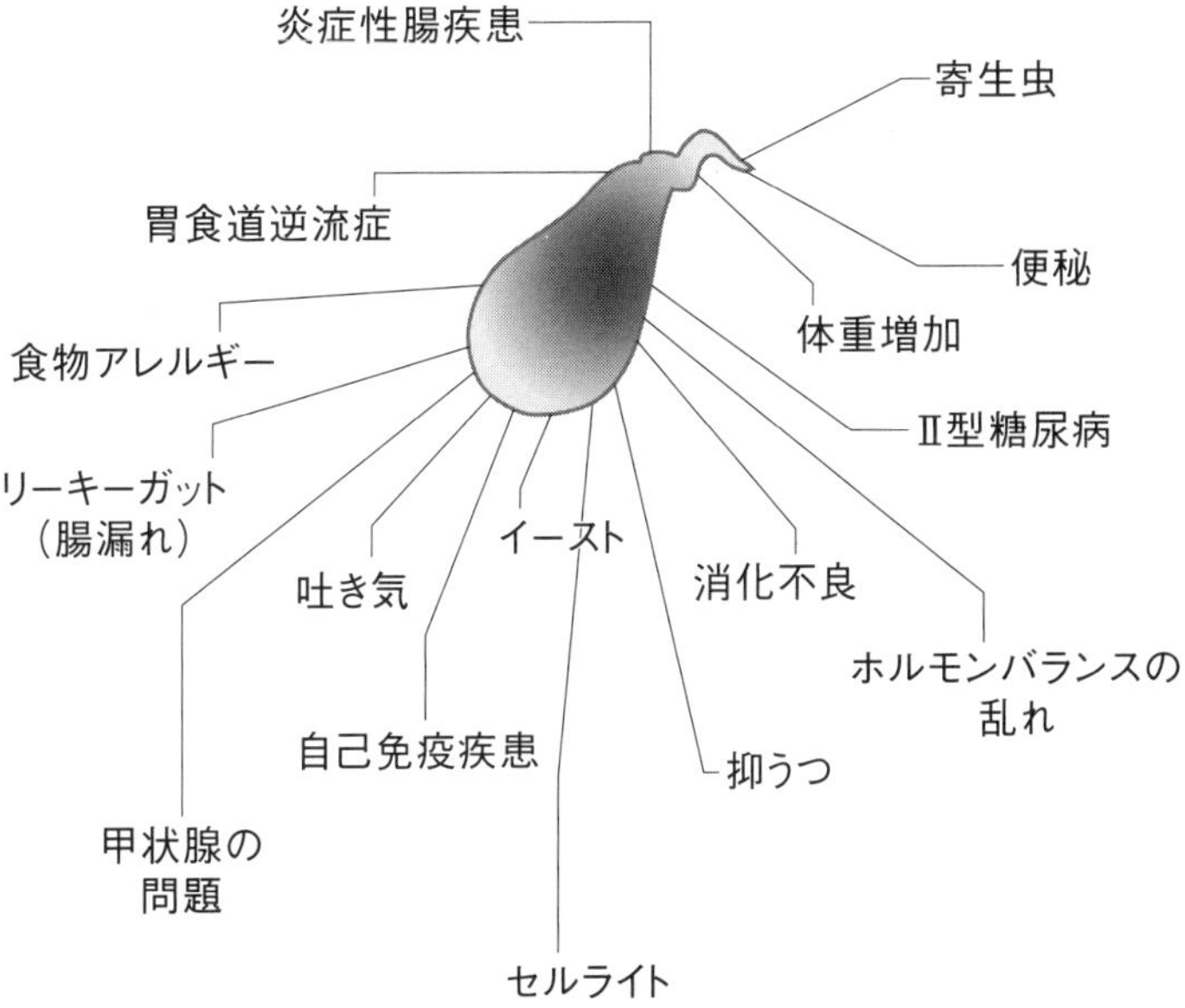

を併発している。[14]

リーキーガット（腸漏れ）は、もはや流行病といっていいレベルで蔓延している。

これらすべての症状で、カギを握るのが胆汁だ。胆汁の問題を解決しなければ、どんな治療をしてもこれらの症状はよくならない。私が思うに、現代人の多くが体調不良を訴えている原因もここにあるだろう。

胆囊を手術で取ってしまったのなら、問題はさらに深刻になる。

根本の原因がわからなければ、どんな治療をしてもただ症状が一時的に和らぐだけで、病気が完治することはない。その後も症状はくり返し現れ、しかもさらに悪化していくだろう。根本の問題が放置されたままなのだから、よくなりようがない。**免疫システムは病気と戦い続け、ヘトヘトに疲れ切ってしまう。**

毒性の胆汁が引き起こす症状のいくつかを、さらに詳しく見ていこう。

つらい便秘

意外に思うかもしれないが、便秘は毒性の胆汁が引き起こす一般的な症状だ。

胆汁酸塩は腸管内の潤滑油のような役割を果たしているので、**胆汁の量が少なくなれば便秘になるのは当然の結果**だろう。胆汁が十分に分泌されるようになれば、つらい便秘も遠い過去の記憶にすぎなくなる。胆汁を増やす食生活については、本章の後半で紹介している。

便秘を解消するには、それ以外にも毎日の運動と水をたくさん飲むことも大切だ。体を動かすと、血液やリンパ、胆汁、腸など、体の中のすべてが動きだす。ある研究によると、**定期的な運動を続けると胆石のリスクが3分の1になる**という[15]。

また、起きたらすぐにコップ1杯の水を飲むだけでも胆石の予防になる。水を飲むと迷走神経が刺激され胆嚢が収縮し、たまっていた胆汁が分泌されることがわかっている。

他の飲み物でも同じような効果があるかもしれない。また食事のときにゆっくりかむのも、胆汁の生成を促す効果があることがわかっている。

胸焼けや胃酸の逆流

胃酸の逆流や胸焼け、胃食道逆流症といった症状は、胃酸が多すぎることが原因とされている。しかし、これもまた大きな誤解だ。たいていの人が、消化器系の問題は胃酸が多すぎることが原因だと信じ込まされている。

しかし、この説を裏づける証拠はまったく存在しない。実際のところ、各種の研究ではその正反対の結果になっている。**胃食道逆流症はむしろ、胃酸が少なすぎるのが原因になっていることが多い。**

胃食道逆流症とは、胃の中身が食道を逆流して胸焼けを起こす症状だ。それ以外にも、ガスや腹部膨満、食後のげっぷの原因にもなっている。

健康常識のウソ

胃食道逆流症は胃酸が多すぎることが原因だ

一般的に、30代になると胃酸の生成が40パーセント減少し、70代になるとそこからさらに50パーセント減少する。ある研究によると、60歳以上のほぼ3分の1が、胃酸の生成がほとんどなくなるか、またはまったくなくなるという。[16]

逆流の症状が長く続くと、深刻な合併症を引き起こす。たとえば食道の炎症や浸食、潰瘍、出血、瘢痕《はんこん》などだ。さらに、**悪化すると食道がんを発症することもある。**

だから胃酸の逆流は、一刻も早く止めなければならない。

しかし、逆流の原因が胃酸過多でないのなら、いったい何が原因なのだろう?

胃食道逆流症が起こるのは、ほぼ例外なく筋肉が原因だ。具体的には、食道のいちばん下にある「下部食道括約筋《かつやくきん》(LES)」と呼ばれる筋肉に問題がある。

下部食道括約筋はバルブのような役割を果たしていて、きちんと閉まっていれば胃の中身が食道に逆流することはない。そして下部食道括約筋の閉まりが悪くなると、胃食道逆流症が起こる。つまり、胃酸の量は関係ないということだ。**胃酸が多くても、少なくても、下部食道括約筋が閉まっていなければ食道に逆流する。**

それでは、下部食道括約筋はなぜきちんと閉まらなくなるのだろうか?

理由の1つは、食べすぎなどにより、胃からの圧力が高まることだ。または、消化しにくい炭水化物や糖分が胃の中で発酵し、ガスが発生することも原因になる。

ここでの主な犯人は、「**ラクトース**(乳糖)」を含む乳製品だ。アルコール飲料や酸っぱい

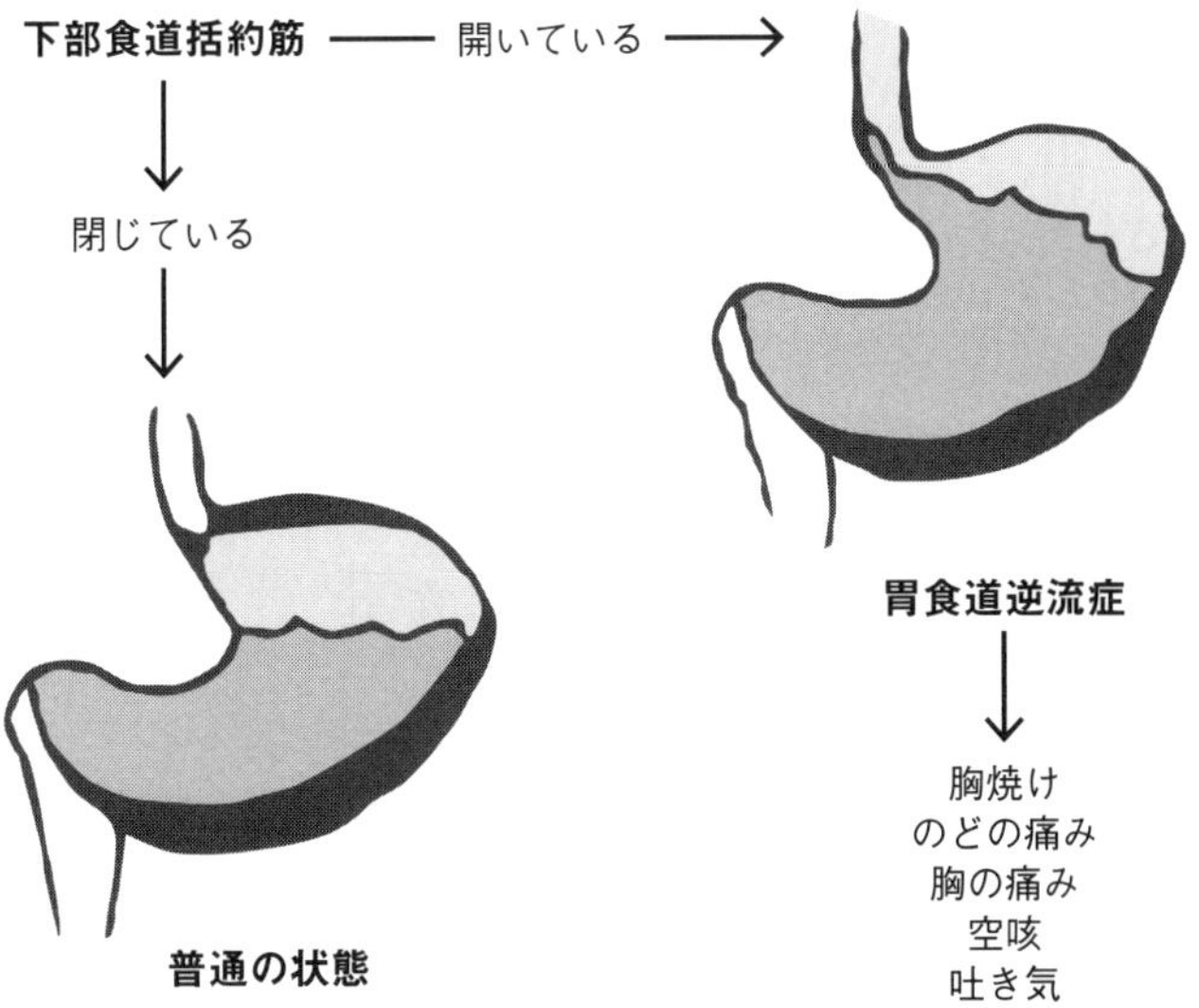

食べ物、スパイシーな食べ物、コーヒー、チョコレート、さらにはある種の薬品も下部食道括約筋を弱める原因になる。

胃食道逆流症の一般的な治療法は、胃酸の生成を抑えることだ。「制酸薬（タムズ）」「Ｈ２ブロッカー（ザンタック、タガメット）」「プロトンポンプ阻害剤（ＰＰＩ：プリロセック、プレバシッド、ネキシウム）」などの薬品を使う。

多くの人が、胃酸を抑えるために毎日のようにプロトンポンプ阻害剤を口に放り込んでいる。しかし彼らの大半はむしろ胃酸が少なすぎることが問題なのだ。そのため彼らは消化不良から栄養不足、免疫力の低下にいたるまで、さまざまな副作用に苦しんでいる。

あなたはもしかしたら、胆嚢の話はどこへ

行ってしまったのかと思っているかもしれない。いったい胃食道逆流症と胃酸が、胆嚢とどんな関係があるというのだろう?

ここで消化のしくみをざっと説明しよう。

何かを食べたら、胃酸が引き金となって胆汁や膵酵素《すいこうそ》が分泌される。そのときに胃酸をブロックすると、胆汁も出なくなる。炭水化物やデンプンを摂りすぎる、脂肪分が足りないといった状態は、胃酸の生成を抑制し、その結果として胆汁の生成も抑制する。

ストレスや過食、早食い、不規則な食事、よくかまない、食事中に大量の水分を摂るといったことも、胃酸がつくられない原因になる。そして胸焼けになり、よかれと思って胃酸を止める薬を飲むと、問題をさらに悪化させてしまうのだ。

薬で一時的には気分がよくなるかもしれないが、根本の原因は解決していないので、さらに症状が進み、いずれは胆嚢を摘出することになるかもしれない。それどころか、さらに悪い事態も考えられる。

胃酸を増やす方法について見ていく前に、もう1つ大切なことを確認しておきたい。

胃と十二指腸をつなぐ部分は、「幽門《ゆうもん》」または「幽門弁」と呼ばれている。ここは、胃から小腸への一方通行でなければならないのだが、たまに痙攣《けいれん》を起こして胆汁が小腸から胃に逆流することがある。これが「**胆汁逆流**」だ。胆汁逆流では、腹部膨満や痛み、吐き気、嘔吐など、胃酸逆流と同じような症状が出る。

胃の中の塩酸には、健康を守る大切な働きがたくさんある。胆汁の分泌を促す働きの他にも、炭水化物をきちんと分解し、発酵によるガスの発生を防いだり、小腸内でガスをつくるバクテリアを殺したりする。タンパク質の消化吸収でも重要な役割を果たしているのだが、その点については次の章で見ていこう。

胃酸によって胃が強い酸性になると、食事に紛れ込んでいた病原性細菌や寄生虫を胃の中で殺すことができる。

それでは、胃の中の塩酸はどうやって増やせばいいのだろうか？

よく使われるのは、胃酸の代わりになるものを摂取するという方法だ。たとえば、食事の前にアップルサイダー・ビネガーを飲んだりする。

ただし「食道の内壁が損傷している人」や「食道裂孔《れっこう》ヘルニア」を発症している人は、まずその問題を解決するまで余分な酸は摂らないほうがいい。ここでの最善の方法は、胃酸の生産そのものを回復することだ。代用品ですませるのではなく、問題を根本から解決したほうがいい。

胃酸の量を増やすには、ナトリウムやヨウ素、亜鉛など、胃酸の生成を助ける栄養素を摂取するという方法もある。魚介類やパンプキンシードが、これらの栄養素を豊富に含んでいる。

プロテインを摂りすぎると胃酸生成の妨げになるので注意すること。

また、ビタミンCをたくさん摂取するのも助けになる。ビタミンCが少ないと、コレステロールから胆汁をつくる機能が低下するからだ。[17] その他にも、「パパイヤの葉」や「ブロメライン」「松の実オイル」などが有効だ。

甲状腺機能の崩壊

胆汁の質が低下すると、甲状腺の機能も低下する。この事実を知っている人はほとんどいないが、考えてみれば当然のことだ。胆汁の質が悪化すると、脂肪をきちんと消化吸収できなくなる。そして**脂肪が足りないと、甲状腺ホルモンをつくることはできない**。

40歳以上の女性の約80パーセントが胆汁が足りないか、または胆汁の質が悪い。そして胆汁の劣化と甲状腺機能の低下は、たいてい同じような症状を見せる。たとえば疲労や体重増加、消化不良、便秘、レプチン抵抗性、乾燥肌などであり、他にもたくさんある。

アメリカ甲状腺学会の報告によると、アメリカ人の12パーセントが生涯で何らかの甲状腺の病気を発症するという。現在、アメリカで甲状腺の病気にかかっている人は2000万人になると考えられるが、その60パーセントが自分の病気を自覚していない。[18]

数々の研究により、甲状腺機能の低下と胆汁の劣化の間にはつながりがあることが明らかになっている。ハーバード大学やその他の海外の科学者たちが、甲状腺と胆汁のつながりに関する研究を行い、画期的な発見をしてきた。しかし驚くべきことに、それがまったく話題になっていないのだ。
たとえばフィンランドのタンペレ大学病院の研究チームは、胆汁が減少すると、甲状腺機能低下症にかかる確率が7倍になるということを発見している。[19] また、アメリカのタフツ大学の研究でも、胆管結石を発症した人は甲状腺機能低下症になりやすいという同じような結果が出た。[20]
なぜそうなるのだろうか？
それは、胆汁酸が甲状腺の機能を活性化させるからだ。[21] 甲状腺専門医のアントニオ・ビアンコによると、胆汁の分泌がある種の酵素の分泌を促し、その酵素がT_4（あまり活動的でない甲状腺ホルモン）をT_3（より活動的な甲状腺ホルモン）に変換するからだという。そして甲状腺が活発になると、代謝も上がる。胆汁の質を改善すると、代謝が大幅に活性化することがわかっている。[22]
活動的な甲状腺ホルモンは、脂肪分を原料とする成分からつくられる。それはつまり、**脂肪をきちんと消化吸収できないと、甲状腺の機能が低下する**ということだ。さらに悪いことに**「甲状腺機能低下症」になると、胆道の通りが悪くなって胆石のリスクが高まる**という事態にもなる。[23]
またT_4をT_3に変換するプロセスでは、腸内細菌も大きな役割を果たしていて、T_4のおよそ20パーセントが腸内細菌によってT_3に変換されている。

胆汁の小腸への流れは、「**オッディ括約筋**」という部位の開け閉めによってコントロールされており、甲状腺ホルモンにはこの括約筋を開かせる働きもある。**甲状腺ホルモンが減少すると、オッディ括約筋が収縮して小腸に十分な胆汁が行きわたらず、胆石のリスクが高まる**ことになる[24]。

このように胆汁と甲状腺の関係は最新科学によってかなり解明されてきているのだが、現場の医師の90パーセントは甲状腺の治療をするときに、胆汁のことをまったく考慮に入れていない。

自己免疫疾患の発症

自己免疫疾患の患者数はここ数十年で3倍にもなった。それと同時に胆汁の生成量も75パーセント減少している。推計によると、この一致は決して偶然ではない。

自己免疫疾患を発症しているアメリカ人は、2400万人から5000万人にもなるという。しかもたいていの人は2つ以上の病気を同時に発症している[25]。女性だけで見ると、自己免疫疾患の患者数は心臓病と乳がんを合わせた患者数よりも多く、64歳までの女性の死因トップ10に入っている[26]。

自己免疫疾患の主な原因の1つは体内に毒素がたまることであり、そしてすでに見たように胆汁は毒素の排出で大きな役割を果たしている。

なかでも特に心配なのが橋本病だ。いくつかの統計によると、橋本病は甲状腺疾患の90〜95パーセントを占めているという[27]。橋本病はもっとも患者数の多い自己免疫疾患であり、免疫システムが甲状腺を攻撃することで発症する。

ここで問題なのは、どんなに優秀な橋本病の専門医でも胆汁との関係に気づいていないということだ。現在、橋本病の患者は全人口の5パーセントを占めるとされているが[28]、この数字は実際よりもかなり低く出ていると考えざるをえないだろう。初期の段階では自覚症状が出ないことが多いからだ。

橋本病は女性に多く、患者数は男性の5倍から10倍になり、近年さらに増えてきている[29]。**橋本病患者の43パーセントはグルテン感受性があると推定されている**[30]。

橋本病に効果のある天然サプリメントは、チアミンから塩酸、セレニウムまでたくさんあるとされてきた。しかし最近の研究により、「ブラックシード（ニオイクロタネソウ）」がにわかに注目を集めている。ある研究によると、**毎日2グラムのブラックシード・パウダーを摂取するだけで、橋本病の症状が改善したという**[31]。

ブラックシードにはオメガ6脂肪酸が豊富に含まれ、細胞膜の強化や細胞間コミュニケーションの改善に効果がある。そもそも自己免疫疾患とは、もとを辿れば細胞間コミュニケーションの問題だ。免疫システムが正常な細胞や組織まで攻撃してしまうのは、細胞間のコミュニケーションがうまくいっていないからだ。

食物アレルギーへの影響

食物アレルギーの話は今までに何度も聞いてきただろうが、胆嚢とセットで語られるのを聞いたことはおそらくないだろう。しかし、米国アレルギー・喘息・免疫学会の食物アレルギー委員会議長の故ジェームズ・ブレネメン博士によると、**胆嚢障害と食物アレルギーの間には重要な相関関係が認められる**という。

ブレネメン博士は、胆嚢障害の患者を対象に食物アレルギーの調査を行い、上位3つのアレルゲンを特定した。それは卵（患者の93パーセント）、豚肉（同64パーセント）、そしてタマネギ（同52パーセント）だ。[32] これらの食材に対する感受性がある人は、**これらの食材を食べると胆管に浮腫ができて胆汁が流れにくくなる**。

しかし、ありがたいことに原因となる食材を食べるのをやめれば、わずか1週間で胆嚢の痛みが消えるという。ゆくゆくは胆嚢摘出手術を避けられる可能性があるということだ。

ホルモンバランスの乱れ

あなたが女性で、すでに更年期を経験したのなら、そのときの症状を思い出してみよう。ホットフラッシュのせいで夜も眠れず、いつも頭がぼんやりしていただろうか？

ホルモンバランスの乱れに悩む女性は１００年前に比べて2倍に増えている。**ホルモンを**

正常なバランスに戻す1つの方法は胆汁の質を改善することだ。

デトックスのカギは胆汁が握っている。ドロドロした毒性の胆汁とホルモンの問題は、同じコインの裏表だ。私の感覚では、40歳以上の女性で胆汁が足りていない人は、おそらく全体の80パーセントにのぼるのではないだろうか。**胆汁の劣化や胆石のリスクは男性よりも女性のほうが高い。**

肝臓は女性ホルモンのエストロゲンの刺激を受けると、より多くのコレステロールを血液から抽出して胆汁づくりに使う。その結果、胆汁が濃くなるのだ。血糖値が高い人はさらに問題が複雑になる。

現にアメリカ人女性で胆石ができる人はとても多く、60歳までで25パーセント、75歳までになると実に50パーセントだ[33]。そして胆汁がドロドロになると、余分なエストロゲンを分解する能力も下がる。これで悪循環のできあがりだ。

ほとんどの女性はエストロゲンが多すぎる「エストロゲン優位」という状態になっている。

エストロゲンは、経口避妊薬やホルモン補充療法、キセノエストロゲン（エストロゲンに似た合成化合物。農薬や食品添加物に使われる）など、いたるところに存在する。

エストロゲン優位は、性欲減退や月経不順、ＰＭＳ、乳房の痛み（繊維嚢胞）、頭痛、気分の変動、疲労、甲状腺機能低下症、脱毛、頭がぼんやりするなど、さまざまな問題の原因になる。さらに自己免疫疾患や乳がん、不妊など、より深刻な症状につながることもある。

エストロゲンはセロトニンをつくるうえで必要なホルモンだ。セロトニンの前駆体であるトリプトファンの代謝が、エストロゲンの働きの影響を受けるからだ。**セロトニンが足りなくなると、異常な食欲や体重増加、抑うつなどにつながる。**

またエストロゲン優位には、私が「偽の脂肪」と呼んでいるありがたくない物質を生むという側面もある。偽の脂肪とは「体の組織に閉じ込められた液体」のことで、腹部膨満や肥満、セルライトの原因になっている。女性の多くは、5キロ前後の余分な偽の脂肪がついていると考えたほうがいい。

通常よりも塩の感受性が高い人は、全体の15~25パーセントくらいはいる。それに当てはまる人は塩分の摂取量だけでなく、塩分の種類にも注意しなければならない。よく食卓に置いてあるサラサラの食塩ではなく、天然の海塩を選ぶようにしよう。海塩はナトリウムが少なく、微量ミネラルを豊富に含んでいるからだ。

さらにカリウムを摂取するために、生野菜と果物をたくさん食べるようにする。カリウムには、体内でナトリウムのバランスを整えるという大切な働きがある。

胆嚢を修復して胆石を回避する

ここまで読んで、胆汁が大切であることと、胆嚢が「なくてもいい臓器」の正反対であることがよく理解できただろう。次からは、胆嚢と胆汁を改善する方法を具体的に見ていこう。

胆嚢と胆汁の改善は、代謝革命ダイエットで大きな部分を占めている。つまり、日々の食生活がカギになるということだ。

吐き気や腹部膨満、便秘、色の薄い便などの症状がある人は、脂肪の消化吸収がきちんとできていない可能性がある。これに当てはまる人、または手術で胆嚢を摘出した人は、胆汁の生成を促す食材やサプリメントを積極的に摂ったほうがいいだろう。肝臓と胆嚢をいたわれば、ただ寿命が延びるだけでなく、元気で生きられる年月も長くなる。

胆嚢と胆汁は、ごくシンプルな方法で改善することができる。すでに胆嚢がない人でも大丈夫だ。ただし次のような症状があるのなら、すぐに病院で検査してもらうこと。

- **腹部の右上に痛みがあり、5時間以内に消えない**
- **発熱、または嘔吐**
- **便通や尿の出方に変化がある**

この本を読んでいる人のほとんどは、おそらくそれほどひどい症状があるわけではないだろう。ちょっとした不調がダラダラと続いているという状態ではないだろうか。

家庭でできる自然な方法で、炎症を抑え、胆汁の流れを改善することは可能だ。手術などですでに胆嚢がない人でも効果がある。

もし何らかの事情で、ここで紹介する方法の1つしか行えないというのなら、普段から苦い食材を食べるという方法にしてもらいたい。

というわけで、まず苦い食べ物の話から始めよう。

苦い食材で胆汁の流れをよくする

苦いものを食べると、苦さが刺激となって胆汁や唾液、胃酸、ペプシン、ガストリン、膵酵素が分泌される。また、下部食道括約筋を強化する働きもあるとされている。

いくつかの研究によると、苦い食材を実際に飲み込まなくても、ただ味わうだけで効果があるという。つまり、**苦い食材は少ない分量でも効果が期待できる**ということだ。最初の一歩としては、甘いものを控えて苦い食材を増やすところから始めてみよう。

摂るべき苦い「野菜」

野菜の多くは「苦い食材」に分類される。人間は本来、苦い味を好むようになっている。しかし私たちはその本能を捨てて、代わりに砂糖依存症のような状態になってしまった。どんなにバランスのいい食生活を心がけていても、砂糖依存症はすべてを台無しにしてしまう。その結果、まるでパンドラの箱を開けたかのように、ありとあらゆる健康問題が出現することになった。

アメリカ人は、年間1人あたり35〜70キロの砂糖を消費している。しかもこの数字はいわゆる「砂糖」だけで、その他の糖分や精製された炭水化物まで含めるとさらに多くなる。[34] 低脂肪で、加工食品や糖分、炭水化物をたくさん摂取する食生活を長年にわたって続けてきた結果、胆嚢の機能が低下して胆汁がドロドロになってしまっている。農場でできたものをそのまま食べていた時代は、こんな問題は存在すらしなかったのだ。

この**「砂糖依存症」という問題を解決するカギは甘み以外の味覚を育てることだ。**人間の舌は甘みだけでなく、しょっぱさ、酸っぱさ、苦さも感知できる。甘いものを減らすほど、甘み以外の3つの味覚がより敏感になる。

「クレソン」や「ルッコラ」「エンダイブ」「タンポポ」「ラディッキオ」などの苦い葉菜類が効果的だ。また**「ホースラディッシュ」にはがんの予防になる成分が含まれている。**

次のページの図表は、毎日の食事に取り入れたい、苦い食材の一覧だ。きっと意外な名前もたくさん見つかるだろう。

苦い食材

苦い食材：野菜と果物		
アルファルファ	ルッコラ	アーティチョーク
アスパラガス	ビーツの葉	ゴーヤ
ニガウリ	ブロッコリー、ブロッコリーレイブ	芽キャベツ
バッファローベリー	キャベツ	カリフラワー
コラード	キュウリ	大根
タンポポの葉	エンダイブ（キクヂシャ）	チコリの葉
グレープフルーツ	インディアンレタス	ナス
エルサレムアーティチョーク	ヒカマ	ケール
レモン、レモンの皮	ライム、ライムの皮	蓮の葉
水菜	マスタードグリーン	イラクサ
生オリーブ	オレンジの皮	プンタレッラ
ラディッキオ	ラディッシュ	ラピーニ
サニーレタス	大黄の根	ロメインレタス
サンドチェリー	ほうれん草	スイスチャード
ターツァイ	アザミ	カブ、カブの葉
クレソン	ワイルドレタス	

苦い食材：ハーブとスパイス		
シシウド	アンゴスチュラ樹皮	アニス
メギ樹皮	バジル	ベルガモット
ゴボウ	キャラウェイ	カルダモン
カモミール	チコリの根	シラントロ
シナモン	コリアンダー	ディル
フェンネル	フェヌグリークシード	ニンニク
リンドウの根	ショウガ	ゴールデンシールの根
ホップの花	ホアハウンド	ホースラディッシュ

ミルクシスル	ミント	パセリ
ヘンルーダ	サフラン	スクテラリア
ソレル	タイム	ターメリック
ヨモギ	ヤロウの花	イエロードック

苦い食材：その他		
アロエベラ	アプリコットシード、アプリコットシードオイル	アンゴスチュラ樹皮
ダイダイ	ビターチョコレート	カカオ
コーヒー	桃の種	プラムの種
海藻（ダルス、アラメ、海苔、昆布、ワカメなど）	ゴマ	ビネガー

摂るべき苦い「ハーブ」

苦いハーブには、**苦い野菜や果物と同じように消化を助ける働きがある。**

ハーブや樹皮などでつくった「ビターズ」と呼ばれる飲み物がある。これは名前の通り苦い味が特徴で、昔から胃腸の薬として飲まれてきた。ビターズのエキスは、健康食品店や自然食品店であれば、だいたいどこでも置いているだろう。ビターズの原料はすべて植物なので、ビーガンやベジタリアンでも問題ない。

自分でオリジナルのビターズをつくってもいい。マウンテン・ローズ・ハーブズ（Mountain Rose Herbs）が、「タンポポの根」や「フェンネルシード」「ショウガ」「オレンジの皮」を使った簡単なレシピを紹介している。[35]

健康的な胆汁をつくる方法

苦い野菜やハーブ以外にも、胆嚢と胆汁に効く食材やサプリメントは存在する。代表的なものを紹介しよう。

・**ビーツ**：豊富に含むベタインが胆汁をサラサラにして胆石を予防する胃酸の原料になる

・**コリン**：胆汁の主要成分で、脂肪を乳化する働きがある。ビタミンのような栄養素で、人体のすべての細胞に存在する。コリンについては118ページで詳しく解説

・**タウリン**：胆汁酸の主要成分。必須アミノ酸の1つで、肝臓によって解毒された化学物質を胆汁が排出するのを助ける働きがある。さらに胆汁酸の生成を増やし、胆汁をサラサラにするとともに、血中と肝臓のコレステロール値を下げる。多くの人がタウリン欠乏の状態であるが、タウリンは主に内臓などの動物の組織に含まれるため、特にビーガンとベジタリアンは注意が必要だ。[36] タウリンには脂質プロフィールを改善する、肥満リスクを下げるといった働きもある

・**膵リパーゼ**：脂肪を分解する酵素の一種。食事の30分前に摂取するのが望ましい。空腹時に摂取すると、がん細胞からフィブリン（がん細胞を免疫システムの攻撃から守る盾のようなもの）をはぎ取る働きをする[37]

・**オックスバイル**：牛の胆汁から抽出した胆汁酸塩。胆汁の生成が少ない人、手術で胆嚢を取ってしまった人にとっては必須の成分

・**コリンソニアの根**：何世紀も前から使用されてきたハーブ。効能は胆石の除去や便秘の解消。胆汁酸塩のサプリと同じ働きをする

・**アーティチョーク**：胆汁の生成、肝臓の保護に大きな効果がある食材。アーティチョークの葉には、胆汁の流れをよくするクロロゲン酸が含まれている。アーティチョークを食べると、グルタチオン値が50パーセントも上昇することもある

・**胃酸の代用品**：アップルサイダー・ビネガーやレモン汁、ベタインは、胃酸を増やし、胆汁などの消化液の分泌を促す働きがある

・**タンポポの根**：うっ血肝の症状を改善し、胆汁の流れをよくするタラクサシンという成分を含む

・**ビタミンC**：ドイツで行われたある研究によると、毎日ビタミンCを摂取すると胆石ができるリスクを半分近くにまで下げることができるという[38]。リポソーマルビタミンCがもっとも吸収されやすい。摂取量は、毎日1000〜5000ミリグラムが推奨される

・**オルトリン酸**：リン酸の一種。胆石を溶かす働きがある。歯が腐食するリスクがあるので摂取には注意が必要

・**UNI KEY Health の Bile Builder**：胆汁をつくる主要成分（コリン、タウリン、テーブルビート、膵リパーゼ、オックスバイル、コリンソニアの根）をすべて含む

簡単な断食でも驚くべき効果を実感できる

胆嚢を攻撃する要素はいろいろあるが、いちばん悪いのは食べすぎだ。**食べるものの質は関係なく、純粋に量が多すぎるのが問題になる。**

食事をすると、胃は中に入った食べ物を撹拌して、胆汁や胃酸、消化酵素といった消化液と混ぜ合わせる。このとき胃が食べ物で満杯になっていると、うまく撹拌することができない。洗濯物を入れすぎた洗濯機を想像するとわかりやすいだろう。

食べ物の分解が中途半端になり、栄養素がきちんと吸収されず、大きな食べ物のかたまりがそのまま血流に入り（腸漏れ）、炎症を起こすことになる。

いつもの食事で食べすぎている人は、まずこの簡単な方法を試してみよう。**1週間食べる量をいつもの半分にして、胃腸を休めるために間食は一切とらないようにする。**きっと驚くほど気分がよくなるはずだ。

もっと本格的にやりたいという人は、「インターミッテント・ファスティング」という断食に挑戦するといいだろう。これは断続的（インテーミッテント）に行う断食（ファスティング）という意味で、肝臓や胆嚢を含む消化システム全体を休ませる効果がある。

断食の間、それまで糖を燃やしてエネルギーをつくっていた体は、脂肪を燃焼させてエネルギーをつくる方法を思い出す。脂肪が燃料になると、肝臓が「**ケトン**」と呼ばれる水溶性の脂肪をつくる。ケトンは炭水化物よりも効率よく燃焼する。

ケトンは燃焼しても、細胞膜やミトコンドリアの細胞膜、タンパク質、DNAを傷つけるフリーラジカルの発生が少ない。体が脂肪を効率的に燃焼できるようになると、グルコース代謝が向上し、炎症が抑えられ、とにかくあらゆる面で健康状態が改善する。インターミッテント・ファスティングには脳を守る働きもある。

ケトジェニック・ダイエットも基本的には同じしくみであり、だからこそ大きな効果が認められている。しかし、そもそも脂肪をきちんと消化吸収できなければ、このダイエット法は成立しない。

研究によると、**インターミッテント・ファスティングには血糖値を下げ、インスリン抵抗性を改善する効果がある**。その結果、体脂肪、特にお腹回りの脂肪が減りやすくなる。[39]さらにミトコンドリアの機能を最適化するとともに、老廃物の排出といった重要な細胞修復プロセスを促進する働きもある。[40]細胞が修復されると、酸化ストレスが減少して炎症も抑えられる。

インターミッテント・ファスティングの方法はいろいろあるが、その１つが１日おきに断食するという方法だ。１日は特に制限もなく普通に食べ、次の日は摂取カロリーを５００キロカロリーほどに抑える。

ある研究によると、女性ばかりを対象にこの断食法を８週間にわたって実践してもらったところ、体重が平均して約６キロ減少したという。また朝食前の空腹時に運動すると、脂肪の燃焼が20パーセント上昇するという研究結果もある。[41]

インターミッテント・ファスティングを始めたいと思った人は、クリス・ガナーズのガイドラインを参考にするといいだろう。[42]

レバーフラッシュはやってはいけない

体の毒素を排出する効果的な方法の1つに、コーヒー浣腸がある。浣腸は腸を刺激すると思われがちだが、実は肝臓を刺激しているのだ。コーヒー浣腸の効果は、消化管の修復といった消化器系にとどまらず、慢性的な痛みの解消、エネルギーと気分の向上、寄生虫の駆除、肝臓のグルタチオン生成の増加など全身に及んでいる。

ここで、少し前からネットで話題になっているデトックス法にも言及しておきたい。自然素材の洗浄液を使って胆石を溶かして排出するという方法で、肝臓洗浄（レバーフラッシュ）、または胆嚢洗浄と呼ばれている。

個人的に、この方法はおすすめできない。レバーフラッシュの結果、移動した胆石が胆管に詰まるなどして、命にかかわる問題にもつながりかねないからだ。

すでに胆嚢がない人はどうすればいいのか

胆石をはじめとする胆嚢の病気は、たとえ重症であっても、この章で紹介したような方法で劇的に改善する。私自身が実際に何例も目撃してきた。とにかく試してみて損はない。

一晩でよくなることはないだろうが、それでも多くの人は比較的早い段階で症状が軽減したと報告している。個人差はあるが、それでもたいていの人は最短で3カ月から半年で完全な治癒が期待できるはずだ。

適切な処置をすれば、どんなに悪くなっている胆嚢でも正常な状態に戻すことができる。しかし時には症状があまりにも進みすぎて、手術するしかないこともあるだろう。特に命にかかわる感染症であるなら、他に道はない。

胆嚢の状態が悪い人も、すでに胆嚢がない人も、この章で紹介した方法を実践すれば、脂肪分を摂らない生活を一生続けなくても大丈夫だ。**ビターズや胆汁酸塩、適切なサプリメントなどを組み合わせれば、胆嚢の状態を改善することができる。**

どうしても手術が必要なら、胆嚢を取ってからしばらくの間は胆汁酸塩を摂取したほうがいいだろう。ただし下痢またはダンピング症候群の症状が出ているなら、摂取をやめること。胆汁酸塩とビターズの両方を摂取すれば、さらに効果が期待できる。胆汁酸塩は胆汁の代用品のような役割を果たし、ビターズは肝臓を刺激して胆汁をたくさんつくらせる働きをする。

十分な胆汁が分泌されるようになれば、胆汁酸塩のサプリメントは必要なくなる。しかしここで気をつけなくてはならないのは、症状が改善したからといってまた元の食事や生活習慣に戻ってしまっては意味がないということだ。

間違った食事や生活習慣が病気になったそもそもの原因だ。ここで紹介した新しい習慣を一生続けなければならない。**普段の食事に苦い食材、胆汁に効く食材を取り入れる**ようにしよう。

胆嚢と胆汁の重要性を再確認

この章にはたくさんの情報が登場したので、少し混乱している人もいるかもしれない。そこで簡単に整理しておこう。

胆嚢と胆汁は、脂肪の消化吸収で大切な役割を果たしている。そしてすでに見たように、脂肪は健康に欠かせない要素だ。特に**大切なオメガ6脂肪酸とオメガ3脂肪酸が細胞膜に吸収されるには、まず胆汁で吸収されやすい形に処理されなければならない。**

普段から胆嚢をいたわっていれば、流れやすい良質の胆汁が体をめぐる。すると代謝が上がり、毒素が排出され、ホルモンバランスも整うのだ。反対に胆汁が毒性になると、体重増加から甲状腺機能の低下、エストロゲン優位、毒素の蓄積、炎症の頻発まで、ありとあらゆる問題につながる。

ここまでは体に欠かせない脂肪について見てきた。

次の章からは、タンパク質の役割を詳しく見ていこう。

第4章

代謝革命ルール3

食べて筋肉をつける

自分の最大の弱点と向き合わなければ、
自分の最大の長所が見えないこともある。
——スーザン・ゲイル

この章で学ぶこと

・タンパク質を摂らなければいけない理由
・筋肉がダイエットで重要なカギを握るメカニズム
・筋肉が究極のカロリー燃焼装置である理由
・エネルギーの供給、筋肉の増強、食欲の正常化でアミノ酸が果たす役割
・代謝の高いスリムな体になるにはタンパク質を多く含むどんな食品がいいのか

この章の目標は、筋肉のパワーアップだ。そして、筋肉をつける最短の道は毎日良質のタンパク質をたくさん食べることである。

第2章に登場した「褐色脂肪細胞」を覚えているだろうか？

代謝を上げるうえで大切な組織はいくつかあり、**褐色脂肪はその中でいちばん大切な要素で、筋肉は次に大切な要素になる。**そして褐色脂肪細胞をつくるのが脂肪なら、筋肉をつくるものはタンパク質だ。

筋肉も褐色脂肪細胞と同じで、体に最初から備わっているカロリー燃焼装置だ。筋肉1ポンド（約0・45キロ）ごとに、1日で50キロカロリーを燃焼するといわれている。対して体脂肪は、1ポンドにつきたったの2キロカロリーだ。

筋肉量が増えるほど、カロリーをたくさん燃焼して脂肪がつきにくくなる。それはつまり、引き締まった体になるほど、その体形を維持するのが簡単になるということだ。

実際、痩せている人（脂肪が少なくて筋肉が多い人）は体脂肪が多い人よりも代謝が高く、よりたくさんのカロリーを燃焼する。基礎代謝の高い人は、じっとしていてもたくさんのカロリーを燃焼することができるのだ。もちろんあなたもその仲間になることができる。

褐色脂肪細胞の栄養源がオメガ6脂肪酸であるように、筋肉の栄養源はタンパク質だ。タンパク質の中でも、具体的にはアミノ酸という成分がカギになる。

アミノ酸は、おもちゃのブロックのようなものだと考えるとわかりやすいかもしれない。

ブロックのようにバラバラになり、さまざまな組み合わせによって体が必要とするタンパク質に姿を変える。筋肉に正しい栄養を与えれば、スリムで引き締まった体を手に入れることができるだろう。

タンパク質は脂肪を燃やして筋肉をつくるだけでなく、**インスリン値と血糖値を安定させる、エネルギーを保つ、体脂肪を溶かす、食欲を正常にする**といった働きもある。タンパク質の役割は代謝に関することにとどまらない。

平均的な人体は体重のおよそ20パーセントがタンパク質だ。しかもタンパク質は10万種類もあり、それぞれが違う役割を果たしている。筋肉や臓器、ホルモン、酵素は、すべてタンパク質からつくられる。

また、**タンパク質は毒素の排出でも大きな役割を担っている**。老廃物を肝臓に運ぶのを助けるのがタンパク質の仕事だ。代謝が落ちていると感じているのなら、おそらくタンパク質の摂取量が足りていないか、または正しい種類のタンパク質を摂取していないのだろう。

正しいタンパク質を十分に摂っていれば、「**除脂肪体重**（脂肪を除いた筋肉や内臓、骨などを合わせた体重）」を維持しながら、脂肪だけを燃やすことができる。しかしタンパク質が足りないと、除脂肪体重のほうをエネルギー源として燃焼することになってしまうのだ。

また通常の組織の修復にはアミノ酸が必要なのだが、食事のタンパク質が足りない場合、体は骨格筋や心臓を含む臓器の組織を分解して、アミノ酸を手に入れようとする。

残念ながら、**たいていのダイエットは脂肪ではなく筋肉を減らす結果になってしまう**。もちろんすでに見たように、筋肉を減らすのはむしろダイエットの敵だ。筋肉細胞はつねにタンパク質を放出しているので、毎日の食事で補わなければならない。

痩せたいならタンパク質を摂る

ダイエットで摂取カロリーを減らすと、筋肉をつくるシグナルを出すホルモンが変化する。普通なら血中の「**遊離アミノ酸**（体内にあるアミノ酸の在庫のようなもの）」を使って筋肉をつくったり、修復したりするのだが、ダイエット中（特にタンパク質の摂取量が極端に少なくなると）は、遊離アミノ酸を使わなくなるという傾向がある。

たとえダイエット中でも、毎回の食事でタンパク質をしっかり摂り、すべての必須アミノ酸を摂るようにしていれば、除脂肪体重の減少を最小限に抑えることができる。さらに筋トレも加えると、筋肉を効果的に増やすことができる。

炭水化物中心から、良質のタンパク質中心の食事に切り替えれば、それだけで代謝の高い体に近づくことができる。**炭水化物の消化より、タンパク質の消化のほうがよりエネルギーを消費する**からだ。

ちなみに炭水化物とタンパク質は1グラムあたり4キロカロリーとカロリー数は同じだ。

タンパク質100キロカロリーのうち、20キロ~35キロカロリーが消化吸収の過程で消費される。これを「**食物の産熱効果**」という。

タンパク質には、血糖値を正常に保つ働きもある。炭水化物を摂ったときとは違い、タンパク質を摂ると「**グルカゴン**」というホルモンが分泌される。グルカゴンはすでに蓄積されている脂肪を燃やすのを助けるとともに、インスリンの分泌を抑えるという働きもある。

インスリンが分泌されると体は糖と脂肪をため込もうとするが、その反対に**グルカゴンが分泌されたときは糖と脂肪を放出しようとする**のだ。毎回の食事でタンパク質をしっかり摂っていれば、体をグルカゴン分泌モードに保つことができる。

以上をまとめると、「痩せたいならタンパク質を摂りなさい」ということになる。良質なタンパク質を十分に摂っていれば、代謝を上げて痩せやすい体をつくることができる。とはいえ、食べすぎには注意しなければならない。

タンパク質は摂れば摂るほどいいのか

タンパク質はとても大切な栄養素だが、量が多すぎても少なすぎても問題になるというやっかいな側面もある。タンパク質の正しい摂取量は人によってさまざまだ。

「タンパク質欠乏症」になると、代謝の低下や体重増加、筋肉量の減少、血糖値の不安定、不眠、疲労、気分の変動、傷の治りが遅い、免疫力の低下といった症状が出る。逆にタンパク質を摂りすぎると、腎臓の負担が大きくなって問題が生じることもある。

アトキンスやケトジェニックなど、炭水化物を抑えるダイエットをしていると、タンパク質の過剰摂取につながりやすい。**体が活用できるタンパク質の量は、1食につき110〜170グラムほどでしかない。**タンパク質の過剰摂取は腎臓や肝臓に負担をかける。これは、老廃物を排出する仕事がいつもより増えるからだ。

余分なタンパク質は代謝によって「グルコース」に変換され、体脂肪として蓄積される。余分なタンパク質が極端に多くなると、体内に「アンモニア」がたまる。**アンモニアは毒性の老廃物であり、脳にまで達すると脳腫脹という危険な状態になる。**またタンパク質の過剰摂取は、「哺乳類ラパマイシン標的タンパク質（mTOR）」と呼ばれる成分の分泌も刺激する。これは老化を加速し、がんのリスクを高めるとされている。

健康常識のウソ

タンパク質はいくら摂っても大丈夫だ

ここで注意してもらいたいのは、たとえタンパク質を摂りすぎるほど摂っていても、正しい種類を摂っているとはかぎらないということだ。現代人がよく摂っている加工食品や工業的畜産の食肉には、質の悪いタンパク質がたくさん含まれている。

体が活用できないタンパク質では、いくら摂っても摂ったうちに入らない。それでは、タンパク質は多すぎても少なすぎてもいけないのなら、適正量はどれぐらいなのだろうか？

タンパク質の適正量は人によって異なり、年齢や性別、体重、活動量、全般的な健康状態といった要素で決まる。アメリカ政府のガイドラインが定める1日の最低摂取量は、大人の男性で56グラム、大人の女性で46グラムだ。[1] これを体重で換算すると、1ポンド（約0・45キロ）あたり0・36グラムということになる。

しかし私を含む現代の専門家から見れば、この数字はあまりにも少なすぎる。**私の考える「黄金比」は、体重2・2ポンド（約1キロ）につきタンパク質1グラムだ。**なお米国学術研究会議の食品栄養委員会はアメリカ政府とは違う数字を推奨していて、こちらのほうが私の意見にも近い。

ここで注意してもらいたいのは、**これらはすべて「最低限の数字」である**ということだ。健康のための最適量ではない。活動量の多い人、妊娠中、病気や大けがから回復中の人は、この数字よりもたくさんタンパク質を摂らなければならない。2倍になることもあるだろう。逆に座りっぱなしの生活を送っている人は、もっと少なくていいかもしれない。

自分にとっての最適量を見つけるには、試行錯誤をくり返すのがいちばんの方法だ。**目安は、体重1ポンド（約0・45キロ）につき1・5グラムを上限とすること。**

- **大人の男性：70グラム**
- **大人の女性：58グラム**
- **妊娠中の女性：65グラム**
- **授乳中の女性：75グラム**
- **13〜15歳の女子：62グラム**
- **16〜20歳の女子：58グラム**
- **13〜15歳の男子：75グラム**
- **16〜20歳の男子：85グラム**

筋肉は加齢とともに減る傾向にあり、この現象は「**サルコペニア**」と呼ばれる。そのため、タンパク質の摂取量も年齢に合わせて変える必要があるだろう。

筋肉量の減少は、自分で思っているよりも早く始まっている。一般的には30代だ。**サルコペニアと一緒にやって来るのが体重増加やインスリン抵抗性、メタボリック症候群**であり、これらの症状を放っておくとやがてⅡ型糖尿病を発症するかもしれない。

また、加齢とともに筋肉量が減るにつれて体の動きが悪くなり、転倒などのリスクが高まる。２００７年以来、75歳以上の高齢者による脳外傷が76パーセント増加しており、その主な原因は転倒だ。[2]

サルコペニアは、身体障害や生活の質の低下、早期死亡との間に強い相関関係がある。つまり、**健康で長生きできるかどうかは筋肉量で決まる**ということだ。

加齢とともに食欲が減退するのは、味覚や嗅覚が衰えるのも一因だ。それに活動量も減るために、筋肉量の減少がさらに加速する。この現象は、「**ホエイプロテイン飲料**」などで改善することもある。筋肉消耗疾患、特に肝臓病の患者は、アミノ酸のサプリが効果的だと報告されている。[3]

痩せるタンパク質を含む食べ物とは

スキニージーンズをもう一度はきたいのなら、筋肉をつくる栄養を正しく摂らなければならない。**ベストの方法は、自然な食材でさまざまな栄養をバランスよく摂る**ことだ。

理想的な動物性タンパク質の条件は、地元の農場であること、広い場所を自由に歩きまわり、牧草などの自然なエサを食べて育った家畜であること、そして農薬やホルモン剤、穀類のエサは最小限に抑える有機農法であることだ。

タンパク質を含む食品

食品	タンパク質の含有量
レッドミート、家禽、魚、シーフード	1オンス（約28.35グラム）につき6〜9グラム
ハードチーズ	1オンスにつき7〜8グラム
ヨーグルト	6オンス（約170グラム）につき17グラム
シード、ナッツ	1／4カップにつき4〜8グラム
ヘンプシード	大さじ1につき4.4グラム
チアシード	大さじ1につき2.4グラム
タヒニ	大さじ1につき4グラム
ほとんどの調理した豆類	1／2カップにつき7〜8グラム
調理したレンズ豆	1カップにつき18グラム
調理した大豆	1カップにつき28グラム
ほとんどの野菜	1オンスにつき1〜2グラム
アマランサス	1カップにつき7グラム
ソバの実	1カップにつき6グラム
スピルリナ	大さじ1につき4グラム

優秀なタンパク源は他にもある。「太平洋サケ」や「イワシ」「アンチョビ」といった魚（養殖ではなく天然魚）、「放し飼いされた家禽」「生乳」「ナッツ」「シード」などだ。

豆類も良質の（完全ではない）タンパク源になるが、複合糖質も含んでいるために、食べるとインスリン値が急上昇する。体調によっては豆類は避けたほうがいい人もいるだろう。

「ヘンプシード」はタンパク質が豊富で、大さじ1につき4グラム以上も含まれている。「パンプキンシード」は、4分の1カップにつき8グラムだ。「スピルリナ（藻類の一種）」も大さじ1につき4グラムのタンパク質を含んでいる。

健康にいいと話題の「タヒニ」も、大さじ1につき4グラムだ。

「パパイヤ」のタンパク質分解パワー

タンパク質をきちんと消化吸収できないと、タンパク質欠乏症になる。そして**タンパク質を消化できない原因はたいてい胃酸が少ないことだ**。胃酸は脂肪だけでなく、タンパク質の消化でも重要な仕事をしている。胃に入ったタンパク質を最初に分解するのは胃酸の仕事だ。

まず食べ物の大きなかたまりを分解して、アミノ酸が連結した長い鎖のような形にする。次に「プロテアーゼ」や「ペプチダーゼ」といった酵素が登場し、最終的には「ペプチド」と「遊離アミノ酸」という形になるまで分解する。ここまで小さくなると、体が簡単に使用したり、吸収できるようになる。

だが良質のタンパク質をどんなに摂取しても、胃酸の量が不十分であれば（57ページを参照）、きちんと分解して必須アミノ酸をつくり出すことはできない。それにタンパク質の過剰摂取は胃酸の生成を抑制してしまう。その結果は体組成の劣化だ。筋肉が小さくなり、脂肪ばかりが増えていく。

加齢で胃酸が少なくなるのも、加齢とともに筋肉が減っていく原因の1つだ。膵液に含まれるタンパク質分解酵素はサプリメントで補えるが、もっといい方法は自然な食材から摂取することだ。たとえばパパイヤには、タンパク質分解酵素のパパインが含まれている。

タンパク質が足りないと筋肉が分解されてしまう

代謝を上げるのにタンパク質が欠かせないのは、タンパク質が体内でアミノ酸に分解されるからだ。必須脂肪酸と同じように、代謝を活発に保つには「必須アミノ酸」を正しいバランスで摂取しなければならない。

すでに見たように、タンパク質を摂ると代謝が上がって脂肪燃焼型の体になることができる。反対にタンパク質の摂取量が足りないと、自分の筋肉や臓器を分解してアミノ酸（とエネルギー）を手に入れるしかない。

自然界にはおよそ３００種類のアミノ酸が存在するが、人間の体が使うのはそのうちの22種類だけだ。そのたった22種類が、10万種類ものタンパク質をつくっている。考えてみればすごいことだ。

タンパク質にできることはたくさんある。あまりにもたくさんあるために、体によってつねに他の目的にふり分けられて分解され、本来とは違う場所に配置されてしまうのだ。

先にも述べたように、タンパク質はおもちゃのブロックのようなものだ。アミノ酸というバラバラのブロックが組み合わさってできている。このブロックを組み立てる複雑なプロセスは、「**タンパク質生合成**」と呼ばれている。

体内のアミノ酸は1日に3〜4回リサイクルされる。お昼に食べた鶏の胸肉が、まず上腕二頭筋になり、それから「ドーパミン」と「セロトニン」に姿を変え、さらに肝臓によって燃料につくりかえられるといった具合だ。

脂肪やデンプンとは異なり、摂りすぎて余ったアミノ酸は後で使うために体内に保存されるということはない。少なくとも長期にわたって保存されることはない。

つまり、**必要なアミノ酸は毎日の食事で摂らなければならない**ということだ。「アミノ酸欠乏症」の症状はどのアミノ酸が足りないかで決まるので、かなり多岐にわたっている。

アミノ酸は筋肉や臓器をつくるブロックになるだけでなく、神経伝達物質や免疫システムを制御する物質をつくる働きもしている。またビタミンやミネラルの働きを助け、DNAの基本構造をつくるのもアミノ酸の仕事だ。

アミノ酸は酵素の成分でもあり、そのため生命維持に必要なプロセスのすべてで何らかの働きをしている。さらにアミノ酸はpH値に敏感なので、体内のpH値が正常でなければ酵素も正常に働くことができない。

このようにアミノ酸にはさまざまな役割があるが、おそらくもっとも大切な仕事場は細胞膜だろう。そう、ここでもまた細胞膜の登場だ。

第2章で見たように細胞膜の基本構造はリン脂質でできているが、**アミノ酸は細胞の「輸送チャンネル」や「ホルモン受容体」といった二次的な構造に欠かせない物質**だ。

ここで、アミノ酸の役割は「ランナー」と「コミュニケーター」であると考えるとわかりやすいかもしれない。[4]たとえば、輸送タンパク質（体内で物質を移動させる働きをするタンパク質）は、グルコースなどの他の分子を誘導して細胞に入れたり、細胞から出したりしている。

ミトコンドリアの膜をつくっている成分の75パーセントはアミノ酸だ。また遺伝子の実に30パーセントは、膜タンパク質をつくるための情報で占められているともいわれている。つまり、それだけ膜は大切だということだ。

すべてではないにしても、**ほとんどの病気は細胞間コミュニケーションがうまくいかなくなっていることが原因だ**。そして、細胞間のコミュニケーションはタンパク質を使って行われる。

タンパク質をつくる正しいアミノ酸が手に入らないと、コミュニケーションが正常に行われなくなるのだ。[5]代謝異常、痩せにくい、ホルモンバランスの乱れ、糖尿病といった症状や病気は、すべて細胞間のコミュニケーション不全が原因になっている。

体内の毒素も、細胞間のコミュニケーションを妨げる犯人だ。このことからも、痩せたいならタンパク質を摂らなければならない理由がよくわかるだろう。

代謝を上げる「アミノ酸」の種類と役割

ここで、いくつかのアミノ酸について具体的に見ていこう。特に注目したいのは、停滞した代謝を活性化する役割だ。22種類すべてのアミノ酸については、本章の終わりの図表を参照してもらいたい。22種類のアミノ酸は、大きく3つのタイプに分けられる。

- **必須アミノ酸**
- **非必須アミノ酸**
- **準必須アミノ酸**

「必須アミノ酸」は体内で自然につくることのできないアミノ酸のことであり、食事などで必ず摂らなければならない。「非必須アミノ酸」は体内でつくることができる。「準必須アミノ酸」は通常なら体内でつくれるが、ストレスや病気などでつくれなくなることもある。

10種類すべての必須アミノ酸を含むタンパク質は、「**完全タンパク質**」と呼ばれる。**完全タンパク質のほとんどは動物性の食材だ。**複数のアミノ酸を含む植物性の食材もたくさんあるが、完全タンパク質となると「大豆」や「ソバの実」「チアシード」「ヘンプシード」「スピルリナ」だけになる。

アミノ酸

必須アミノ酸		
アルギニン	ヒスチジン	ロイシン
イソロイシン	リシン	メチオニン
フェニルアラニン	トレオニン	トリプトファン
バリン		

準必須アミノ酸		
システイン	グリシン	グルタミン
プロリン	セリン	チロシン
タウリン	オルニチン	

非必須アミノ酸		
アラニン	アスパラギン	アスパラギン酸
グルタミン酸		

食事で摂ることのできなかった必須アミノ酸がたとえ1種類でもあると、自分の筋肉を分解してそのアミノ酸を手に入れるしかなくなるのだ。そう考えると、完全タンパク質がいかに貴重な食材かがよくわかるだろう。

またそれぞれのアミノ酸には、体内で独自の役割がある。

たとえば必須アミノ酸の「ヒスチジン」は免疫システムの要である「ヒスタミン」という物質の材料になる。「トレオニン」は赤血球の中にある鉄分をくっつける成分をつくるときに使われる。「バリン」はタンパク質の結合を助け、「リシン」はコラーゲン生成を促進し、体内に侵入したウイルスを殺す。「トリプトファン」は眠りを助けるアミノ酸だ。

スリムになりたい、特に脂肪を減らして筋肉を増やしたいのなら、覚えておきたいアミノ酸がいくつかある。「グルタミン」「リシン」「メチオニン」「フェニルアラニン」「オルニチン」「ロイシン」「イソロイシン」、そして「バリン」だ。

グルタミンには、脂肪の沈着を減らす、インスリンシグナル伝達を改善する、**糖分やアルコールへの欲求を抑えるといった働きがある。**

リシンとメチオニンという2つの必須アミノ酸は、肝臓で結合して「カルニチン」という物質になる。**カルニチンの大きな役割は脂肪の燃焼だ。**普段は筋肉に貯蔵され、脂肪酸をミトコンドリアに届けるという仕事をしている。ミトコンドリアはその脂肪酸を使って、人体のエネルギー源である「アデノシン三リン酸（ATP）」をつくる。このプロセスは、運動中に特に活発になる。

フェニルアラニンは天然の食欲抑制剤だ。**オルニチンは「ヒト成長ホルモン（HGH）」を刺激して痩身効果があるとされている**ので、寝る前の空腹時に2500ミリグラム飲むのが効果的だ。

ロイシンとイソロイシン、バリンは、「分枝鎖アミノ酸（BCAA）」に分類される。これらは筋肉組織の製造工場で一緒に働く仲間たちだ。この分枝鎖アミノ酸について、さらに詳しく見ていこう。

「分枝鎖アミノ酸」は筋肉をつくる

分枝鎖アミノ酸は「ダイエットのミッシングリンク」と呼ばれることもある。分枝鎖アミノ酸という名前は、分子が枝分かれして結合する構造からつけられた。

たいていのアミノ酸は肝臓で分解されるが、分枝鎖アミノ酸はほぼ筋肉で分解され、エネルギーや持久力、除脂肪体重の維持といった側面で重要な役割を果たす。

分枝鎖アミノ酸の仕事は以下の通りだ。

- **エネルギーをつくることで持久力を高めて疲労を軽減する[6]（特にイソロイシンとバリン）**
- **筋肉の減少を抑制し、筋肉を増強する[7]（特にロイシン）**
- **脂肪代謝を促進し、脂肪沈着を抑制する[8]**
- **運動からの回復を早める、筋肉の痛みや痙攣を軽減する[9]**
- **血糖値、インスリン値、トリグリセリド値を正常にする[10]（特にイソロイシンとバリン）**

分枝鎖アミノ酸は筋肉の全組織の35パーセントを占める。分枝鎖アミノ酸の摂取量が足りないと、体は筋肉を分解して分枝鎖アミノ酸を手に入れようとするので、筋肉量が大幅に低下することになる。

言い換えると、**分枝鎖アミノ酸を食事で摂取していれば除脂肪体重が維持でき、さらに筋肉ではなく体脂肪をエネルギー源にする体をつくれる**ということだ。

肝臓も分枝鎖アミノ酸からエネルギーをつくることができるが、その作業がいちばん得意なのはやはり筋肉だ。推計では、体が使う燃料の18パーセントかそれ以上は分枝鎖アミノ酸が提供している。筋肉質の体をつくるうえでもっとも重要な分枝鎖アミノ酸は、筋肉生成を刺激するロイシンだ。

「ホエイプロテイン」は優秀なタンパク源

最新の研究によると、分枝鎖アミノ酸の1日の最低必要量は、大人の女性で9グラム、大人の男性で12グラムだ。サプリメントではなく、食事で摂るのが望ましい。食事で良質のタンパク質を十分に摂っていれば、サプリを飲む必要はない。

分枝鎖アミノ酸を豊富に含む食材は、オーガニックの牧草と放牧で育てられた**「牛肉」**と**「乳製品」「天然のアラスカ産サケ」「ナッツ」「シード」**などがある。どの食品にどのアミノ酸が含まれるかは、この章の終わりの図表を参照。

アスリートや負荷の高いトレーニングをしている人、またはビーガンやベジタリアンは、分枝鎖アミノ酸のサプリメントも活用したほうがいいだろう。量は1日に10～20グラム。サプリを摂取するタイミングは運動前か運動後がいちばん効果的だ。筋肉の増強と修復に必要なロイシンの量は1日に8～16グラムになる。

一方で、**「ホエイプロテイン」はすべての必須アミノ酸を含む優秀なタンパク質**であり、特にロイシンを豊富に含む。たとえばサケ3オンス（約85グラム）に含まれるロイシンは1・6グラムだが、ホエイプロテイン3オンスには8グラムも含まれる。

筋肉増強という目的にかぎっていえば、分枝鎖アミノ酸サプリよりも、ホエイプロテインのほうが優秀だろう。[11] ロイシンを豊富に含むだけでなく、64種ものアミノ酸が食欲抑制などのさまざまな働きをしてくれる。

ホエイプロテインはまた、「コレシストキニン」と呼ばれるホルモンの分泌を刺激する働きがあるともいわれている。コレシストキニンは胆汁の分泌を促すホルモンだ。ある研究によると、ホエイプロテインを摂取するとコレシストキニンの分泌量が400パーセント以上増加するという。[12]

質のいいホエイプロテインは健康効果の宝庫だ。特に免疫システムを強化するので、がんの予防にもなる。 それに抗炎症や抗酸化、血圧低下、ストレス軽減という効果も認められている。

ただし、市販のホエイプロテインは質のよくないものも多いので注意が必要だ。免疫力向上の効果がないだけでなく、アレルギーや他の問題の原因になったりもする。

ホエイプロテインの原料となる牛乳には、A1ミルクとA2ミルクの2種類がある。現在、ホエイプロテインの原料として主に使われているのはＡ１ミルクだ。Ａ１ミルクは成分が人工的に変えられていて、アレルギーや消化不良、心血管疾患、糖尿病と関連があると考えられている。

一方のＡ２ミルクは、成分の変質がなく、低温処理されているので、タンパク質とアミノ酸の構造がそのまま残っている。ホエイプロテインを選ぶときの条件は、Ａ２ミルクを原料にしていること、遺伝子組み換えの成分が入っていないこと、ホルモンやグルテン、砂糖、化学物質が添加されていないこと、そしてもちろん重金属の汚染がないことだ。

１日に摂取するタンパク質のうち、最初の40グラムが免疫システムの強化に使われるとされている。つまり最初が肝心ということだ。

カルニチンには記憶力を高める効果がある

カルニチンはアミノ酸の「いとこ」のような物質で、体中のほぼすべての細胞に存在し、肉に含まれるアミノ酸から最初に発見された。ミトコンドリアが脂肪を除去するのを助ける働きがあり、甲状腺機能を高めるという研究結果もある。

カルニチンは多くの化合物の総称であり、「Ｌカルニチン」「アセチルＬカルニチン」などが含まれる。カルニチンは、エネルギーの生成で重要な役割を果たしている。カルニチンがミトコンドリアに「長鎖脂肪酸」を運び、ミトコンドリアが今度はそれを酸化して(燃やして)エネルギーをつくっている。

さらにカルニチンは、燃焼で生成された老廃物を細胞の外に出す仕事もしている。また、肝臓を有害物質から守る働きもある。なお体内のカルニチンは、加齢とともに減少するのが一般的だ。

スイス人科学者のチームによると、**カルニチンの欠乏はたとえ初期の段階であっても、肝臓障害や筋肉繊維内のグリコーゲンの減少につながる**という[13]。

カルニチンを活用するのは脂肪酸を燃料にする組織だ。つまり骨格筋や心筋に、カルニチンがいちばん集まっているということになる。さらにアセチルLカルニチンには、記憶力を高める効果もある。弱った脳細胞にエネルギーを与えて活性化するからだ。

アミノ酸サプリの副作用に注意

分枝鎖アミノ酸のサプリメントにも副作用はある。だからアミノ酸はできるだけ食べ物で摂取したほうがいい。アミノ酸の最適なバランスは体がいちばんよく知っている。

先述したようにアミノ酸は体内でメッセージを伝える役割を果たしているので、へたにいじると予想もしなかった結果になりかねない。どんな結果になるかは、食事や生活習慣によって違ってくる。たとえば分枝鎖アミノ酸は血圧を下げることもあれば、上げることもある。

いくつかの研究では、脂肪分を多く摂るダイエットをしている人が分枝鎖アミノ酸サプリを摂取すると、インスリン抵抗性やⅡ型糖尿病につながるという結果になった[14]。糖尿病もがんも細胞間のコミュニケーション不全という特徴があるので、細胞のメッセージを変えるようなものには注意が必要だ[15]。

アミノ酸サプリでもう1つ心配なのは、先述した哺乳類ラパマイシン標的タンパク質を刺激する働きがあることだ。このタンパク質には、細胞分裂のタイミングを決める働きがあり、アミノ酸の過剰摂取で刺激が強くなると、細胞分裂が加速して老化が早まることになる。**ほぼすべてのがんがこのタンパク質の刺激と関連するとされている**[16]。

逆にこのタンパク質への刺激を少なくすれば、活動が抑制されて維持と修復のモードに入り、老化のペースが遅くなる。

つまりここで大切なのは、アミノ酸は多すぎても少なすぎてもいけないということだ。

アミノ酸の働きと、アミノ酸を含む食材

アミノ酸	働き	含まれる食材
アルギニン	窒素の維持、硝酸の生成により血流、酸素化、血圧の改善。ヒト成長ホルモンの分泌を刺激。筋肉の合成。クレアチン（筋肉のエネルギー源）の生成に必要。コラーゲン。5歳までの子供と60歳以上の大人は必須	アルファルファ・スプラウト、ビーツ、ニンジン、セロリ、鶏の胸肉、ひよこ豆、キュウリ、乳製品、葉菜類、リーキ、レンズ豆、レタス、ニュートリショナル・イースト、パースニップ、ジャガイモ、パンプキンシード、ラディッシュ、大豆、ターキー
ヒスチジン	神経伝達と髄鞘。ヒスタミンの合成。血圧サポート。5歳までの子供は必須	アルファルファ・スプラウト、リンゴ、牛肉、ビーツ、バイソン肉、ニンジン、セロリ、鶏肉、キュウリ、タンポポの葉、エンダイブ、魚、ニンニク、ザクロ、ラディッシュ、ほうれん草、ターキー、カブの葉
ロイシン	（分枝鎖アミノ酸）筋肉のエネルギー。プロテインの合成。ヒト成長ホルモン増強効果が大きい。運動からの回復。組織の治癒。インスリンとグルコースの活用。内臓脂肪を減らす。傷を治す。筋肉の温存	アボカド、豆類、牛肉、チーズ、鶏肉、ココナッツ、魚、ナッツ、オリーブ、パパイヤ、シーフード、シード、大豆、ヒマワリの種
イソロイシン	（分枝鎖アミノ酸）血糖値の正常化、エネルギーの安定化。ヒト成長ホルモンの分泌を促進。筋肉の治癒と修復。ヘモグロビン。凝固。傷口からの感染を防ぐ主力になる	アルファルファ・スプラウト、アボカド、チーズ、鶏肉、ココナッツ、甲殻類、魚、ジビエ、オリーブ、チンゲン菜、パパイヤ、キジ、海藻、ほうれん草、ヒマワリの種、スイスチャード、ターキー、クレソン
リシン	コラーゲンとエラスチン。脂肪燃焼とミトコンドリア活性化のカルニチン。カルシウム吸収を促し骨を強化する	アルファルファスプラウト、リンゴ、アプリコット、豆類、ビーツ、ニンジン、セロリ、チーズ、鶏肉、キュウリ、タンポポの葉、魚、ブドウ、牛肉、レンズ豆、ナッツ、パパイヤ、パセリ、洋ナシ、シード、貝、甲殻類、大豆、ほうれん草、ターキー、カブの葉
メチオニン	ヘモグロビンとグルタチオンを合成する硫黄。脂肪燃焼とミトコンドリア活性化のカルニチンの構成物質。軟骨、髪の毛、爪をつくる	リンゴ、豆類、牛肉、ブラジルナッツ、キャベツ、カリフラワー、チーズ、チャイブ、乳製品、ハシバミの実（ヘーゼルナッツ）、魚、ニンニク、ホースラディッシュ、ケール、パイナップル、貝、甲殻類、ソレル、大豆、ターキー、クレソン
フェニルアラニン	カテコールアミン（神経系を正常化する）を誘導する。コレシストキニン（CCK）を刺激して胆汁を分泌し、満腹感を生む。妊娠中や高血圧、フェニルケトン尿症、メラノーマ、不安障害の人は摂取しないこと、またはモノアミン酸化酵素阻害薬を摂取する	アーモンド、リンゴ、アボカド、バナナ、ビーツ、ニンジン、チーズ、魚、ライマビーン、ニュートリショナル・イースト、パセリ、パイナップル、パンプキンシード、ゴマ、大豆、ほうれん草、トマト

アミノ酸	働き	含まれる食材
トレオニン	鉄分を結合させるポルフィリンの合成。コラーゲンとエラスチン。消化酵素。抗体の産生と胸腺。肝機能。他の栄養素のバイオアベイラビリティ（生物学的に利用できること）を高める	アルファルファ・スプラウト、豆類、ニンジン、セロリ、チーズ、鶏肉、葉菜類、牛肉、レンズ豆、レタス、レバー、海苔、ナッツ、パパイヤ、シード、貝、甲殻類、大豆
トリプトファン	ストレス軽減。睡眠を助ける。成長と発達。セロトニンとメラトニンを誘導する。ナイアシンを合成する	アルファルファスプラウト、豆類、芽キャベツ、ニンジン、セロリ、チーズ、鶏肉、チャイブ、タンポポの葉、エンダイブ、フェンネル、魚、レンズ豆、ニュートリショナル・イースト、ナッツ、オーツ麦、レッドミート、シード、スナップビーンズ、ほうれん草、豆腐、ターキー、カブ
バリン	（分枝鎖アミノ酸）肝障害、胆嚢障害の治療。グリコーゲンの合成。インスリンの分泌。タンパク質を結合させる。他のアミノ酸の吸収を管理する。頭の働きをよくする	アーモンド、リンゴ、牛肉、ビーツ、セロリ、チーズ、鶏肉、タンポポの葉、魚、レタス、マッシュルーム、ニュートリショナル・イースト、ナッツ、オクラ、パセリ、パースニップ、ザクロ、シード、大豆、カボチャ、トマト、カブ
システイン	不安定な硫黄分子（すぐにシスチンに変換する）。デトックスに欠かせないグルタチオンの合成に必要。血圧と血糖値を安定させる	牛肉、チーズ、鶏肉、魚、豆類、オーツ麦、大豆、ヒマワリの種
グリシン	筋肉にグルコースを届ける。血糖値を統制する。胆汁生成。エネルギー生成。コラーゲン。ヘモグロビン。血圧。DNAの構成要素。クレアチン合成に必要。傷を治す。中枢神経系を落ち着つかせるのでパニック障害に効果があるかもしれない。ホルモンバランス。てんかん	牛肉、鶏肉、軟体動物（イカ、タコなど）、ダチョウ、ゴマ、ほうれん草、クレソン
グルタミン	脂肪沈着を防ぐ。インスリンシグナル伝達を改善。血糖値を下げて食欲を抑える（簡単にグルコースに変換される）。乳酸を減らす。繊維芽細胞と上皮細胞を生成して治癒を促進する。腸の維持と修復。血液脳関門を通過する。記憶と集中力のための神経伝達物質。血圧。ヒト成長ホルモンを増やす。窒素の排出、アンモニアの還元。DNAをつくる。体内でもっとも多いアミノ酸（全体の6割）	アスパラガス、ボーンブロス、ブロッコリーレイブ、白菜、カッテージチーズ、牛肉、スピルリナ、ターキー、鹿肉、魚

アミノ酸	働き	含まれる食材
プロリン	コラーゲン。強い血管をつくり動脈硬化症を予防する。血圧の安定	アスパラガス、牛肉、ブロッコリーレイブ、キャベツ、チーズ、鶏肉、チャイブ、ゼラチン、クレソン
セリン	脳と中枢神経系。髄鞘。リン脂質。脂肪酸の代謝。DNAとRNAの機能。免疫グロブリンと抗体の生成を助ける。クレアチンの吸収	ベビースクワッシュ、タケノコ、バイソン肉、カッテージチーズ、クリームチーズ、イカ、エルク肉、インゲン豆、カワカマス、ウズラ、海藻、ターキーの胸肉、クレソン
チロシン	ノルアドレナリン、ドーパミン、甲状腺ホルモンの合成。ストレス下での記憶力を向上	豆類、牛肉、チーズ、鶏肉、乳製品、魚、インゲン豆、カラシ菜、ナッツ、シード、大豆、ほうれん草、カブの葉
タウリン	胆汁の質を改善する。重金属を排出する。代謝を上げる。脂肪肝を改善。心臓と脳を健康に保つ。GABA(精神を落ち着かせる物質)活性化	鶏のモモ肉、乳製品、魚、オキアミ、肉、ニュートリショナル・イースト、内臓肉、海藻、貝、甲殻類
オルニチン	体内でアルギニンに変換する。アンモニアが尿素に変換して血液から排出されるのを助ける。ヒト成長ホルモンを刺激する(アルギニンの欄も参照)	アルギニンの欄を参照
アラニン	筋細胞によって乳酸から合成される。血糖値の安定に欠かせない成分。カルノシンを増やして疲労を軽減する	牛肉、魚、パセリ、家禽、大豆、ヒマワリの種、ホワイトマッシュルーム
アスパラギン	バランスと安定。神経機能。多くのプロテインで使われる	アスパラガス、乳製品、魚、豆類、ナッツ、ジャガイモ、家禽、レッドミート、大豆
アスパラギン酸	代謝。アデノシン三リン酸。他のアミノ酸を合成する。頭がはっきりする。アンモニア排出	アスパラガス、タケノコ、タラ、カニ、レンズ豆、緑豆、オレンジラフィー、コショウ、ほうれん草、ザゼンソウ、マグロ、ホワイトフィッシュ
グルタミン酸	脳と脊髄でもっとも一般的な神経伝達物質。GABAを合成。エネルギー。血圧。免疫と消化機能のサポート	アボカド、豆類、鶏の胸肉、乳製品、魚、ケルプ、レンズ豆、ロブスター、レッドミート、家禽、サーモン、ヒマワリの種、ターキーの胸肉、ワカメ、クルミ

1: フレッド・ペスカトーレ著『Aリスト・ダイエット:たった2週間で7キロ痩せて若返る方法(*The A-List Diet: Lose up to 15 Pounds and Look and Feel Younger in Just 2Weeks*)』(Dallas, Tx: BenBella Books, Inc., 2017)

座りっぱなしは心臓病や糖尿病のもと

定期的な運動が大切なことは誰でも知っている。その一方で最近の研究によって座りっぱなしの生活の恐ろしさが、ついに科学的にも証明された。長時間にわたって座っていると、心臓病や糖尿病のリスクが高まり、そして最終的には寿命が短くなる。たとえ1日に1時間の運動を毎日続けていてもリスクは変わらない。[17]

座ることがなぜこれほど体に悪影響を与えるのか、その理由まではまだはっきりわかっていない。だがいくつかの研究によると、どうやら糖と脂肪の代謝が変わることと関係がありそうだ。つまり、**座りすぎは代謝を下げる**といえるだろう。

仕事などで座っていることが多い人は、1日のうちに何度か立ち上がって体を動かすといいだろう。30分以上は続けて座らないようにする。

体を動かすといっても、特別なことはしなくていい。ただ1~3分ほど立ち上がるだけでも効果がある。**カロリーの消費量は、座っているときよりも立っているときのほうが30パーセントも多い**。そのため最近は、立ったまま仕事ができるデスクも人気がある。まず立ち上がることを新しい習慣にしよう。

立ち上がる回数を増やすことの他にも、日々の活動量を増やす方法はたくさんある。私のお気に入りは散歩だ。自然の中を歩くと特に気持ちがいい。散歩は簡単だ。基本的にどこでもできる。それにお金もかからない。

運動は森の中の散歩でもいいし、ヨガや太極拳、エアロビ教室でもいい。またリバウンディング・エクササイズ（小型のトランポリンで跳ねるエクササイズ）には、リンパの流れを改善して毒素を排出する効果がある。

続けるカギは、できるだけ運動にバリエーションを持たせ、自分が楽しめるものを選ぶことだ。楽しくなければ、続く確率は限りなく低くなる。

短時間の高強度の運動や筋肉に負荷をかけるウェイト・トレーニングとレジスタンス・エクササイズ、ストレッチ、バランス運動、柔軟体操を組み合わせるのが理想的だ。ただしやりすぎは禁物なので、休むことも忘れないように。

最後に、この章で学んだことをおさらいしておこう。

脂肪を燃やして筋肉を増やすには、タンパク質の力を活用することが大切だ。毎日の食事で全種類のアミノ酸を摂取するとともに日々の活動量を増やせば、スリムでエネルギーにあふれた自分を取り戻すことができるだろう。

次のステップは、消化管の改善だ。

第5章

代謝革命ルール4
腸を修復する

病気を本当に治すのは、
体に備わった自然の力だ。
――ヒポクラテス

この章で学ぶこと

・腸内フローラとダイエットの関係
・痩せる腸内細菌と、太る腸内細菌
・グルテンとレクチンは代謝の敵になる
・腸漏れ（リーキーガット）が痩せない体をつくる理由
・腸を元気にしてスリムな体を手に入れる7つの方法

ダイエットや栄養学の本をいろいろ読んできた人なら、この章の内容に驚くことはないだろう。最近よくいわれているように、ダイエットのカギを握るのは「**マイクロバイオーム（人の細菌叢《さいきんそう》）**」だ。痩せにくい人やストレスがたまっている人、便秘がちな人は、おそらくマイクロバイオームの環境が悪化していると考えられる。

マイクロバイオームとは、人間の体の中に住んでいる細菌のことだ。マイクロバイオームはもう1つの臓器とも考えられる。代謝をはじめ、人体活動のあらゆる側面に関係している臓器だ。

食べ物の好みは腸内のバクテリアで決まる

すでに見たように、**体内で脂肪を燃やす仕事をしているのは「褐色脂肪細胞」と「筋肉」の2つ。そしてマイクロバイオームは、その3つめということになる。**

人間の体内には、多種多様な細菌が暮らしている。何兆もの細菌が、まるで1つのオーケストラのように協力して仕事をしているのだ。

細菌の大部分は消化管に存在する。彼らは消化から免疫機能、さらには態度や行動にまで影響を与えている。炭水化物が無性に食べたくなるのも、もしかしたら細菌の影響かもしれない……。お腹を空かせた細菌たちが、あなたの食欲をコントロールしているのだ。

研究によると、**食べ物の好みやエネルギーの使い方、脂肪の蓄積、体組成は、腸内に住むバクテリアの種類によって、かなりの部分まで決まっている**という。

しかし、問題はここからだ。いつもの食事や日々のストレス、睡眠、環境毒素、服用している薬、その他の要素が、あなたのマイクロバイオームを決めている。いい細菌か、悪い細菌かは、日々の習慣で決まるということだ。あなたの中には、痩せる細菌が住んでいるかもしれないし、太る細菌が住んでいるかもしれない。

2000年以上も前に、古代ギリシャの医師で医学の父と称されるヒポクラテスは、「**すべての病気は腸で始まる**」と言った。そして現在、科学の急速な発展により、ヒポクラテスの言葉の正しさが証明されようとしている。

人間の体は、体内に住む細菌たちと共生しながら進化してきた。腸内フローラ（腸内細菌叢）は、それこそ口から肛門にいたるまで、消化管のあらゆるところを占拠し、それぞれの場所に独自のコミュニティを形成している。**腸内フローラは主にバクテリアだが、ウイルスやカビ、原生生物も存在する**。[1]

彼らは自分の暮らすコミュニティに適応し、宿主である人間のためになる活動をする。たとえば口だけでも、これまでに600種以上のバクテリアが見つかっている。彼らの仕事は、虫歯および、のどや耳の感染症を予防すること。さらには口臭の予防までしてくれる。

ビフィズス菌に代表される体にいいバクテリアは、ビタミンB_{12}や葉酸、ビオチン、チアミン、ナイアシンといったビタミンB群を合成する。彼ら小さな生き物たちは、見えないところで遺伝情報まで動かしている。**どの遺伝子を活性化させるかを決めることで、私たちの体重に影響を与えているのだ。**

マイクロバイオームが健康であれば、だいたい善玉菌が85パーセント、悪玉菌が15パーセントという割合になる。しかし悪玉菌が増えすぎ、形勢が逆転するようなことがあると（この状態は「ディスバイオシス」と呼ばれる）、免疫機能や細胞間コミュニケーション、代謝が、まるでドミノ倒しのように次々とだめになっていく。

マイクロバイオームは指紋と同様に同じものは存在しないが、最新の研究によって**ある種の病気になる人のマイクロバイオームには共通点がある**、ということがわかってきた。

マイクロバイオームの構成は、食事や生活習慣、ストレス、身の回りの毒素などによって日々変化している。また、生まれた方法（普通分娩か、帝王切開か）、乳児のころの食生活（母乳か、粉ミルクか）、大人になってからの食生活や抗生物質の使用量、化学物質にどれくらいさらされたかといったことも、マイクロバイオームの構成に影響を与えている。

典型的な現代アメリカ人の食生活と生活習慣は、腸内フローラにとっては厳しい環境だ。精製された糖分や人工甘味料、ある種の糖アルコール、化学物質、加工食品は、善玉菌にとって大きな打撃になる。

穀物に含まれるタンパク質の一種であるグルテンも大きな問題だ。グルテン感受性がない人でも、まったく無害というわけではない。睡眠不足や運動不足、慢性的なストレスも、腸内フローラに悪い影響を与える。

しかし、安心してもらいたい。**腸内フローラには可逆性があるので、食事や生活習慣を変えれば改善することができる。**代謝を上げてスリムな体形を維持したいのなら、腸内環境の改善は最優先課題だ。

体の中にバクテリアはどれだけいるのか

体内のバクテリアの数は全細胞数の10倍になる、という話を聞いたことがあるだろうか。この数字は昔からよく引用されるのだが、残念ながら間違っている。

この数字を最初に唱えたのは、微生物学者のトーマス・ラッキーだ。1972年のことだった。言った本人も、何十年も後まで引用されるとは思っていなかっただろう。

最近はより高度な手法が可能になり、かなり正確な数字がわかるようになっている。バクテリアと人体の細胞数はだいたい1・3対1だ。[2] 最新の計算によると、人体の細胞数は全部で37・2兆個[3]ということなので、ざっと計算するとバクテリアの数は48兆個ということになる。

健康な消化管には、1ミリメートルにつきおよそ100億〜1000億個の善玉菌が存在する。しかし平均的なアメリカ人は、1ミリメートルにつきわずか5個だ。残りの菌はすべて悪玉菌ということになる。肥満や消化不良、ホルモンバランスの乱れで悩むアメリカ人がこんなに多いのも当然だろう。

腸内細菌があなたの肥満と健康を決めている

ここからは、私たちの体の中に暮らす小さな生き物たちの働きを詳しく見ていこう。

腸内フローラは排便習慣からがんのリスクにいたるまで、さまざまなことを教えてくれる。食欲や血糖値の安定、栄養素の合成、さらには毒素の排出まで、マイクロバイオームにコントロールされているのだ。

体内に悪いバクテリアが増えると、ありとあらゆる健康問題が発生する。

バクテリアが間違った遺伝子をオンにすれば、病気になるかもしれない。パーキンソン病や慢性疲労、腸障害（クローン病、炎症性腸疾患、過敏性腸症候群）、皮膚病なども、マイクロバイオームの悪化が原因だ。[4]

バクテリアは生命の維持に欠かせない仕事をすることもある。たとえば善玉菌がつくり出すカロテノイドは、心臓発作や脳卒中を予防するといわれている。[5]

腸内フローラと健康の関係

消化、代謝、体重、体組成	免疫、ホルモン、デトックス、その他
消化吸収	免疫系を健康に保ち、「競争排除」によって病原体を制御する
栄養素（ビタミンB群、カロテノイド、ビタミンK、酵素、CLA、葉酸、ビタミンD）の合成	サイトカインの生成を抑制することで炎症を低減
ポリフェノールなどの抗酸化物質の最適な活用	毒素の排出
ミネラルバイオアベイラビリティ（摂取したミネラルを効率よく活用する）	発がん性物質の不活性化
アミノ酸の代謝	肝機能の最適化
食欲コントロール	ホルモンバランスを整える
血糖値の安定	ストレスホルモンのコルチゾールとアドレナリンを抑制することでストレス軽減
健康体重の維持、肥満予防	メンタルヘルスとポジティブな気分（セロトニンの合成）と他の神経伝達物質、腸脳相関
炭水化物の吸収	脂質の代謝とコレステロール値の正常化
胆汁リサイクル	疼痛管理
ラクターゼ（乳製品を消化するのに必要な酵素）生成	睡眠の質を上げる
健康な腸障壁	寿命が延びる
排便の正常化	

太るバクテリアと痩せるバクテリアとは

マイクロバイオームのバランスが崩れると、お腹回りのサイズに影響するのだろうか？

代謝に大きな影響を与える要素は2つある。1つはマイクロバイオームの多様性、そしてもう1つは腸内の「**フィルミクテス門**」と「**バクテロイデス門**」の比率だ。

フィルミクテス門とは発酵食品や皮膚に常在する菌や土壌菌で、バクテロイデス門は善玉菌を好む日和見菌である。

ベルギーのパトリス・D・カニ教授の発見によると、体重と腸内細菌の間には大きな関係があるという。

太っている人は、バクテロイデス門の細菌が少なく、フィルミクテス門の細菌が多くなっている。

カニ教授は、「アッカーマンシア・ムシニフィラ」というバクテリアを肥満の人に投与するという実験も行っている。腸内にこのバクテリアがたくさんいる人は代謝が高く、炎症が少なく、腸の活動が正常であることがわかっているからだ[6]。

研究によると、痩せている人は太っている人よりもマイクロバイオームの多様性が高く、そしてマイクロバイオームの多様性が高い人はたいてい長生きだ[7]。

反対に多様性が低くなると、チャンスをうかがっていた病原体がにわかに元気になり、炎症や異常な食欲、体重増加、気分の変動、ホルモン異常などの症状が出たり、糖尿病のリスクが高まったりする。そして**寿命まで短くなる**のだ。

フィルミクテス門とバクテロイデス門のバクテリアは、大腸内の全バクテリアの90パーセントを占めている。フィルミクテス門のバクテリアは脂肪が大好きで、食べ物からカロリーを抽出して脂肪の吸収を促進するのが得意だ。つまり、**フィルミクテス門はあなたを太らせるバクテリアだ。それだけでなく、糖尿病や心臓のリスクも高める。**

一方でバクテロイデス門のバクテリアは、植物性のデンプンと繊維を分解してエネルギーに変えるのが得意だ。彼らがつくるエネルギーは、「**短鎖脂肪酸**」と呼ばれる。

ワシントン大学の研究によると、肥満の人は平均に比べてフィルミクテス門が20パーセント多く、バクテロイデス門が90パーセント少ないという。この比率を改善するもっとも簡単な方法は、食物繊維をたくさん食べることだ。

痩せたい人がぜひ覚えておきたいバクテリアは他にもある。「**ラクトバチルス・ラムノサス**」と、「**ラクトバチルス・ガセリ**」だ。

2014年に行われた研究によると、ラクトバチルス・ラムノサスを摂取した女性は、体脂肪が大幅に減り、レプチンの分泌量も減った（レプチンが減ると食欲が抑制される）。ラムノサスのサプリを摂取するのをやめてからも、この効果は継続したという。[8]

また肥満および太りぎみの大人がラクトバチルス・ガセリを摂取すると、体重が減り、腹回りと腰回りのサイズも小さくなった。[9] さらに「バチルス・コアグランス」という菌も見逃せない。これはレクチンを不活性化することで、肥満や病気を予防してくれている。

健康な腸内細菌は胆汁を増やし、コレステロール値を安定させるという仕事もしている。そう、ここでも胆汁の登場だ。大腸内に入った一次胆汁酸は、細菌たちの働きで二次胆汁酸に変わり、それによって再吸収率が上昇する。胆汁のおよそ95パーセントはリサイクルされなければならない。つまり小腸の壁に吸収され、肝臓に返っていくということだ。

大腸の中の胆汁には、善玉菌の生存確率を上げ、悪玉菌を抑制する働きもある。

対して病原性の細菌は、胆汁酸を「**リトコール酸**」に変える。リトコール酸には、肝臓がコレステロールを胆汁酸に変換する作業を妨げる働きがあり、その結果、**コレステロール値**

が上昇することになるのだ。

マイクロバイオームの構成員は、バクテリアだけではない。カビなどの真菌も大きな役割を果たしている。真菌の集まりは「**マイコバイオーム**」とも呼ばれている。

研究によると体内の真菌の数も、太っている人と痩せている人で大きく違うという。詳細についてはまだ研究中だ[10]。ある種の寄生虫感染も代謝に影響を与えることがある。

悪玉菌がホルモンに与える悪影響

マイクロバイオームはホルモンの状態にも大きな影響を与えている。

悪玉菌が増えすぎて腸内フローラが乱れる「**ディスバイオシス**」の状態になると、空腹を感じるホルモンの働きに狂いが生じ、食欲に変化が現れる。

マイクロバイオームはほとんどあなたの一部であり、臓器の1つと考えるのも決して大げさではない。彼らはそれだけ、あなたの体に大きな影響を与えている。

彼らが生き残れるかどうかは、すべて食べるもので決まる。彼らは腸から脳への情報伝達というシステムを使って、宿主であるあなたの食欲をコントロールしているのだ。

彼らは自分の好きな食べ物を手に入れるために、「神経ペプチド」という分子をつくってあなたの脳に送り込む。具体的には、満腹と空腹の感覚を司る「**視床下部**」という部位だ[11]。

言い換えると、**マイクロバイオームはあなたのホルモン系を乗っ取り、あなたを自分の欲し**

い食べ物を届ける奴隷にしているということだ。

「エストロゲン」というホルモンも、マイクロバイオームの影響を受けやすい。体内にあるエストロゲンの60パーセントは肝臓に拾われ、スイッチを切られてから胆嚢に捨てられる。そして胆汁と一緒に腸から排出される。腸内に善玉菌がつくるある種の酵素があれば、エストロゲンのスイッチが再びオンになって体内に吸収される。

腸内細菌のバランスが崩れていると、このエストロゲンのリサイクルが行われず、より多くのエストロゲンが便と一緒に排出されてしまう。**エストロゲンが少なくなると、骨粗鬆症やＰＭＳ、偏頭痛、むくみといった問題につながる。**

同じようなメカニズムは、他のホルモンや葉酸、ビタミンB_{12}、コレステロール、ビタミンDでもあるのではないかといわれている。

また、消化不良とホルモン異常は密接に関係している。女性ホルモンのエストロゲンと「プロゲステロン」は、消化に影響を及ぼすホルモンだ。胃腸の問題が女性に多いのもそのためだろう。

特に症状が悪化するのは、黄体期《おうたいき》と呼ばれる月経サイクルの後半に入ってからだ。便秘や消化不良などの症状が生理が始まるまで続く。閉経が近くなってから閉経までの時期も胃腸の問題が起こりやすい。

うつ病は腸の不調が原因なのか

あなたは今までに緊張のあまりお腹が痛くなったり、下痢したことはあるだろうか？**腹痛や下痢は、第2の脳とも呼ばれる腸からのメッセージだ。**腸と脳の間には、思っている以上に強いつながりがある。腸内には「**腸管神経系**（ＥＮＳ）」とも呼ばれるものが存在し、脅威を感知したり、反応したりしているのだ。そして腸が出した信号は、迷走神経を通って脳に送られる。この信号伝達経路のことを、「**腸脳軸**」と呼んでいる。

最新の科学によって、ついに**お腹の直感や感情の正体が明らかになった。**研究によると、腸内のマイクロバイオームの構成が変わると、脳のホルモンや神経伝達のメカニズム、反射作用、感情、行動も影響を受けるという。そのしくみは、先に見たマイクロバイオームと食欲の関係とだいたい同じだ。

この腸と脳のつながりは、精神神経疾患について考えるうえでも大きな意味を持つ。腸と脳のつながりを理解していれば、うつ病や不安障害、注意力欠陥多動性障害（ＡＤＨＤ）、自閉症、多発性硬化症などを発症している人が、たいてい腸の不調も訴えるのも納得できるだろう。睡眠障害さえも、腸に原因があると考えられている。

精神科医で『あなた自身の精神（*A Mind of Your Own*）』の著者であるケリー・ブローガンのように、うつ病の原因は腸内環境の悪化ではないかと示唆する専門家もいる。[12]

神経伝達物質の大部分は脳にあると思っているかもしれないが、実はそうではない。むしろ腸のほうにたくさんある。現に**「セロトニン」の95パーセントは消化管でつくられている。**そう考えれば、精神科の薬の多くで胃腸に副作用が出るのもうなずけるだろう。セロトニンが多すぎたり、または少なすぎたりすると、胃腸の調子もおかしくなる。

セロトニンが多すぎるときによく出る症状が過敏性腸症候群であり、アメリカ人の200万人以上がこの病気を発症している。逆にセロトニンが少なすぎると、食欲亢進や体重増加、うつ病につながる。つまり腸を健康にすれば、心も健康になるということだ。

悪玉菌が増えると腸に穴ができる

免疫の防御システムの70パーセント以上が腸内に存在する。腸内細菌と免疫細胞が結びつき、全身の免疫システムに指令を出しているのだ。腸からの指令で特に重要なのが、小腸の壁だ。小腸の壁はさまざまな外部の物質に触れる場所であり、害のある物質を入れないようにするバリアの役割を果たしている。しかしせっかくのバリアも、穴があったら役に立たない。**リーキーガット症候群とは、このように腸の壁に穴があいた状態のことだ。**

小腸の壁は、絨毛《じゅうもう》という細く繊細な突起がびっしりと生えたような状態になっている。壁の面積を増やしてよりたくさん吸収するためだ。1平方インチ（1インチは約2・5センチ）

に生えている絨毛の数は2万5000本にもなる。**この壁を通して中に入れるか、それとも追い返すかを決めているのが腸内フローラだ。**

腸内環境の悪化は免疫システムにとって大打撃だ。腸内フローラが乱れたディスバイオシスの状態になっていると、情報伝達が機能不全に陥ってしまう。

腸内に悪玉菌が増えると腸の壁が炎症を起こし、やがて小さな穴がいくつもできる。**消化されていない食べ物の粒子や病原菌、毒素が、その穴を通ってそのまま血管に流れ込む。これがリーキーガット症候群と呼ばれる症状のしくみだ。**

血管の中に余計なものが入ってくるだけでも問題なのに、そのうえ免疫システムの助けも期待できない。免疫システムはこの状態に対処する方法を知らず、敵と味方を見分けることができないのだ。

この状態が放置されると、**炎症や自己免疫反応、ホルモンの信号の乱れ、食物アレルギーにつながっていく。**血液中にある食べ物を敵だと勘違いした免疫システムが抗体をつくってしまうのだ。その一方で病原体や重金属、化学物質といった本物の敵は素通りさせている。

食物アレルギーや食物感受性は、まるで現代の流行病のようになっている。アメリカにはおよそ1500万人のアレルギー患者がいると見積もられていて、そのうちの590万人が子供だ。特に子供の患者が増えている[13]。

食べ物を敵とみなして攻撃するかどうかを決めるのは免疫システムだが、その免疫システ

リーキーガット

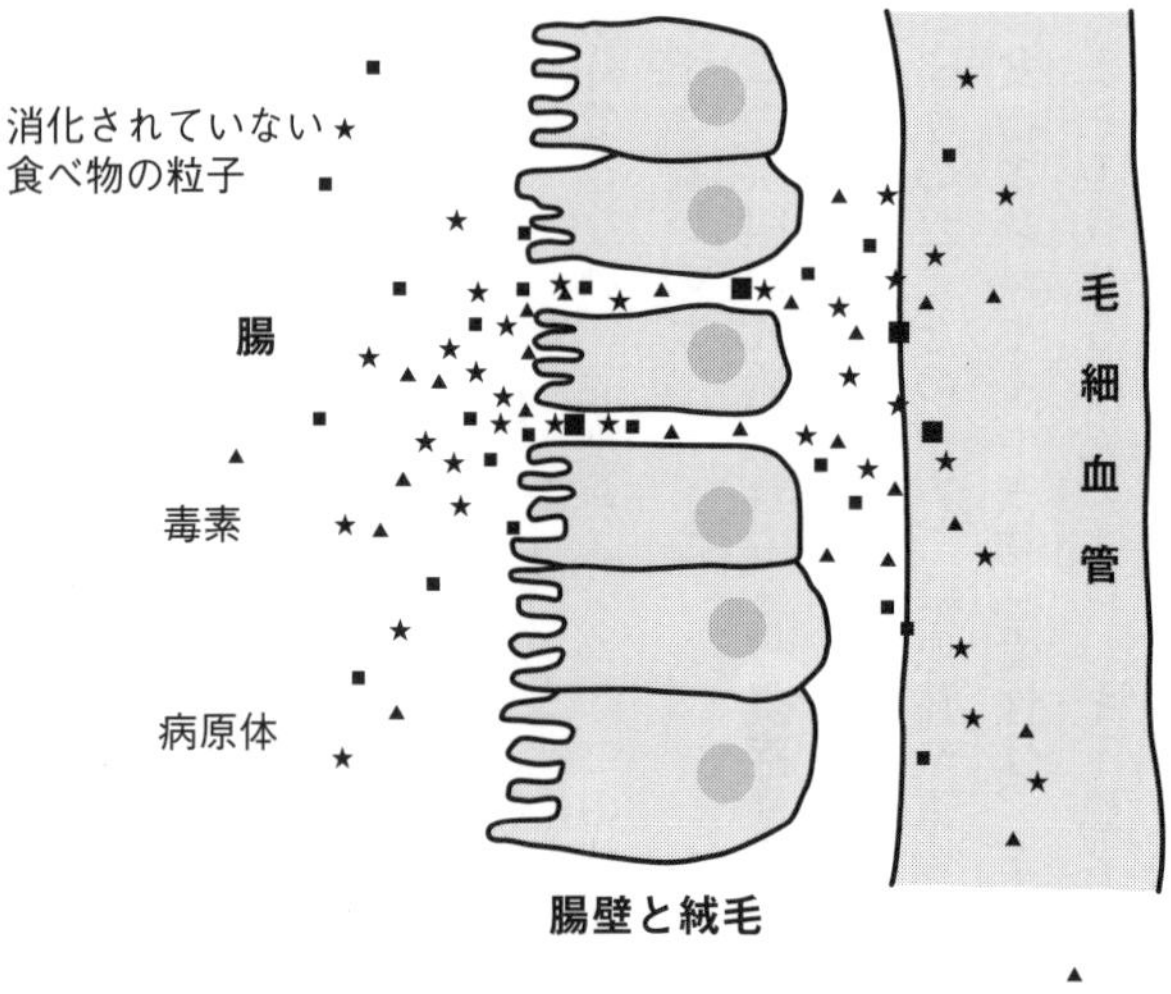

ムが働くうえで、腸内細菌も何らかの役割を担うと考えられている。しかし詳しいしくみについては、まだわからないことだらけだ。[14]

アレルギー反応を引き起こす主要な物質は「ヒスタミン」であり、**小腸の細菌の多くはヒスタミンをつくり出す**。たとえば、一般的な乳酸菌もそうだ。

そのため、アレルギーの原因は乳酸菌が小腸内で増えすぎることではないかと考える科学者もいる。この症状は「小腸内細菌異常増殖症」と呼ばれる。

食物感受性は「体液貯留（むくみ）」や、第3章に登場した「偽の脂肪」の原因になる。ヒスタミンなどの化学物質が血管を広げたり縮めたりして、その結果、近くの組織にしみ出した体液が炎症やむくみを引き起こすのだ。

グルテンを食べると小腸が損傷する

「グルテン」とは、小麦や大麦、ライ麦、その他の穀物に含まれるタンパク質の一種で、地球上でもっとも食べられているタンパク質の1つでもある。しかし、**グルテンにはリーキーガット（腸漏れ）などの問題を引き起こすという負の側面がある**のだ。

グルテンが引き起こすもっとも深刻な問題は「セリアック病」だ。セリアック病の患者は、世界の全人口の1パーセントほどと見積もられている。自己免疫疾患の一種で、グルテンを食べると小腸が損傷するという症状だ。セリアック病の人がグルテンを食べ続けると、栄養失調や胆嚢疾患、骨粗鬆症、神経疾患をはじめ、多くの深刻な問題につながる。

「グルテン感受性（グルテン不耐症ともいう）」は、セリアック病ほど重症にはならないが、胃腸やその他の部位に症状が出る。たとえば、リーキーガットや過敏性腸症候群から頭痛、頭がぼんやりする、気分の変動、慢性疲労、皮膚病まで実にさまざまだ。しかしありがたいことに、この問題は「グルテンフリー・ダイエット」を実践することですぐに解決できる。

グルテン不耐症の自覚がない人も、もしかしたら知らないうちに腸の壁が傷ついているかもしれない。グルテンの主な成分は、「グルテニン」と「グリアジン」というタンパク質だ。ある研究によると、**グリアジンはすべての人の腸の壁に穴をあける**という。グルテン不耐症があるかどうかは関係ない[15]。グルテンはまた、膵管の入り口を縮め、膵炎を引き起こすともいわれている。

セリアック病患者のおよそ60パーセントが肝臓や胆嚢、または膵臓に何らかの問題を抱えている。その理由は、グルテンが「**コレシストキニン**」の分泌を抑制するからだ。コレシストキニンは腸粘膜から分泌されるホルモンで、胆汁の分泌を刺激する役割を果たしている[16]。

セリアック病の患者は、食事をしても胆汁の分泌が少ない。研究によると、胆嚢に脂肪がたまっているので、さらに胆汁の量が少なくなるという。グルテンの摂取をやめればこれらの症状は改善され、胆嚢も正常な機能を取り戻す。

レクチンは代謝を下げる

「レクチン」はタンパク質の一種で、植物が敵に対する防御として生成する。いってみれば天然の農薬のようなものだ。主に豆類や穀類の中に存在するが、多くの果物や野菜、ナッツ、種子の中にも見つけることができる。

レクチンには代謝機能を下げる働きがある。私たちの体もレクチンへの対抗策を用意しているが、決して完璧ではない。そのためレクチンを摂取すると、脂肪の燃えにくい体になってしまう可能性がある。

米カリフォルニア州パームスプリングスのセンター・フォー・レストレイティブ・メディシンで所長を務めるスティーヴン・ガンドリー医師によると、レクチンには「健全な細胞間コミュニケーションを妨害する」働きがある。**体中のインスリン受容体を乗っ取り、脂肪細胞に向かって「食事で摂った脂肪をすべて蓄積しろ」と指令を出す**のだ。

レクチンはさらに、筋細胞のエネルギーを枯渇させ、筋肉量を減らすという働きもある。レクチンを摂取するほど筋肉が減り、そして筋肉が減ると、体は飢餓状態だと勘違いして空腹ホルモンをたくさん分泌する。つまり**レクチンは筋肉を減らし、体脂肪を増やす物質**だということだ[17]。

そのうえ、**レクチンには消化管の壁を損傷する**という働きもある。消化管がすでに傷ついているのなら、レクチンの害はさらに大きくなるだろう。豆類を食べた後にガスが出る、腹部膨満といった症状があるなら、犯人はおそらくレクチンだ。そういう人は、豆を食べるときに、一緒に胆汁酸塩のサプリメントを飲むといいだろう。

胆嚢に問題のある人は、レクチンを摂取するときに注意が必要だ。通常であれば、豆類を食べるとコレステロールが胆汁に送られ、コレステロール値が下がる効果がある。しかし胆嚢にドロドロの胆汁が詰まっている状態なら、コレステロールが送られてくると胆汁がさらにドロドロになって胆石のリスクが高まる。

一方で**穀類を発酵させると、レクチンの含有量は大幅に減少する**。バクテリアやイースト菌がレクチンを食べるからだ。

レクチンの有無に関係なく、食材はオーガニックで非遺伝子組み換えのもののほうが、あらゆる点で優れている。遺伝子組み換えの食品に含まれるレクチンは、人間の体にとってはまったくの未知の存在であり、そのため大きな問題を引き起こす。

リーキーガットの原因になるもの

リーキーガットを引き起こすのはグルテンとレクチンだけではない。複数の食物アレルギーを同時に発症するのは決して珍しいことではなく、「トウモロコシ」や「米」「ライ麦」「大麦」「オーツ麦」などもアレルゲンになる。

事態をさらに複雑にしているのが、穀類や他の食物がカビで汚染されている可能性があるということだ。食物そのものだけでなく、カビも主要なアレルゲンになる。

乳製品にアレルギーがある人もたくさんいる。乳製品そのものが原因の場合もあれば、添加されている「糖分」や「乳化剤」「溶媒」「ナノ粒子」「残留農薬」「遺伝子組み換えの飼料」などが原因の場合もある。[18]

残念ながらたいていの薬品や食品添加物は、十分な検査を行われることなく認可されているのが現状だ。特にマイクロバイオームへの影響という観点から、検査が行われることはめったにない。

研究によると、人工甘味料のスクラロースは小腸にいる善玉菌をほぼ半分に減らしてしまうという。[19] 糖アルコールも、悪影響は似たようなものだ。

たとえばキシリトールは、口から肛門まですべての消化管のマイクロバイオームに悪影響を与えるという。キシリトールをはじめとする糖アルコールはほとんど消化されることなく消化管を通過しながら、腸内細菌にダメージを与えているのだ。糖アルコールを摂取すると、ガスや腹部膨満、炎症性腸疾患、憩室炎《けいしつえん》、クローン病、胃食道逆流症などの症状が引き起こされることもある。症状の重さは、摂取した量に比例することが多い。

慢性的なストレス、睡眠不足や睡眠障害も、リーキーガットの原因になることがある。睡眠とマイクロバイオームは相互作用の関係にあり、マイクロバイオームが概日リズムに影響を与え、そして睡眠時間や睡眠の質がマイクロバイオームに影響を与えている[20]。

リーキーガットを治す7つの方法

庭の植物が元気に育つには、水といい土、それに普段の手入れが必要だ。マイクロバイオームもそれと同じで、健康を保つには日々のケアが欠かせない。マイクロバイオームに正しい栄養が行きわたれば、傷ついた腸が自然に修復されてあいた穴をふさぐことができる。

ここからは善玉菌を増やし、悪玉菌を撃退する方法を具体的に紹介しよう。

またここで紹介している方法の他にも、ストレスをためない、定期的に運動する（軽い運動でかまわない）、質のいい睡眠を確保するといったことも心がけること。

1 「糖分」や「毒性の食べ物」を減らす

糖分の中でも精製された糖分は悪玉菌を増やす原因になる。精製された糖分や人工甘味料、キシリトールは避けること。果物の食べすぎにも注意。果糖の「フルクトース」はカンジダ菌のエサになるので、カンジダ菌が異常増殖している人は特に注意が必要だ。

食べてもいい糖分は、「ステビア」や「ヤーコンシロップ」といった天然甘味料だ。糖アルコールの一種である「エリトリトール」は、他の糖アルコールに比べて胃腸への負担が少ないとされている[21]。

食物アレルギー、または食物感受性がある人は、原因となる食べ物を摂らないようにすること。犯人がはっきりわからないという人は、怪しい食材を食べるのをやめる「**除外食**」という方法を試してみるといいかもしれない。胆嚢に問題があるなら、怪しい食材は「卵」や「豚肉」「タマネギ」「グルテン」だ。

代わりに、オーガニック食材や健康的なタンパク質と脂肪を食生活の中心にする。精製された炭水化物や加工油脂、工業的畜産の食肉、遺伝子組み換え食品は避けること。できるだけ信頼できるオーガニック食材を買い、有害な化学物質の摂取を最小限に抑える。

2 「善玉菌」に栄養を与える

腸内の善玉菌を増やしたいのなら、**プロバイオティクスの食品とサプリメントを摂取するのがいちばんだ。**たとえばザワークラウトやキムチ、ビーツクワスなどの自然発酵食品には、体にいい菌と、小腸内のpH値を最適化する有機酸が含まれている。

発酵食品が体にいいことは間違いないが、昨今のブームにあまり踊らされてはいけない。まずは少ない量から始めよう。すでに消化管の炎症が進んでいる人は、発酵食品やプロバイオティクスのサプリを摂りすぎると問題が起こるかもしれない。

新しい食品やサプリを試すときは少ない量から始めること。そうすれば逆効果を最小限に抑えることができる。普段は発酵食品をまったく食べないという人は、小さじ1〜2杯ぐらいの量から始めるといい。そして調子がよければ、だんだんと量を増やしていく。プロバイオティクスは胆汁の量を増やす働きがあるので、コレステロール値を20〜30パーセント下げることができる[22]。

ある種のバクテリアを医療目的で用いる研究も行われていて、まだまだ初期の段階ではあるが、かなり有望な結果も出ている。たとえば、「ビフィドバクテリウム・インファンティス」と「ラクトバチルス・プランタルム」には、**ヒスタミンを抑制する働きがあり、アレルギー治療に役立つ可能性がある。**また「クロストリジウム属」のバクテリアも、腸透過性と食物アレルギーの治療効果が期待されている[23]。

3「食物繊維」をたくさん摂る

食物繊維とは植物に含まれる繊維であり、食べても消化されずにそのまま残る。お腹の中でふくらむので満腹感を得られるとともに、**消化管や腸内フローラにもいい影響を与える。**

さらに胆汁を増やす、腸内の移動を速くして便通をよくするという働きもあるので、毒性の老廃物を早く体外に排出することができる。**体内に毒素が滞留しないと、がんをはじめとするさまざまな病気のリスクを軽減する、**という効果がある。

2016年に行われた研究によると、繊維の多いエサを与えられたマウスはそれ以外のマウスに比べ、食物アレルギーの症状が少なくなった。[24] また、血糖値を安定させる、インスリン感受性を改善する、脂肪を燃焼させるという働きもある。

食物繊維の摂取量が足りている人はほとんどいない。アメリカ人の平均的な食事の場合、1日の摂取量はおよそ10グラムだ。たいていの専門家は25～40グラムを推奨している。これだけ摂取すれば、小腸の掃除や食欲抑制、大腸がんのリスク軽減といった効果が期待できる。食物繊維を多く含む食材は、「野菜」や「果物」「シード」「穀類」「豆」などだ。

食物繊維には、水溶性と非水溶性の2種類がある。

水溶性の食物繊維は、水に溶けるとネバネバしたガムやゲルのような状態になり、毒素や胆汁酸、コレステロールなどを吸収する。また炭水化物の吸収を抑える、血糖値とインスリン値を安定させる、脂肪の消化を助けるという働きもある。一方で非水溶性の食物繊維は、消化管の中にあるものの動きをよくする働きがある。

ある種の水溶性食物繊維は腸内細菌のエサになる。このような成分は「**プレバイオティクス**」と呼ばれる。腸内の食物繊維は腸内細菌によって発酵し、そのときに「ブチラート」「酢酸塩」「プロピオン酸塩」などの発酵副産物ができる。

これら副産物も体にいい成分で、たとえばブチラートは腸透過性を低減する効果がある。プロピオン酸塩には、喘息への効果が期待されている。[25]

プレバイオティクス繊維を含む食品は、「ヒカマ」「リンゴ」「洋ナシ」「グリーンバナナ」「ニンニク」「アスパラガス」「エルサレムアーティチョーク」「タンポポの葉」「海藻」「タイガーナッツ」「ヤーコン」などがある。

4 腸を治す「グルタミン」を摂る

「グルタミン」はアミノ酸の一種で、脳の栄養素になるだけでなく、胃腸にも効くとされている。炎症を抑える、小腸の壁を修復する、善玉菌を育てるといった働きがある。

さまざまな症状で、グルタミンの摂取は他の治療法よりも早く効果が出ることが多い。私自身も、**グルタミンだけでリーキーガット症候群がわずか3週間で治った**という例を実際に見たことがある。推奨される1日の摂取量は1500〜3000ミリグラムで、何回かに分けて摂取することが望ましい。

グルタミンを豊富に含む食品の代表は「**ボーンブロス**」だ。ボーンブロスは鶏や豚、牛の骨などからとったスープのことで、グルタミンだけでなく「コラーゲン」や「プロリン」「グリシン」など体にいい脂肪を豊富に含み、それらはすべて**痛んだ消化管を修復する効果がある**。

ボーンブロスを自分でつくる場合は、オーガニックの素材を使うこと。市販品を買うのなら、信頼できるブランドを選ぶようにしよう。市販品の多くは重金属や残留農薬が含まれているので注意が必要だ。

5 自然の薬「リコリスの根」を摂る

「リコリス（甘草）」の根はハーブの一種で、胃酸の生成を助ける働きがあるため、胃腸の薬としても注目されている。胃食道逆流症や胃潰瘍、吐き気、胸焼けといった**胃腸の症状に効果がある自然の薬**だ。

リコリスの根に含まれる「グリチルリチン」という物質にアレルギー反応を起こす人もいる。その場合は、「グリチルリチンを取り除いたリコリス」を選ぶといい。

リコリスの根は「**アダプトゲン**」のハーブでもある。アダプトゲンとはストレスへの抵抗力を高めるハーブの総称で、**リコリスの根は副腎のコルチゾール分泌を助けてくれる**。

6 ヒスタミンを抑える「ケルセチン」を摂る

「ケルセチン」はフラボノイドの一種で、タンパク質をしっかりと結合させて腸障壁を強化する働きがある。「マスト細胞」を安定させてヒスタミンをブロックするので、**天然の抗ヒスタミン剤とも呼ばれている。**

ヒスタミンを含む食品の摂取を減らすことも、アレルギー症状の軽減につながる。ヒスタミンを含む食品はたくさんあり、たとえば「発酵食品」や「熟成チーズ」「ドライソーセージ」「柑橘類」「魚」「貝」「甲殻類」「アボカド」「ほうれん草」「ナス」「ナッツ」「ココア」などがあげられる。

7 腸の穴をふさぐ「ビタミンD」を摂る

ビタミンDが足りなくなると、リーキーガットのリスクが高まる。ビタミンD_3のサプリメントを摂取すると、消化管が強化されて傷つきにくくなるという研究結果もある。

クローン病患者を対象にしたある研究では、ビタミンD_3を1日に2000ミリグラム摂取するだけで、重度のリーキーガットの症状が和らいだと報告されている。[26]

驚くべき便移植の効果とは

「便移植」と呼ばれる治療法がある。これは文字通り、腸内環境のいい他人の便を移植し、自分の腸内環境を改善するという方法だ[27]。最近になって人気が高まり、説得力のある研究結果も出てきている。特に「クロストリジウム・ディフィシル感染症」の治療で効果が高く、治癒率は90パーセントを優に超え、100パーセントにも迫るという。**薬でここまでの効果が出ることは絶対にない。**

他人の便を移植するなんて信じられないと思うかもしれないが、潰瘍性大腸炎や過敏性腸症候群、関節リウマチなどの自己免疫疾患、リーキーガット、食物アレルギーなどで高い治療効果が報告されている。Ⅱ型糖尿病の治療でも、血糖値とインスリン感受性が大幅に改善された[28]。

動物実験でもっとも興味深い結果は、痩せた個体から肥満の個体に便を移植したところ、胆汁の生成が増加したというものだろう。現在のところ、アメリカとカナダでは、便移植は「臨床試験用の新医薬品」として認定されている。

自分の腸を知る

自分の腸を知るのは大切なことだ。腸は健康のすべてを握っているといっていい。マイクロバイオームは全身のホルモンに多大な影響を与えている。つまりホルモンに支配されている代謝機能も、マイクロバイオーム次第ということだ。したがって腸内環境を整え、善玉菌を喜ばせることを最優先事項にしなければならない。

毒素やグルテン、レクチン、遺伝子組み換え食品を避けて、糖分の摂取を減らす。これだけであなたの腸はかなり元気になるだろう。そして腸が元気になれば代謝も上がる。

適度の食物繊維を含む腸にやさしい食事を心がけ、プロバイオティクスとプレバイオティクスを積極的に摂取していれば、炎症が消え、インスリン感受性が改善し、脂肪燃焼のスイッチがオンになる。

次の章では、ダイエットの最後の敵、毒素について見ていこう。

第6章

代謝革命ルール5

体内の毒素を減らす

すべての慢性病と変性疾患は、たった2つの原因で発症する。
それは毒素と欠乏症だ。
――シャーロット・ガーソン

この章で学ぶこと

・身の回りの化学物質がホルモンバランスを乱していること
・化学物質によるホルモンバランスの乱れのせいで体が脂肪をため込んでいること
・水道水の危険
・アルミニウムや鉛、水銀などの重金属の危険
・身の回りの毒素が心臓発作のリスクを3倍にしていること
・体から「太る毒素」を排出する方法

太る原因になるのはカロリーだけではない。

身の回りにある毒素も、代謝を下げる一因になっている。

今の時代、どんなに気をつけていても、毒素を完全に体に入れないようにするのは不可能だ。特にやっかいなのが人工のホルモン剤で、それらは**自然のホルモンと同じ構造なので、体にすんなり入ってきて生殖機能や代謝機能に悪影響を及ぼす**。それに携帯電話の電波などの見えない敵も、知らないうちにＤＮＡに害を与えている。

現代人の体内にある化学物質は、祖父母の時代に比べて3万～5万種類も増えているという。毒素は身の回りのいたるところにある。空気や水、食べ物、処方薬、そして日用品にも毒素が含まれている。代表的な毒素は次の通りだ。

- **内分泌を乱す化学物質**
- **重金属（アルミニウム、鉛、銅、水銀など）**
- **生体毒素（寄生虫やカビ）**
- **工業化学物質（グリホサートなど）**

毒素になるべく触れないように気をつけることはできるが、身の回りから完全に排除するのは不可能だ。そこで、**体内に入った毒素をきちんと排出することが重要になる。**

現代人の体内には有害物質があふれている

現代社会に存在する化学物質の多くは、まとめて**「オビソゲン」**と呼ばれている。オビソゲンとは「オビース（肥満）」の原因になる物質という意味で、体内に入るとエストロゲンと同じような働きをする。

2016年の研究によると、現代の大人は周りの環境の変化により、20〜30年前の大人と同じ体重を維持することが難しくなっているという。たとえ同じようなものを食べ、同じように体を動かしていたとしても、現代の私たちのほうが太ってしまうということだ。[1] **理由はもちろん、私たちの体は悪い化学物質につねにさらされているからである。**

2005年、驚くべき研究結果が発表された。アメリカの新生児の臍帯血《さいたいけつ》を調べたところ、平均して200種もの工業化学物質や環境汚染物質が発見されたのだ。重金属から農薬、難燃剤、BPA、PCB、DDTまで、ありとあらゆる有害物質が私たちの体内に存在する。[2]

毎日着ている洋服の生地にも、赤ちゃんをくるむ毛布にも、有害な化学物質が含まれている。食べるものや飲むもの、触るものすべてが毒に汚染されていると考えていい。2009年、「社会的責任を果たすための医師団」が、「医療における有害化学物質」と題された特別報告書を発表した。それを見ると、一般的な医療行為で触れるおそれのある有害物質の多くを知ることができる。[3]

有害物質は私たちが毎日飲んでいる水道水にも忍び込んでいる。現在の浄水処理では、それらの物質を除去することはできないからだ。

たとえば避妊ピルを飲んでいない人、ホルモン補充療法を受けていない人であっても、水道水からそれらの成分を摂取している可能性は高い。水道水を検査すると、かなりの量の処方薬の成分が検出されるからだ。

1999〜2000年にかけて、アメリカ地質調査所が30州の川の水を対象に成分を調査したところ、サンプルの80パーセントから1種類かそれ以上の処方薬の成分が検出された。薬の種類はホルモン剤から鎮痛剤、心臓病の薬、鎮静剤、抗発作薬まで実にさまざまだった。同じような調査はその後も行われていて、結果は悪くなるばかりだ。[4]

そして、塩素のことも忘れるわけにはいかない。塩素は水を消毒するための成分なのだが、体内に入ると甲状腺ホルモンの主原料であるヨウ素を甲状腺から追い出してしまうのだ。

体中のすべての細胞が、甲状腺の指令に従って代謝活動を行っている。そしてヨウ素は、甲状腺が正常に機能するために欠かせない成分だ。**ヨウ素を排除してしまったら、他の代謝機能がどんなに健康でも、それだけで代謝の悪い体になってしまう。**

塩素はまた、水の中で他の化学物質と結合し、フルタ酸ジブチル（DBP）という有害な副産物をつくり出す。アメリカのほとんどの自治体で、水道水にDBPが含まれている。問題が深刻なのはわかったが、それでは解決策はあるのだろうか？

今の時代、毒素にまったく触れずに生活するのは不可能だ。私たちにできるのは、毒素の知識を増やすこと、できるかぎり毒素に触れないようにすること、そして毒素に対抗できる強い体をつくることだろう。

体の働きはすべて細胞が行っているので、毒素の排出も細胞レベルから始めなければならない。栄養素を取り入れ、毒素を排出するのが正しい細胞の働きだ。

スリムな体を維持するには体の毒を出さなければならないのだが、もしかしたらデトックスは、健康に敏感な人でもいちばん軽視している分野、または誤解している分野かもしれない。

本物のデトックスは、ただ数日だけジュースを飲んだり、たまにサウナに入ったりすることではない。もちろんどちらも役には立つが、本当にきれいな体を保ちたいなら、そもそも毒が体に入らないように日ごろから気をつけることが大切だ。

体にたまった毒は細胞を弱らせ、炎症を起こし、ホルモンをかき乱すからだ。

身の回りの毒と、毒が隠れている場所

食物		
重金属	アルミニウム、鉛、ニッケル、水銀、ヒ素、カドミウム他、銅と鉄の摂りすぎ	魚とシーフード、米製品、ジュース、ビール、ワイン、異性化糖（HFCS）、シリアル、豆類、ピーナッツバター、ドライフルーツ、一部のサプリメント
食品添加物	硝酸塩、亜硝酸塩、臭素酸カリウム、プロピルパラベン、BHA、BHT、TBHQ、トリアセチン、没食子酸プロピル、ジアセチル、リン酸塩、着色料、人工甘味料、MSG、二酸化硫黄、遺伝子組み換え食品、カラギーナン他	
内分泌を乱す化学物質	BPA（ビスフェノールA）、ダイオキシン、フタル酸エステル、過塩素酸塩（ロケット燃料）、難燃剤	
農薬	アトラジン、有機リン酸エステル、グリホサート、氷晶石（一般的な方法で飼育された牛、豚、家禽の肉、乳製品、卵、農産物）	
抗生物質	一般的な方法で育てられた牛、豚、家禽の肉、乳製品、卵	
フッ化物	氷晶石と土、茶葉、骨製品、コラーゲン製品	
病原体（バクテリア、寄生虫、カビ、マイコトキシン）	穀類、ドライフルーツ、ピーナッツ、ピーナッツバターはカビが混入しやすい	

水	
農薬、その他の化学物質	フッ化物、硝酸塩、PFC、過塩素酸塩、塩素、DBP、PCB、ダイオキシン、DDT、HCB、DCPA、MtBE
放射性粒子	ラドン、ウラン、鉛、ヨウ素、セシウム、プルトニウム
重金属	アルミニウム、銅、鉛、ヒ素
病原体	バクテリア、寄生虫、ウイルス

空気	
カビ、その他の病原体	バクテリア、寄生虫、ウイルス、カビの胞子、チリダニ
タバコの煙、気化した塗料、ガソリン、排ガス、他	VOC、ペットのフケ、ベンゼン、パークロロエチレン、塩化メチレン、ダイオキシン、アスベスト、トルエン、水銀、カドミウム、クロム、鉛

<table>
<tr><th colspan="3">日用品</th></tr>
<tr><td rowspan="5">化粧品、ボディケア用品</td><td>化粧品、石鹸、スキンケア用品、歯磨き粉</td><td>フッ化物、PEG、重金属、ホルムアルデヒド、シロキサン、1,4-ジオキサン、アクリル酸、ベンゾフェノン、BHT、DEA、コールタール、エタノールアミン、フタル酸エステル、パラベン、香料、トリクロサン、トリクロカルバン、SLS、人工甘味料、マイクロビーズ</td></tr>
<tr><td>日焼け止め</td><td>オキシベンゾン、アボベンゾン、サリチル酸オクチル、オクトクリレン、ホモサラート、オクチノキサート</td></tr>
<tr><td>マニキュア</td><td>ホルムアルデヒド、トルエン、フタル酸ジブチル（DBP）</td></tr>
<tr><td>おむつかぶれ用クリーム</td><td>ホウ酸、BHA、タルク、プロピレングリコール、パラベン、トリクロサン</td></tr>
<tr><td>デオドラント用品、制汗剤</td><td>アルミニウム、パラベン、プロピレングリコール、トリクロサン、フタル酸エステル、香料</td></tr>
<tr><td>マットレス、寝具、カーペット、衣類</td><td colspan="2">難燃剤、ホルムアルデヒド、VOC、キノロン、芳香族アミン、ベンゾチアゾール</td></tr>
<tr><td rowspan="3">薬品、医療用品</td><td>薬品、ワクチン、サプリメント</td><td>フッ化物、水銀、鉛、アルミニウム、ヒ素、遺伝子組み換え作物（GMO）、人工着色料、人工甘味料、人工調味料、水素添加油、ステアリン酸マグネシウム、酸化チタン、カラギーナン、BHT、硫酸銅、ホウ酸、合成ビタミン</td></tr>
<tr><td>医療用品</td><td>プラスチック、DEHPなどのフタル酸エステル類、BPA、PVC、PBDE、ダイオキシン、PFC、トリクロサン</td></tr>
<tr><td>MRI</td><td>造影剤にガドリニウム（重金属）</td></tr>
<tr><td>洗剤</td><td colspan="2">ホルムアルデヒド、1,4-ジオキサン、クロロホルム、第四級アンモニウム、塩化ベンザルコニウム、フタル酸エステル、ホウ酸ナトリウム、香料、アンモニア、トリクロサン、塩素、ダイオキシン</td></tr>
<tr><td>ガーデニング用品</td><td colspan="2">グリホサートを含む農薬と除草剤（ラウンドアップ）、2,4-ジクロロフェノキシ酢酸、PDBE、無機質肥料、GMO、他</td></tr>
<tr><td>鍋、フライパン、調理家電、調理器具、ラップフィルム、アルミホイル</td><td colspan="2">アルミニウム、ニッケル、銅、鉄、PFC（過フッ素化合物）、PFOA、BPA、プラスチック、ホルムアルデヒド、VOC、PTFE</td></tr>
</table>

デトックスは強い細胞膜がないとうまくいかない

個別の毒素について見ていく前に、まずはいちばん大切な細胞の話から始めよう。**正しいデトックスには、「強い細胞膜」と「良好な細胞エネルギー」という2つの要素が必要だ。**細胞膜は毒素の排出で中心的な役割を果たしている。つまりこの本で学んだ「強い細胞膜をつくる方法」が、ここでも役に立つというわけだ。

デトックスにはエネルギーが必要であり、細胞のエネルギーを生みだしているのはミトコンドリアだ。ミトコンドリアがつくるアデノシン三リン酸という物質が、細胞のエネルギー源になっている。ミトコンドリアの機能が落ちると、アデノシン三リン酸の量も減り、細胞に十分にエネルギーが行きわたらなくなる。**すると細胞のデトックス機能が落ちて体内に毒素がたまり、炎症が加速度的に進んでいく**のだ。

現代人の多くはミトコンドリアの機能が落ちていて、慢性的な痛みや疲労、頭がぼんやりするという症状が蔓延している。実際、加齢を測定したいのなら、ミトコンドリアの機能不全がいちばん頼りになる指標だと考える専門家も多い。つまりミトコンドリアが元気であれば、人間も元気で長生きできるということだ。

ここまで見てきたようなことに気をつけていれば、体のデトックス能力を高めることもできる。この章では、**さらに毒出しに特化したその他の方法について見ていこう。**

まず何よりも大切なのは、体に入る毒を減らすことだ。できるだけ毒素を近づけないようにすることが、この章と次の章のテーマになっている。有害な物質についての知識が増えれば、食べ物や日用品に気をつけるようになり、体に入る毒も減っていくだろう。体へのストレスが少なくなり、自然治癒力も高まる。

デトックスは主要な臓器が協力して行う作業だ。**大腸や腎臓、リンパ系、そしてもちろん肝臓と胆嚢も、すべていい状態に保っておく必要がある。**

すでに見たように、肝臓は解毒の臓器であり、血中から有害物質を取り出して、胆汁とともに大腸に送っている。胆汁は毒素を外に運び出すダンプカーのようなものであり、胆汁に運ばれた毒素は便となって体の外に出る。胆汁がドロドロで流れの悪い状態になると、この毒素の排出も大きな影響を受ける。毒素がスムーズに流れず、いつまでも胆嚢に残ってしまうのだ。

大腸の役割も重要だ。現にたいていのデトックス法が、便通をよくすることに重点を置いている。大腸は毒素が通過する最後の場所だ。ここが詰まっていたら、毒素がずっと体内にとどまり、毒素を再び吸収してしまうリスクが高まる。

さらにリーキーガットの状態になっていたら、吸収された毒素がすぐに血液に流れ込み、体中の臓器が毒にさらされることになる。

体内の化学物質があなたを太らせる

「内分泌を乱す化学物質（ＥＤＣ）」とは、その名の通りホルモンの分泌を乱す化学物質のことだ。これらの化学物質は私たちの身の回りにあふれている。「キセノエストロゲン」または前述したようにオビソゲンとも呼ばれていて、体内に入るとエストロゲンと同じような働きをする。なかでも**いちばん問題なのは肥満の原因になる**ということだ。

内分泌を乱す化学物質にはさまざまな働きがあり、ある種のホルモンを増やすこともあれば、他のホルモンを抑制することもある。自然のホルモンと同じような働きをすることもあれば、自然のホルモンを他のホルモンに変えてしまうこともある。

細胞に「早く死ね」と指令を出すこともあれば、他の栄養素と競争することもある。たとえば塩素系農薬には、体内の熱の発生を抑え、脂肪の燃焼を鈍らせるという働きがある。

基本的に**内分泌を乱す化学物質は代謝の大敵だ**。放っておくと、インスリン抵抗性や肥満、糖尿病、脂肪肝につながるリスクがある。また内分泌を乱す化学物質は、世界的に第二次性徴の始まりが早まっている原因とも考えられている。[5]

オビソゲンが体内のエストロゲン受容体と結合すると、次の項目に影響が出る。

・インスリン感受性とグルコースバランス
・レプチンのシグナル伝達
・脂肪蓄積（増加する）
・食欲（増進する）
・認知機能（低下する）
・生殖機能（低下する）
・ミトコンドリアのエネルギー産出

オビソゲンは「水道水」や「食物」「処方薬」「プラスチック」「衣類」など、身の回りのあらゆるものに含まれている。

体に与える影響はさまざまだが、メタボリック症候群やエストロゲン優位、消化器系の不調、疲労、甲状腺機能の低下、アレルギー、肌荒れ、テストステロンの減少、慢性のカンジダ感染症、性機能障害、思春期早発症（早すぎる第二次性徴）、各種がん（子宮体がん、卵巣がん、乳がん、前立腺がん）などが主な症状だ。

「環境ワーキンググループ」は、内分泌を乱す化学物質のうち、特に悪質な12種類をリストにしている。[6]

1 BPA（缶詰、プラスチック）
2 ダイオキシン（加工食品、特に市販の畜産品）
3 アトラジン（除草剤。水道水に入っていることが多い）
4 フタル酸エステル（プラスチック、PVC、香料、ボディケア用品）
5 過塩素酸塩（ロケット燃料。水道水に入っていることが多い）
6 難燃剤（衣類、カーペット、ソファ、寝具）
7 鉛
8 ヒ素
9 水銀
10 過フッ素化合物類（くっつかない鍋やフライパン、撥水《はっすい》加工した衣類、家具、カーペット）
11 有機リン系農薬（ノンオーガニック食品）
12 グリコールエーテル（洗浄剤）

内分泌を乱す化学物質を避けるいちばんの方法は、プラスチック製品をできるだけ使わないようにすることだ。成分表には必ず目を通すこと。次の章では、キッチンからプラスチック製品をなくす方法をさらに詳しく見ていく。

フッ化物は体重増加や疲労の原因になる

フッ化物は環境ワーキンググループの「悪質な12種類」リストに入っていないが、私の意見を述べるなら入ってしかるべきである。

フッ化物は甲状腺のヨウ素受容体を占拠して、甲状腺ホルモン（チロキシン）の生成を阻害する。水道水にフッ素を添加すると虫歯予防になるという説もあるが、**フッ化物は鉛と同じで、実際は体にとっていいことは1つもない**。

甲状腺はフッ化物を使って「偽物のホルモン」をつくる。そしてこのホルモンが、体重増加や疲労、抑うつ、脱毛などの原因になるのだ。しかもこの偽ホルモンは本物の甲状腺ホルモンにそっくりなので、血液検査でも正体を見破ることができない。この問題を検査で発見するのはほぼ不可能だ。

50人以上の人間と、100匹の動物を対象に実験を重ねてきた結果、**フッ化物は神経系にもダメージを与える**ことがわかってきた。それをきっかけにフッ化物への懸念が高まり、水道水への添加をやめることを求める人たちが環境保護庁を相手に訴訟を起こした。

フッ化物の問題は代謝への悪影響だけではない。骨の病気や脳の病気、糖尿病、がん、消化器系の不調、歯と骨のフッ素症といった病気の原因にもなっている[7]。

フッ化物は見えないところに潜んでいる。たとえばフッ素を添加した水、口腔衛生用品、加工食品、加工飲料、薬品、テフロン加工したフライパン、農薬などだ。氷晶石《ひょうしょうせき》はブドウ（特に白ブドウ）の栽培でよく使われる農薬で、グレープジュースやワイン、レーズンなどの中に入っているものを知らないうちに摂取している可能性がある。だが、農薬の心配はオーガニックの食材を選ぶようにすれば解消できる[8]。

フッ化物を避けるには、自宅の水道に浄水器を取りつけるという方法がある。このとき、きちんと性能を確認すること。家庭用の浄水器として一般的なブリタやPURでは、フッ化物を取り除けないからだ。逆浸透膜、またはセラミックを使った浄水器なら、フッ化物も除去できる。

体の中に入ってしまったフッ化物は、ヨウ素を摂取して解毒するという方法がある。「海藻」や「ダルス」など、ヨウ素を豊富に含む食品を摂るようにしよう。

または、ルゴールヨウ素液を1日に1滴から5滴、食事や飲み物に混ぜて摂取するという方法もある。ヨウ素を1日に3ミリグラム以上摂っていれば、フッ化物の影響を退けることができる。

緑茶の怖い真実

緑茶は健康によく、痩せる効果があると思っている人は多い。

しかし、残念ながらそれは間違いだ。緑茶を飲みすぎると、かえって害になる可能性が高い。

緑茶にかぎらず、紅茶や白茶、ウーロン茶、プーアル茶など、**茶の木の葉を用いたお茶はすべて注意が必要だ。**「過ぎたるはなお及ばざるがごとし」の典型的な例といえるだろう。

お茶はたしかに健康によく、代謝を上げる効果もある。しかし、フッ化物や重金属、残留農薬などで汚染されているのも事実だ。その理由は茶の木の独特な性質にある。

植物は根や気孔から養分や水分を吸って生長するが、茶の木は養分を吸い上げる能力が高いために、**土壌に含まれる化学物質や重金属、農薬などを葉の中にたくさんため込んでしまう**のだ。

つまりお茶を飲むということは、葉の中にたまった毒素を摂取するということでもある。すでに見たようにフッ化物は甲状腺の機能を低下させるので、毎日のようにお茶を飲んでいたら代謝はむしろ下がってしまうだろう。

特に気をつけなければならないのは、ティーバッグと、中国産とインド産のお茶だ（中国は世界でも有数の農薬大国だ）。日本製のお茶は比較的安全だが、福島の原発事故があったので、放射性粒子の汚染に気をつける必要がある。オーガニックのお茶の場合、残留農薬はたしかに少ないが、フッ化物も少ないとはかぎらない[9]。

それでも飲み物はお茶がいいという人は、緑茶をやめてオーガニックのウーロン茶にするという方法もある。なぜウーロン茶なのか?

それは、**ウーロン茶には代謝を上げる働きがある**からだ。製造の過程で葉を部分的に発酵させていて、ポリフェノールを豊富に含み、緑茶よりもお腹にやさしい。カテキンやその派生物であるエピガロカテキン、エピガロカテキンガレートといった健康にいい物質も、緑茶と同じくらい含まれている。

さらに特筆すべきは、ウーロン茶には緑茶の2倍もの脂肪燃焼効果があるということだ。特にお腹の脂肪をたくさん燃やしてくれるだけでなく、脂肪の蓄積を防ぐ効果まである。

ある研究によると、ウーロン茶を飲んだ人は、24時間にわたって食欲が36パーセント減退したという。さらにLDLが29パーセント減少し、エネルギーは上昇した[10]。

お茶を飲むなら、1日に2杯までにすること。中国産ではなく日本産のウーロン茶が理想だが、日本産はなかなか売っていない。もし中国産を飲むなら、オーガニックで、最高級の農園でつくられたものを選ぶこと。

甲状腺に問題のある人は、茶の木の葉を使ったお茶は一切飲まないほうがいいだろう。

毒性の重金属がじわじわと体をむしばむ

環境ワーキンググループの「特に悪質な12種類」のリストに、重金属が3種類含まれている。「鉛」と「ヒ素」、そして「水銀」だ。

銅と鉄、亜鉛など人間の体内で重要な役割を果たしてくれる重金属もあるが、一方でアルミニウムや鉛、水銀、ヒ素など、健康効果が一切認められない重金属もある。

現代に生きる私たちは、かつてないほど毒性の重金属に体が汚染されてしまっている。海の汚染が進み、そこに暮らす魚や貝、甲殻類は、重金属やプラスチック、放射性粒子を体内にため込んでいる。それを人間が食べるために、人間の体内にも毒素がたまるのだ。

体内にたまった毒素は健康に深刻な害を及ぼす。急性の中毒ではなく、むしろじわじわと私たちの体をむしばんでいるのだ。どんな症状が出るかは重金属の種類によって異なるが、頭痛や脱力、疲労、筋肉痛、関節痛、便秘などの症状は共通している。

主な有害重金属についてはこの本でも触れているが、危険な重金属は他にもたくさん存在する。それらをすべてカバーしていたら、とてもページ数が足りなくなってしまうだろう。

新しい危険も次々と指摘されていて、最近でもＭＲＩ撮影の造影剤として使われるガドリニウムが問題になったばかりだ。

重金属と、重金属が含まれているもの

水銀	魚、歯の詰め物(アマルガム)、目薬、コンタクトレンズ洗浄液、鼻腔スプレー、その他の薬品、水銀体温計、バッテリー、蛍光灯、塗料、画材
鉛	1978年以前に建てられたすべての建造物の資材、古い塗料、古い鉛管とそこを通る水、缶詰、食品包装、バッテリー、タバコの煙、一部の玩具、セラミック、はんだ、PVC、ガソリン、車の排ガス
アルミニウム	アルミ製調理器具、ベーキングパウダー、大豆ベースの乳児用ミルク、精製された小麦粉、プロセスチーズ、制酸剤、その他の薬、歯の詰め物、デオドラント用品、化粧品、農薬、水道水
ヒ素	処理木材、除草剤、農薬、石炭の粉塵、タバコの煙、半導体、塗料、染料、石鹸、米、米を使った食品、市販のジュース、鶏肉
銅	避妊ピル、1976年以降の歯の詰め物、銅製子宮内避妊用具、殺菌剤、ある種の食物、銅管とそこを通る水
カドミウム	黒色ゴム、焼けたエンジンオイル、タバコの副流煙、セラミック、無糖練乳、肥料、殺菌剤、ソフトドリンク
バリウム	医療用画像撮影、塗料、装飾ガラス、ピーナッツ
ブリキ	食品、水道管、ゴム、はんだ、染料、顔料、漂白剤、殺鼠剤、殺虫剤、殺菌剤
ニッケル	電子タバコ、タバコ、ピアス、調理器具、ディーゼル車の排ガス、食品、バッテリー、アクセサリー、歯科用品、義肢、溶接道具

体内に入ったガドリニウムはどうやらすぐには排出されず、体内の組織の中にとどまり、短期的にも長期的にも健康に深刻な害を及ぼすという[11]。

ガドリニウムやその他の重金属を排出するためのサプリメントもあるので、この章の終わりのリストを参照してもらいたい。

それでは、ほぼすべての家庭に存在する重金属から見ていこう。

それは、アルミニウムだ。

「アルミニウム」が脳に与える悪影響とは

アルミホイルからパイ皿、鍋、フライパン、クッキングシート、やかん、計量カップまで、アルミニウムはキッチンのいたるところに存在する。キッチンにあって金属でできているものなら、おそらくそれはアルミニウムを含んでいるだろう。

問題は小さなアルミニウムの粒子が食べ物に入り込み、それが**私たちの臓器や筋肉、組織に蓄積していく**ということだ。

キッチン用品の他には、ボディケア用品（特にデオドラント用品と制汗剤）、薬品（制酸剤、下痢止め、市販の鎮痛剤）、歯の詰め物、大豆ベースの乳児用のミルクにもアルミニウムが多く含まれている。

アルミニウムには収斂作用《しゅうれんさよう》（皮膚または粘膜のタンパク質と結合して被膜を形成し、細胞膜の透過性を低下させる作用）があるために、消化管の粘膜を刺激するとともに、**胃の中にあるタンパク質分解酵素のペプシンを破壊する**。それにカルシウムやマグネシウム、リン、ビタミンAの吸収を阻害し、骨粗鬆症のリスクを増大させる働きもある。

しかし、**アルミニウムのもっとも困るところは脳や神経系への影響だ**。アルミニウムは血液脳関門を通過して脳内に入り込み、アルツハイマー病やパーキンソン病といった神経変性疾患の原因になると考えられている。認知症患者を検死解剖すると、脳からアルミニウムが検出されるという。そして少なくとも1つの研究は、アルミニウムは「アルツハイマー病の主要な原因とみなすべきだ」という結論を出した[12]。

アルミニウムは他にも、乾燥肌や粘膜の乾燥、胸焼け、疝痛《せんつう》、お腹にガスがたまる、潰瘍、食道の痙攣、虫垂炎、便秘、筋力低下、免疫低下、精神の混乱、記憶障害といった症状も引き起こす。キッチンからアルミニウムを一掃する方法については、次の章で見ていこう。

「銅」の摂りすぎは大問題

体内の銅の不均衡は、現在もっとも見過ごされている健康問題の1つだ。実際、子供を含む全人口の80パーセントが影響を受けている。これまで見てきた重金属とは違い、**銅は適量であればむしろ健康効果のある金属だ**。

均衡が取れていれば、30以上の酵素を活性化させ、さらに髄鞘《ずいしょう》や神経伝達物質といった脳や神経にかかわる物質の生成や生殖機能、毒素の排出を助ける働きもある。またコラーゲンの生成にも欠かせない存在で、銅が足りないとつやつやで張りのある肌は手に入らない。

しかし**銅が多すぎるのも問題**で、エストロゲン優位や甲状腺の機能低下、不眠、疲労、多動、衝動的な行動、不安、抑うつ、髪と肌のトラブルといった症状につながる。さらに銅はビタミンCを破壊し、亜鉛とホウ素の代謝を阻害する働きもある。銅が亜鉛を圧倒すると、エストロゲン優位がさらに悪化する。

最適な銅の量は1日に2ミリグラムとごくわずかだ。すでに体内の銅が多すぎる人は、「ナッツ」や「シード」「アボカド」「穀類」「貝」「甲殻類」「チョコレート」「お茶」「小麦胚芽」「ふすま」「醸造酵母」など、銅を豊富に含むものは避けたほうがいい。

マルチビタミンのサプリを飲んでいるなら、銅が入っていないことを確認すること。

「ニッケル」はさまざまな病気を引き起こす

ニッケルは発がん性の重金属で、体内の毒素を調べるとよく検出される。特に血液にたくさん含まれていて、リーキーガットやラクトース不耐症の原因になる。

また、ニッケルは変異原性（生物の遺伝情報に不可逆的な変化を起こす性質）があるともいわれている。**DNAや核タンパク質と結合し、染色体を損傷するのだ**。[13]

さらにやっかいなことに、人間の体はニッケルを亜鉛と勘違いすることが多い。そのため亜鉛が足りなくなると（現代人は亜鉛が足りない人が多い）、亜鉛の代わりにニッケルを使うことになる。亜鉛は300以上の酵素反応にかかわっているので、そこに亜鉛ではなくニッケルが登場すると、代謝機能が大幅に狂ってしまう。

ニッケルはまた、肺がんや鼻腔がんの原因になるともいわれている。[14]

身の回りでニッケルを多く含んでいるのは「アクセサリー」と「調理器具」だ。たとえばステンレスは14パーセントのニッケルを含んでいる。他にはタバコや電子タバコ、車の排ガスなどにも含まれている。電子タバコの煙に含まれるニッケルはタバコの煙の4倍にもなる。[15]

ニッケルは油を水素化するときの触媒としても使われる。油を水素化すると硬くなるので、マーガリンなどをつくるときに使う手法だ。硬化油を摂ってはいけないといわれている理由が、これで納得できるだろう。

ニッケルを体外に排出する方法は、抗酸化物質の代表である「グルタチオン」を摂取することと、亜鉛欠乏の状態を解消することだ。

「水銀」は心臓発作のリスクを3倍にする

水銀は強力な神経毒（神経細胞に作用する毒）であり、さまざまな不調や障害の原因になっている。**水銀に「安全なレベル」は存在しない。**水銀が含まれているものは、「魚」「シーフード」「アマルガム」「薬品」「ボディケア用品」「残留農薬」などだ。

アマルガムは虫歯の治療で使う詰め物であり、よく「銀の詰め物」と呼ばれている。ただしこれはマーケティング用の呼び方で、本当に銀でできていると勘違いさせようとしているのだ。

現実には、銀もたしかに含まれているがほんの一部であり、**43〜54パーセントは水銀でできている。**研究によると、銀の詰め物をした歯が8本以上ある人は1本もない人に比べ、血中の水銀レベルが2倍以上にもなるという。[16]

アマルガムの使用により、毎年240トン～300トンもの水銀が市場に出回っている。アメリカでは、歯科医院が水銀の使用量で2位につけている。こうやって使われた水銀は、さまざまな経路を通って最終的に自然環境を汚染することになる。

自然界に流出した水銀は、メチル水銀というさらに毒性の強い物質に姿を変え、海や川を汚染したり、魚の体内に蓄積したりする。現在アメリカでは、5万以上の湖で釣った魚を食べないようにという警告が出ている。アメリカ心臓協会によると、体内の水銀レベルの高い男性は水銀レベルの低い男性に比べ、心臓発作のリスクが3倍にもなるという[17]。

水銀の摂取を避けるには、まず魚を食べるのを週に2回までにすること。寿命が長く、大きく成長する魚は食べないほうがいい。長く生きた分だけ、体内に蓄積した水銀も多くなっているからだ。イワシなどの小さな魚や、水銀レベルの低い製品を選ぶようにする。

歯に銀の詰め物をしている人は（たいていの人がそうだろう）、水銀を含まない詰め物に変えてもらおう。

そのさいは安全への意識が高く、この分野で経験が豊富な歯科医を選ぶこと。バイオロジカル・デンティスト（患者の全身への影響を考えて治療に取り組む歯科医）であれば、アマルガムを安全に除去することができる。オゾン療法やビタミンC点滴、生体適合性テストなど、補助的な治療も提供してもらえるかもしれない。

「鉛」は子供のＩＱを下げる

水銀と同じように、鉛も体内に蓄積される毒素で、体のさまざまな器官に影響を与える。**特に被害が大きいのは小さな子供たちだ**。子供の体は、大人に比べて鉛を排出する機能が著しく劣っている。

「オレゴン・ヘルス・オーソリティ」の出版物によると、大人であれば体内に入った鉛の99パーセントを２週間以内に便と一緒に排出できるが、子供が排出できるのはたったの32パーセントだ。[18]

子供の場合は、たとえ少量の鉛であっても、成長不良や発達障害、ＩＱ低下、問題行動、難聴などの深刻な害が出る。少量の鉛に慢性的にさらされていると、高血圧や心血管疾患の原因になるという報告もある。[19]

鉛にも「安全なレベル」は存在しない。体内に入った鉛は脳や肝臓、腎臓に送られるとともに、歯や骨の中にも蓄積されていく。骨に入った鉛は25～30年はそのままだという。骨の鉛は血液に放出され、妊娠中であれば胎児も鉛にさらされることになる。

また鉛に水銀などの他の毒素が加わると相乗効果で害がさらに大きくなり、カルシウムと鉄の代謝が阻害される。カルシウムや鉄、亜鉛が欠乏すると、鉛の吸収がさらに多くなる可能性がある。

あなたもきっとニュースで聞いたことがあるだろうが、腐食した水道管から水道水にしみ出した鉛が大きな社会問題になっている。あなたの子供も、もしかしたら学校の水飲み場で鉛に汚染された水を飲んでいるかもしれない。

輸入品の多くに鉛が含まれているが、最近の調査によって多くのサプリメントに鉛が含まれていることが明らかになった。おそらく質の悪いサプリがそうなのだろう。サプリを買うときは、厳しい基準を守っている信頼できるブランドを選ばなければならない。

ボーンブロスは鉛の含有率に注意する

ボーンブロスは体にいい飲み物だが、どんな材料でつくられているか注意が必要だ。オーガニックで上質のボーンブロスであれば、コラーゲンやミネラル、グルタミン、体にいい脂肪が豊富に含まれている。

コラーゲンはタンパク質の一種で、体内のタンパク質でもっとも多いのはこのコラーゲンだ。結合組織や筋肉、骨、腱、血管、消化管などで見つけることができる。肌のタンパク質の70パーセントはコラーゲンなので、コラーゲンを摂取するとしわやたるみの予防と改善になる。

ボーンブロスは骨痛や筋肉痛を和らげ、炎症や感染症を改善し、エネルギー増強につながる。リーキーガットの治療効果も認められている。

しかし、ボーンブロスなら何でもいいというわけではない。鉛やフッ化物、その他の工業化学物質は人間の骨だけでなく、動物の骨にも蓄積する。そもそもボーンブロスとは、骨を長時間煮込んで栄養たっぷりのエキスを抽出したスープだ。つまり骨に有害な物質が蓄積していたら、それがそのままボーンブロスに含まれることになる。

工業的畜産の動物や遺伝子組み換え作物（ＧＭＯ）のエサを食べて育った動物、農薬を使った牧草を食べて育った動物、ホルモン剤を投与された動物の骨でつくったボーンブロスは、むしろさまざまな有害物質が凝縮されているのだ。一方でオーガニック農法で育てられた動物の骨であれば、安心して飲むことができる。

ただし、ボーンブロスの成分検査はほとんど行われていないのが現状だ。だから自分の良識を頼りに判断するしかない。２０１３年の研究で、オーガニックをうたう鶏の骨を使ったボーンブロスの中に鉛が発見され、ちょっとした騒ぎになった。[20] どうやら鶏は、体内にかなりの量の鉛をため込んでも、特に健康被害が出ないようだ。[21]

つまり、ここで**大切なのはボーンブロスの原料に注意するということ**。いちばん安心な方法は、地元のオーガニック農場で手に入れた骨と浄水器を通した水を使って、自分でつくることだろう。市販のボーンブロスを飲むなら、オーガニックの認証を受けていて、信頼できるブランドを選ぶこと。

除草剤の成分「グリホサート」から健康を守る

「ラウンドアップ」という除草剤に使われて有名になって以来、「グリホサート」という化学物質は食品から水、女性用衛生用品、乳児用ミルク、それに母乳まで、あらゆるものに忍び込むようになった。グリホサートは毒性が強く、数え切れないほどの健康問題を引き起こす。

カリフォルニア州と世界保健機関（WHO）は、グリホサートを「潜在的発がん物質」に認定している。 しかし私にいわせれば、それでもまだ甘すぎるぐらいだ。

1987年以来、グリホサートの使用は爆発的に増えた。遺伝子組み換えによってグリホサートに耐性のある種が開発され、作物の生長期を通してずっと使用できるようになったからだ。現在、アメリカ産のコーンや大豆、綿花のほぼすべてが遺伝子組み換え作物であり、グリホサートをたっぷりと浴びている。

グリホサートは多くの国で禁止されている。数々の研究により、安全なレベルは存在しないという結論になったからだ。しかし、**アメリカではほぼ規制が存在しない**状態だ（訳注：日本でも規制されていない）。アメリカ人の93パーセントが、尿検査でグリホサートが検出されており、その数値はヨーロッパ人の3～4倍になる。

グリホサートが体に害を与える方法はいくつかある。

まずあげられるのは、**重要な腸内細菌ラクトバシラス属のバクテリアを殺すこと**だ。体内のタンパク質がアミノ酸のグリシンと間違えてグリホサートと結びつき、そのまま筋肉や臓器に運ばれていく。また**グリホサートは主要な内分泌かく乱物質**で、主要な金属キレートでもあるため、アルミニウムなどの金属と強く結合してそのまま脳まで運ばれていくのだ。

そのうえ、グリホサートは肝臓が解毒作用に使うある種の酵素をブロックするので、**他の毒素の毒性も強めるという働きもある**。そしてこのブロックによってビタミンDの適切な分解もできなくなるので、ビタミンD欠乏症にもつながる。

くわえて解毒作用のある酵素には、胆汁酸をつくるという働きもある。つまりグリホサートは、胆嚢や胆汁の問題にも直接かかわっているということだ。

以上を考慮すれば、グリホサートがさまざまな健康問題との関連を指摘されているのもうなずけるだろう。たとえば、「甲状腺機能低下症」や「うつ病」「がん」「パーキンソン病」「セリアック病」「グルテン不耐症」「慢性疲労」「大腸炎」「炎症性腸疾患」「多発性硬化症」「肝臓病」「流産」など、その他にもたくさんある。[22]

ラウンドアップを製造しているモンサントは、最近になって新たに「ジカンバ」という化学物質も使うようになった。このジカンバとグリホサートにできるだけ触れないようにするには、オーガニックで非遺伝子組み換えの作物を購入することだ。

すでに体に入ってしまったグリホサートについては、「硫酸化」というテクニックで除去できる。「ブロッコリー」や「カリフラワー」「ケール」などのアブラナ科の野菜、「ニンニク」「タマネギ」「リーキ」、放し飼いで育てられた家畜の肉や卵など、「硫黄」が豊富に含まれる食材を摂取し、日光をたくさん浴びるという方法だ。「フミン酸」ベースのミネラルを摂取してもいい。

目に見えない「電磁波汚染」から人体を守る

電磁波汚染なんてたいしたことないと思っている人も多いだろうが、そう言わずにとにかく読んでもらいたい。体重増加やその他のいわゆる現代病は、人工の電磁波によって生理機能が阻害されることも一因になっている。

人工の電磁波は「**電磁波汚染**」とも呼ばれ、色も匂いもなく、目にも見えない。おそらく今この瞬間も、あなたを包囲しているだろう。**有害な化学物質と同じで、防ぐ手立てはほとんど存在しない。**

人間の体は1種類の自然な電磁波の周波数にだけ合わせて進化してきた。それは太陽の光だ。しかし現在の世界には、「磁気」や「人工灯」「電気」「マイクロ波」という4つの人工的な電磁波が存在する。携帯電話や各種電子機器、電子レンジなど、私たちの身の回りはマイクロ波だらけだ。

脳細胞が悪影響を受けない電磁波の周波数レンジはとても狭く、だいたい自然界に存在する周波数のレンジと一致している。だが私たちの周りには、体が自然に受け付けられない周波数の電磁波があふれている。細胞膜はそれらの電磁波をブロックすることができず、細胞膜上の受容体の数が増え、結果として**ホルモンの情報伝達を阻害することになる**。

これはたとえるなら、昔あった電話のパーティラインのようなものだ。大勢の人が一斉に話すので、間違ったメッセージや意味のわからないメッセージが伝わってしまう。これらの不自然な周波数は体内の酸化ストレスを増加させる。その結果、細胞膜が破壊されてDNAが損傷する。

こうやって攻撃を受けた体はストレス反応を起こし、「コルチゾール」や「アドレナリン」といったストレスホルモンを分泌する。コルチゾール値が上昇すると、血糖値とインスリン値も上昇する。さらに「気分の変動」や「食欲亢進」「筋力低下」「腹部の脂肪増加」といった影響が出る。つまりまとめると、**電磁波は太る原因になる**ということだ。

人工の電磁波には自然治癒力を下げるという作用もある。「グルタチオン」「スーパーオキシドジムスターゼ（SOD）」「メラトニン」などの3大抗酸化物質が、体内で自然に生成されるプロセスを阻害するからだ。

抗酸化物質が生成されないと、体内で生理的な変化が次々と起こり、さまざまな病気が引き起こされる。ある研究によると、**人工の電磁波にさらされた人間のがん細胞は、通常よりも24倍も速く成長し、免疫システムからの攻撃に耐える力も大幅に強化される**という[23]。

しかも、話はそこで終わらない。近い将来、今度は5Gという次世代通信が登場する。5Gの電子機器が普及したら、私たちを取り巻く電磁波はさらに強力になるだろう。さまざまなものをインターネットにつなぐ「モノのインターネット（IoT）」がさらに広がり、私たち**人類はかつてないレベルで電磁波を浴びることになる**。

4Gとは違って5Gになれば、植物や、さらには雨水までもが電磁波を吸収する。自分が電磁波を吸収するだけでなく、食べ物にまで電磁波が吸収されているということだ。

電磁波のリスクは、コロンビア大学生理学・細胞生物物理学部准教授の故マーティン・ブランク博士の言葉に要約されている。博士の言葉を引用しよう[24]。

体内の細胞は電磁波を体に害を与える敵とみなす。重金属や有害な化学物質といった環境毒素と同じ扱いだ。生きた細胞内のDNAはごく低レベルの電磁波も感知し、生化学的なストレス反応を起こす。現在の安全基準が十分でないのは、科学的な研究によっても明らかだ。電線や携帯電話などの電子機器が出す電磁波を放置するのなら、すでに明らかになっているリスクを引き受けるしか道はない。電磁波の危険性は、すでにはっきりと証明されている。私たちは、その結果をもっと深刻に受け止めなければならない。

もちろん、すべての電磁波を避けることは不可能だが、浴びる量を最小限に抑えることならできる。いくつか方法を紹介しよう。

・携帯電話をできるだけ体から離す。通話するときは「スピーカーフォン」にして、頭にくっつけないようにする
・夜の間はＷｉ－Ｆｉを切る。寝室に電子機器を持ち込まない
・蛍光灯とＬＥＤを白熱灯に替える
・電子計器をアナログ計器に替える
・スイッチモード電源コンバータを使った電子機器の使用を最小限に抑える
・電子機器から離れ、自然の中で過ごす時間を増やす
・電磁波シールド塗料や、携帯電話の電磁波遮断グッズを活用する
・シュンガイト（天然石の一種）を身の回りに置く（自然界の産物で、電磁波を防ぐ効果が科学的に認められているのは、今のところシュンガイトだけだ）

寄生虫とカビによる体重増加を防ぐには

化学物質や重金属、電磁波の他にも、生物由来の汚染というものが存在する。もちろん全

世界にはそれこそ数え切れないほどの病原体が存在するが、そのなかでも代謝への影響という観点から、特に悪質な2種類に注目して見ていこう。それは「寄生虫」と「カビ」だ。

寄生虫は病気の原因になるだけでなく、実は太る原因にもなる。先進国に寄生虫などいるわけがないと思っている人はたくさんいるが、科学的な調査によると、どうもそうではないようだ。

アメリカで行われたある研究では、被験者の32パーセントが寄生虫感染で陽性だったという。それに全50州のうち少なくとも48の州が、寄生虫感染の拡大を経験している。[25]

寄生虫の問題を見て見ぬふりをするのは、そろそろ終わりにしなければならない。それだけでなく、**寄生虫は体重増加の原因になり、無性に甘いものが食べたくなる原因にもなる。不安や不眠まで引き起こす**[26]。

寄生虫は地球上でもっとも免疫の抑制作用が高い存在の1つで、あなたの大切な栄養を横取りして毒性の排泄物を出し、最終的にはあなたの細胞や組織に傷をつける。**寄生虫の被害がもっとも大きいのは肝臓と胆嚢で、寄生虫が原因で胆石ができることもある。**

寄生虫はごく日常的な行動を通して私たちの中に入り込んでくる。たとえば水道水を飲む、外食する、火の通っていない食材を食べる（特に豚肉と刺身）、旅行する、幼稚園や保育園、学校、介護施設のデイケアに通う、そして家の中でペットを飼うことなどだ。

寄生虫に感染すると免疫システムが過活動の状態になり、「**サイトカイン**」というタンパク質の一種が大量に分泌される。このサイトカインが、**甘いものが無性に食べたくなったり、体重が増えたりする原因**だ。

他にも、腹部膨満や便秘、食物感受性、抑うつ、偏頭痛、発作、アレルギー、湿疹などを引き起こす。サイトカインは血液脳関門を通過し、ドーパミンやセロトニンといった神経伝達物質に悪い影響を与える。

ダイエットをしても体重がなかなか減らないという人は、寄生虫の他にカビが犯人という可能性も考えられる。寄生虫やカビのような生物から生まれる毒素は、「生体毒素」と呼ばれている。[27] カビから生まれる生体毒素でもっとも一般的なのが、カビの代謝の副産物である**「マイコトキシン」**だ。

カビとマイコトキシンは体内に蓄積するので、免疫システムへの負担がどんどん大きくなっていく。体内の毒が増えるたびに、免疫システムは貴重なリソースを使って毒を外に出そうとする。

体重が減りにくいと感じている人は、たとえばカビと重金属など、たいてい2種類以上の毒素をため込んでいる。体内の毒が多すぎて、解毒が追いつかない状態になっているのだ。

マイコトキシンの多くはミトコンドリアのDNAと結合して遺伝子を傷つける。さらに、脳やその他の臓器にもダメージを与える。ミトコンドリアのDNAが傷つくと、ミトコンドリアの活動が弱ってエネルギーレベルが下がり、脂肪を燃やしてくれる褐色脂肪細胞が少なくなってしまう。また、マイコトキシンの多くは発がん性物質でもある。

カビが体内に入るきっかけは食べ物と飲み物だ。代表的な感染源は、「アルコール飲料」や「トウモロコシ」、その他の「穀類（小麦、大麦、ライ麦）」「ピーナッツ」「ドライフルーツ」「ハードチーズ」などがあげられる。特にトウモロコシは22種類ものカビが付着している。原因は貯蔵方法だ。

カビは食べ物や飲み物だけでなく、家庭や職場のさまざまなところにも潜んでいる。カビは湿気が大好きなので、水害にあった建物は要注意だ。ちなみに、アメリカにある建造物の半分は何らかの水害を受けている。新しい建物でも例外ではない。

カビは湿気だけでなく、建築に使われる資材のほとんども大好きだ。「セルロース」「パーティクルボード（木片と接着剤を混ぜた木質ボード）」「ドライウォール」などなど、みんなカビの好物だ。また、カビは暗く湿った場所で育つ。壁の内側やシンクの下、洗濯機の後ろなど、普段は目につきにくい場所なので、なかなか存在に気づかない。

時にはただカビを取り除くだけで、健康問題がすべて解決することもある。なおカビ対策でいちばん大切なのは、とにかくカビに触れないようにすることだ。

とにかく私が声を大にして主張したいのは、カビのある家に住んではいけないということである。もしカビを見つけたら、専門家に依頼して根こそぎ除去してもらおう。

体内の毒素をチェックする

体にたまった毒素を調べる方法はいろいろあるが、一般的な方法は毛髪検査と尿検査だ。髪の毛を使った検査は「組織ミネラル検査」と呼ばれ、有害金属を含め体内に存在するミネラルを手軽に測定することができる。検査に髪の毛を使うのは、およそ3カ月間にわたる体内の変化を観察することができるからだ。

検査の結果を見るときは、髪の毛に含まれるミネラルの量だけでなく、どんなミネラルがどれくらいの比率で含まれているかということにも注目すると、自分の健康状態について多くのことがわかる。

すぐできる身の回りの毒素を減らす方法

身の回りの毒素を取り除く方法をすべて詳しく見ていくことはできないが、有効な方法をいくつか紹介しよう。

・**水を飲む**：当たり前だと思うかもしれないが、意外と見過ごされていることが多い。十分に水分を摂るのは、デトックスのもっとも基本的な方法だ。1日に飲む量の目安は、体重（ポンド）の半分をオンスにした量と考えるとわかりやすい。ただし、水道水をそのまま飲まないこと。家中の水を浄水できるシステムを導入することを強く推奨する

・**汗をかく**：肌も解毒臓器の1つだ。運動や赤外線サウナで汗をかくこともデトックスになる。最低でも週に1回から2回の赤外線サウナを推奨する

・**睡眠の質を改善する**：脳は睡眠中に老廃物を洗い流すようになっている（このしくみは「グリンパティック系」と呼ばれる）。脳のデトックスは睡眠中にしか行われない

・**魚を食べすぎない**：残念ながら、現代の世界は毒に汚染されている。そのため食べる魚の量も種類も制限しなければならない。魚を食べるなら、アンチョビやイワシなどの小さい魚のほうがいい。体が小さい分、体内の水銀やその他の毒素の量も少ないからだ

・**空気清浄機を使う**：新技術の開発によって家庭用の空気清浄機は大きく進化し、今では

バクテリアやウイルスまで除去できるようになっている。バクテリアやカビ、ウイルスに加え、花粉、煙、臭い、微粒子、ホルムアルデヒド、ガスも除去できる空気清浄システムが理想だ

・**新鮮な空気を入れる**：1日に10分、窓を開けて空気を入れ換える。新しいカーペットをしいた後や、何かを新しく塗装した後は窓を開ける時間を長くする

・**人工の消臭スプレーや洗剤を使わない**：カーペットや衣類、空気の消臭スプレー、合成洗剤の代わりに、重曹や酢、エッセンシャルオイルなど毒性のない自然のものを使う

・**植物を育てる**：庭の芝生をやめて、代わりに環境にやさしく、蜂にもやさしい植物を育てる。強い化学薬品の入った除草剤や殺虫剤は使わない

・**有害物質が入っていない家庭用品を選ぶ**：デオドラントや制汗剤は使わない。皮膚に塗るクリームなどは「パラベン」が入っていないものを。天然のエッセンシャルオイル以外の香料は避ける。洗剤や柔軟剤、ドライヤーシートは天然素材のものを選ぶ

・**手を洗う**：特に感熱紙のレシートとお金を触った後は必ず手を洗うこと。ただし「トリクロサン」、またはそれに似た性質の化学物質が入っている抗菌石鹸は使わないように。最近大きな問題になっている抗生物質耐性の原因になると考えられている。普通の石鹸でも十分に効果がある

・**食品を選ぶ基準**：大豆、オーガニックでないコーヒーと紅茶、缶詰食品、缶飲料、工場畜産の肉、卵、乳製品は食べてはいけない。発音できないような化学物質が入っていない食べ物を選ぶこと

体内の毒素を出す食材とサプリ

体がきちんと機能するには、毒素や老廃物を毎日外に出して、体の中をきれいにしておく必要がある。たとえ食べ物や日常生活に気をつけていたとしても、体に悪いものにまったく触れずにいるのは不可能だ。

ただしこの本の教えを守っていれば、細胞レベルから元気になり、多少の毒素が入ってきても問題なく排出することができるだろう。普段の生活や食事に加え、サプリメントもデトックスに役に立つ。私のお気に入りのデトックス・サプリをいくつか紹介しよう。

・**アスパラガス**：アスパラガスはグルタチオンを豊富に含むため、食べるとデトックス効果が期待できる。また、ビタミンKと食物繊維も豊富だ。なかでも水溶性食物繊維の「イヌリン」は腸内の善玉菌のエサになる。さらに利尿作用もある

・**ブラジルナッツ**：グルタチオンの前駆体になり、水銀とヒ素に対抗する「セレン」を豊富に含む

・**コリアンダー**：重金属と結合して体外に排出する

・**クロレラ**：淡水に生息する単細胞緑藻類の総称で、重金属などの毒素と結合する性質がある。クロレラが毒素を吸収するには細胞の壁を破る必要がある。汚染されていないきれいな水、または試験管で育ったクロレラを選ぶこと

・**コエンザイムQ10**：ミトコンドリアのエネルギー生産能力を高める効果がある。「ユビキノン」と呼ばれるコエンザイムQ10がもっとも体に吸収されやすく、効果が高い

・**タンポポの根**：体にとてもやさしいハーブ。肝臓に働きかけて胆汁の生成を増やす効果がある。焙煎してタンポポコーヒーにして飲むとおいしい

・**グルタチオン**：抗酸化物質の王様。デトックスや酸化ストレスの軽減、ミトコンドリアの活性化といった効果がある

・**ヨウ素**：甲状腺機能の改善やデトックス効果があり、あらゆる感染症と闘ってくれる

・**ヤハズツノマタ（アイリッシュモス）**：ヨウ素などの微量ミネラルが豊富。ヤハズツノマタに含まれる植物性栄養素の「アルギン」は重金属を排出させる効果がある。粘着性があるため、重金属とくっついて体外に排出する働きがある

・**モディフィラン（昆布類の海藻ブラウンシーウィードのエキス）**：放射性粒子や重金属、その他の有害物質に結合し、体外への排出を促す

・**ピロロキノリンキノン**：酵素の一種。ミトコンドリアを酸化ダメージから守るだけでなく、新しいミトコンドリアの生成を刺激する働きもある[28]

・**コロイダルシルバー**：銀の微粒子。抗菌や抗カビ、抗ウイルス、抗寄生虫で高い効果が認められる。体内でのカビの除去で優れた効果を発揮する

・**竹炭**：重金属や化学物質、カビのデトックスで効果がある。竹炭と有害物質が結合して便と一緒に排出される

・**タウリン**：硫黄を豊富に含むアミノ酸。肝臓が胆汁をつくるときに使われる。タウリンには重金属や塩素、アルデヒド、石油溶剤、アルコール、アンモニアの排出に効果がある

・**ゼオライト**：重金属や化学物質、カビのデトックスに効果がある。重金属とゼオライトは磁石のようにくっつくので、血液中の重金属を取り出して排出することができる

第7章 キッチンをデトックスする

アルミニウムの鍋ややかんは、猛毒を持ったヘビよりも恐ろしい。
——ヘイゼル・パーセルズ博士

この章で学ぶこと

・痩せるために使うべき調理器具
・アルミホイル、アルミ調理器具の恐ろしさと、アルミニウムの代わりになるもの
・アルミニウムを見分ける方法
・プラスチックには太る化学物質が入っていること
・電子レンジを使ってはいけない理由と、電子レンジの代わりになるもの

代謝革命ダイエットを始める前に、食材の扱い方や保存方法も、食べ物そのものと同じくらい大切だということを見ていこう。

重金属やプラスチック、電子レンジなど、キッチンにはあなたを太らせる悪者がうようよ存在する。調理器具の素材に無頓着でいると、自分の体を毒まみれにしてしまうだろう。これではせっかく食事に気をつけていても、すべての努力が台無しになってしまう。

まずはいいニュースから始めよう。現在、体に無害な調理器具はさまざまな種類が発売されている。なかでもいちばんのおすすめは「土」でできたものだ。土を原料とするセラミックや土器なら、重金属や合成ポリマーは一切含まれていない。また土は安全であるだけでなく、料理の味が変わらないという利点もある。

しかし、**たいていの調理器具には有害な物質が含まれているので、調理中や保存中に食べ物にも有害物質が移ってしまう。**いちばん大きな問題はアルミニウム製の鍋や保存容器だが、他にも隠れた汚染源はあちこちに存在する。

キッチンのデトックスだけに1つの章を割いたのもそのためだ。これだけ健康に関心が集まっているというのに、キッチンや調理器具のことまで気をつけている人はほとんどいない。これは驚くべきことだ。代謝革命ダイエットを実行するのはすばらしいことだが、有害物質を含む鍋や保存容器を使っていては、せっかくの努力がむだになってしまう。

体に毒素がたまるとどうなるか、覚えているだろうか？

体内の毒素は最終的に胆汁の中にたまり、脂肪が燃えにくく、痩せにくい体になるのだ。

前の章でも見たように、私たちは毒素を含んだ製品や食品に囲まれて暮らしている。たいていの毒素は目に見えず、味も匂いもしない。しかし正体さえわかっていれば、取り除くことはできる。まずはいちばん問題の大きい汚染源から始めるとしよう。

それはアルミニウムだ。

キッチンから汚染源を一掃する

現代の生活は昔に比べればとても清潔で、どこもかしこもピカピカに輝いているように見える。だが、油断してはいけない。危険な毒はほぼすべてのキッチンに潜んでいる。

たった1つしか対策はできないというのなら、アルミニウム製品をすべて取り除くことにしてほしい。**体内に入ったアルミニウムは腎臓や脳、消化管に蓄積し、さまざまな問題の原因になる。**

たとえば、粘膜を刺激して「ペプシン（大切な消化酵素）」を破壊する。またアルミニウムが蓄積した体は、「カルシウム」や「マグネシウム」「リン」「ビタミンA」を吸収できなくなる。さらに、**アルミニウムは認知症との関係も指摘されている。**こんなものを体に入れたいと思う人などいないだろう。

まずはアルミホイルの使用をやめる

私のすすめる最初の一歩はアルミホイルを一切使わないことだ。**どんな食べ物でも、飲み物でも、アルミホイルを使って調理してはいけない。**ただ包むだけでもだめだ。特にトマトが入っているような酸性の料理は、絶対にアルミホイルを使ってはいけない。

2006年に行われた研究によると、アルミホイルで調理された赤身の肉はアルミニウムの含有量が89～378パーセントも増加したという。鶏肉も76～214パーセント増加した。調理の温度が高いほど、そして調理時間が長いほど、食材に浸透するアルミニウムの量も多くなる。[1]

それでは、アルミホイルの代わりに何を使ったらいいのだろうか？

私のおすすめは「無漂白紙」か「パーチメントペーパー」だ。オーブンの天板がアルミ製でも、パーチメントペーパーをしけば安心だ。またはマフィンの型がアルミ製なら、無漂白紙でできたマフィンの型を中に入れればいい。

パーチメントペーパーは、焼く、ゆでる、ローストするなど、たいていの調理に利用できる。野菜や魚の調理に適していて、食材の汁で調理するので味も逃がさない。最近は、パーチメントペーパーでできたクッキングバッグまで見かけるようになった。

アルミホイルをやめるついでに、アルミニウムを含んだベーキングパウダー、デオドラントや制汗剤を使うのもやめてしまおう。これでアルミニウムにさらされる危険を大幅に減らすことができる。

アルミ製の調理器具は使わない

鍋ややかん、フライパン、計量カップ、オーブンの天板、ケーキの型、おろし器、ざる、パイ皿など、これらすべてにアルミニウムは潜んでいる。水道水でさえ安心はできない。自治体の浄水システムで、アルミニウム塩が使われているからだ。

使っている調理器具にアルミニウムが入っているかどうかわからない場合は、磁石がくっつくかどうかで判断するといい。磁石がつくなら、アルミニウムが入っていない証拠だ（それでもニッケルが含まれている可能性はあるので注意しなければならない）。反対に磁石がつかなければ、かなり高い確率でアルミニウムが含まれている。

ステンレス製で磁石がつき、強く磨きすぎて表面に傷がついているようなことがないのなら、その調理器具は安全だと考えていい。反対に磁石がつかず、表面に傷があるのなら、そろそろ買い替えどきだ。とはいえ、どんなものを買うのが正解なのだろうか？

使っていい調理器具とだめなもの

調理器具の素材はさまざまで、それぞれに一長一短がある。つねに最新の情報にアンテナを張り、その時点でいちばん安全なものを選ぶ必要があるだろう。

かつてはとにかくステンレスなら安全だと考えられていたが、**最近になってステンレスでもある程度まで食べ物に金属が移ることがわかってきた。**実際のところ、ステンレス鋼にどんな金属が含まれているかは誰にもわからない。

たいていのステンレスは、鉄やクロム、モリブデン、ニッケル、チタン、銅、バナジウムなどを含む合金でできている。この中ではチタンがいちばん安全な金属だが、値段が高いのが玉にきずだ。ただし高級ステンレスであれば、アルミニウムよりははるかに安全だ。

私のおすすめは、厚手のステンレスで水なし調理ができる調理器具だ。水を使わないので、食材に含まれる酵素やビタミン、ミネラルをほぼそのまま残すことができる。真空状態で水を使わずに82度で調理すると、細菌や病原菌、寄生虫は死滅する。私のメンターの言葉を借りれば、「この調理法は食材の癒やしの力を守る」ということだ。

健康常識のウソ

ステンレスの調理器具を使えば重金属が食材にしみ出すことはない

ホーローは使っていい

鋳鉄《ちゅうてつ》の調理器具は丈夫で長持ちするが、溶け出した鉄が食べ物に混入するという欠点がある。鉄分は体にいいものもあるが、ここで溶け出す鉄は体に吸収されない種類なので、肝臓や腎臓にどんどんたまっていくことになる。鋳鉄の代わりに、**ル・クルーゼやシャスール、ストウブなどのホーローの調理器具を使うといい**だろう。

テフロン加工の調理器具は絶対に使わない

テフロン加工はデュポン社の登録商標で、一般的には「フッ素樹脂加工」と呼ばれている。テフロン加工の最大の特徴は、油を使わなくても食材がくっつかないことだ。

歯科の専門誌「ジャーナル・オブ・デンタル・リサーチ」に発表された研究によると、テフロン加工の鍋で沸かしたお湯には、ステンレスやパイレックス（耐熱ガラス）、アルミニウムの鍋で沸かしたお湯に比べ、3倍の量のフッ化物が検出されたという[2]。

テフロンには「ペルフルオロオクタン酸」という発がん性物質が含まれていて、現在この物質は、ほぼすべてのアメリカ人の血液だけでなく、新生児のへその緒からも検出されている[3]。研究によると、ペルフルオロオクタン酸は発がん性があるだけでなく、高コレステロールや甲状腺の病気、不妊との関連も指摘されている。

それでもくっつかないフライパンが使いたいという人は、テフロンを使っていない種類を選ぶようにしよう。それに、**調理の温度を高くしないように注意すること**。たいていのコーティングは240度で2〜5分加熱しただけで、溶けてガスが発生するといわれている。

その他の調理器具で注意すべきこと

調理器具の素材は、その他にもガラスやセラミック、パイレックス耐熱ガラス、錫《すず》などがある。ここで注意したいのは、ある種のセラミックやホーロー、パイレックスの耐熱ガラスは製造過程で鉛が使われているということだ。

焼くのに使う器具は厚手の錫か黒皮鋼板《くろかわこうはん》の素材にすること。真鍮の保存容器はたいてい銅を含んでいるので使ってはいけない。銅でコーティングしたもの、または銅製のものも使わないように。溶け出した銅が体内に蓄積するからだ。それに銅のコーティングには、アレルギーの原因になるニッケルが含まれていることが多い。

包丁や調理家電選びでやるべきこと

鍋やフライパンの交換が終わったら、今度は包丁、スプーンやフォークなどのカトラリー、小さな調理家電を見ていこう。

まずは欠けやひびのある皿や茶碗をすべて捨てる。欠けたところに有害なカビが生えるからだ。温かい飲み物や食べ物に溶け出したカビが体内に入ると、胃腸の調子が悪くなることがある。

木のまな板にできた溝にも、カビやバクテリアが潜んでいる。まな板はアクリル樹脂製のほうがいい。**肉や魚、鶏肉用のまな板と、それ以外用のまな板で分けること。**

キッチンウェアでいちばん注意してほしいのはナイフや包丁などの切る道具だ。ここは思い切って投資して、いいものをそろえよう。最低でも、10センチ程度の小型ナイフ1本、肉や野菜など幅広く使えるシェフズナイフ1本は持っていたい。**選ぶ基準は、刃が薄く鋭いこと、持ち手が安定していること**だ。

調理用の温度計もあると便利な道具の1つだ。肉を焼くときに温度を測れば、生焼けにも焼きすぎにもならず、ちょうどいい焼き具合に仕上げることができる。

ニンニクやハーブ、スパイスを砕いたりつぶしたりするなら、乳棒《にゅうぼう》と乳鉢《にゅうばち》に勝るものはない。ハーブやスパイスはすりつぶすと香りが4倍も強くなり、さらに絞り出される油はとても体にいい。一方でアニスやフェンネル、コリアンダーなどの種をすりつぶす場合は、手動の小型ミルが便利だ。

代謝革命ダイエットでは、天然発酵の食品もたくさん登場する。発酵食品は善玉菌が豊富で、自分でつくればお金の節約にもなる。ザワークラウトなどの発酵野菜をつくるには特大のボウルが必要であり、フードプロセッサーがあればさらに便利だ。包丁とスライサーで代用もできるが、こちらはかなり手間がかかる。**発酵用の保存容器はガラスかセラミック製のものを使う。**メイソンジャーでも大丈夫だ。

食品の保存にはガラス容器が安全

保存食も、有害物質に汚染されやすいので注意が必要だ。プラスチックの容器やラップで保存するのは問題があるかもしれない。

研究によると、プラスチックに含まれる有害物質が食べ物に溶け出すおそれがあるという。２０１１年に雑誌「エンバイロメンタル・ヘルス・パースペクティブズ」に発表された研究によると、プラスチック製のラップはすべてエストロゲンに似た化学物質を放出するという。「ビスフェノールＡ（ＢＰＡ）を含まない」と書かれているラップでもそれは同じだ。[4]

プラスチックに含まれる化学物質のうち、どれが本当に有害なのかということはまだわからないが、どれも有益ではないということははっきりしている。そのため、プラスチック製品はできるだけ使わないほうがいいだろう。

保存容器でおすすめはメイソンジャーのようなふたのついたガラスビンだ。私は口の広いタイプをよく使っている。自家製のブロスを冷凍保存したり、発酵野菜やスープ、ドレッシング、発酵飲料、ナッツやシードのミルクを保存したりするのに便利だ。最近はいろいろな形や大きさのガラスビンがそろっているので、用途にあったものを選ぶことができる。

スープや残り物をお弁当にしたいという人は、口の広いサーモスが便利だ。

使ってはいけない調理家電はどれか

テクノロジーの進化にともない、調理家電も大きく進化した。とはいえ高温や高圧で調理する道具はおすすめできない。**温度が高すぎると大切なオメガ6脂肪酸が壊れてしまうだけでなく、ミネラルやビタミン、電磁エネルギーも失われる**からだ。

低温と蒸気が栄養素を保つカギになる。低温で蒸したり、ゆでたり、とろ火で煮たり、スロークッカーを使った調理のほうが、グリルやバーベキューよりも安心できる。

また耐酸性のセラミックや土器の鍋を使うと、効果がより大きくなる。

電子レンジは絶対に使ってはいけない

電子レンジの害については、専門家の間でもまだ意見が分かれているが、個人的には電子レンジは使わないほうがいいと考えている。完全に信用することはできないからだ。

私たちの祖先は火を使って調理していた。もちろん今でも火をおこすところから始めなければならないとは考えていないが、昔ながらのオーブンやガスコンロ、オーブントースターのほうが電子レンジが出す放射線のマイクロ波よりも、よっぽど自然な火に近いはずだ。

電子レンジの危険性についてはいろいろいわれているが、だいたい次の5点に集約される。

1 加熱が不十分

2 栄養分が失われる

3 食品の分子が破壊される

4 食品の成分が変質して有害な化学物質がつくり出される

5 放射線が漏れる

世界保健機関（WHO）も次のような警告を出している。[5]

マイクロ波のエネルギーは厚みのある食品の中心まで届かず、加熱にむらが生じる。加熱が足りない部分では、有害な菌やバクテリアが熱によって死滅せず、健康に害を与えるおそれがある。電子レンジで調理する場合は、調理後もそのまま数分にわたって放置し、熱が均等に行きわたるようにしなければならない。

加熱にむらがあるという欠点については議論の余地はないが、食品の栄養素に与えるダメージについては、昔からさまざまな意見がある。WHOによると、電子レンジで調理した料理に含まれる栄養素は昔ながらのオーブンで調理した料理と変わらないとのことだが、この結論を覆す研究は数多く存在する。

マイクロ波で加熱すると、食材の分子が変質することがわかっている。ある研究では、タンパク質が特定の立体構造に折りたたまれる「フォールディング」と呼ばれる現象が観察された。[6][7]

また別の研究では、電子レンジで加熱したアスパラガスは大量のビタミンが失われること、ブロッコリーの抗酸化作用が97パーセントも失われることがわかっている。[8] さらに別の研究では、母乳を電子レンジで温めるのは、他の加熱方法に比べてはるかにダメージが大きいという結果になった。[9]

健康常識のウソ

電子レンジで調理した食材の栄養素は、伝統的なオーブンで調理した食材のそれと変わらない

電子レンジの害は栄養素が失われることだけではない。物質が変質して溶け出すという問題もある。つまり食べ物を入れた容器が変質し、ビスフェノールAやベンゼン、トルエン、キシレン、その他多数の有害物質が食べ物の中に入り込むということだ。

電子レンジはそばに立っているだけでも危険だ。パワーウォッチというNPOの報告によると、電子レンジの稼働中は、扉のすき間やガラスを通して高周波の放射線が漏れ出しているという。また同NPOは、放射線に関する規制が変わることもあるので、少なくとも年に1回は漏れ出す量を検査してもらうべきだとしている[10]。

このように、電子レンジが絶対に安全だという保証はどこにもない。他に安全な方法がたくさんあるのだから、わざわざ使う必要はまったくないだろう。

安心して使えるのはどんな調理家電か

オーブントースターを徹底活用する

新型のオーブントースターであれば、電子レンジの代わりを立派に果たすことができる。最近ではローストやトースト、調理、加熱、さらには均一に焼き上げるなど、1台で何役もこなすタイプも登場している。

ちょっとした料理であれば、大きなオーブンを使うよりもこちらのほうがずっと経済的だ。温度設定が50度まで下げられるなら（たいていのオーブンは75度までしか下げられない）、ナッツやシードの乾燥にも使うことができる。

便利なスロークッカーを利用する

スロークッカーは代謝革命ダイエットの強い味方だ。ブロスはもちろんスープやシチュー、チリなどをつくるのがとても簡単になる。仕事をしている人なら、家に戻るころにちょうど料理が完成しているので、夕方の貴重な時間を他の活動に使うことができる。

スロークッカーはできるだけ大きいほうがいい。6クォート（5〜6リットル）のサイズがおすすめだ。スープやブロスを一度に大量につくることができる。

選ぶ基準は操作がわかりやすく、セラミック製の取り外しできる内鍋がついていること。内鍋だけを食洗機で洗えるので手入れが楽だ。

ジューサーとブレンダーを用意する

4日間の代謝革命集中クレンズの間は、フレッシュジュースを毎日飲むことになる。それに続く21日間の代謝革命リブートでも、フレッシュジュースは大活躍だ。そのためジューサーかブレンダーは絶対にそろえておいたほうがいい。

フレッシュジュースをつくるなら、ジューサーがいちばん向いている。ジューサーは野菜や果物の汁だけを搾り出し、皮や繊維は取り除かれるので、ダイエット効果の高いフラボノイドが吸収されやすくなる。一方でハイパワーのブレンダーも幅広い用途に使えてとても便利だ。皮を含んだジュース、ナッツやシードのミルク、スムージー、ドレッシングなど、さまざまなものをつくることができる。

電動のシードグラインダーを活用する

代謝革命ダイエットを実践するなら、電動のシードグラインダーを持っていて損はない。シードグラインダーという名前になじみがないかもしれないが、要は電動のコーヒーミルと同じようなものだ。これを使うと、亜麻仁の種を一瞬ですることができる。

すった亜麻仁は、オメガ3脂肪酸と、食物繊維が豊富なリグナンがたくさん含まれていて、ホルモンのバランスを整える働きをしてくれる。

ハンドブレンダーを試してみる

ハンドブレンダーは手軽にスープがつくれる便利な道具だ。一度使うと、なぜもっと早く買わなかったのかと後悔するだろう。スープを煮ている鍋に入れてスイッチを入れるだけで、あっという間になめらかなスープの完成だ。わざわざ熱いスープをブレンダーに移して、洗い物を増やす必要もない。他にも、ドレッシングやディップなどをつくるときにも役に立つ。

自宅の水道水を安全な飲み水に変える

きれいな水は命の基本だ。しかし残念ながら、水道水にそれは期待できない。ペットボトルの水も完全に信頼できるわけではなく、しかも環境にやさしくない。

家中の水をすべてきれいにするオール浄水システムはもはや贅沢品ではなく、必需品だ。水道水には何が潜んでいるかわかったものではない。フッ化物や鉛、銅、アルミニウム、カビ、寄生虫、農薬、難燃剤、ロケット燃料、医薬品などなど、ありとあらゆる有害な物質が水道水から発見されている。この問題を解決するには、家中の水から有害物質を取り除くシステムを導入するしかない。

戸外でキャンプするときは、川や湖の水を飲まないこと。ランブル鞭毛虫《べんもうちゅう》やクリプトスポリジウムなどの微生物が潜んでいるからだ。これらの微生物は消化管や胆嚢に住みつき、感染症の原因になる。主な症状は、慢性の下痢や慢性疲労、過敏性腸症候群、アレルギー、吸収不良などだ。安全が確認できない水は最低でも20分間は沸騰させてから使用すること。

もっとも安全な調理器具を選ぶのは科学でもあり、アートでもある。自分は錬金術師で、キッチンは研究室だと考えてみよう。これは命を生みだす錬金術だ。

代謝革命キッチン・チェックリスト

煮る、焼く		
アルミニウム、テフロン加工ではない鍋やフライパン	蒸し器	ダッチオーブン
アルミニウム製以外の天板	オーブンで使える耐熱皿、キャセロール（ふたつきの厚手の鍋）	ラムカン
ピザストーン	パーチメントペーパー	鍋つかみ

切る、測る、混ぜる、発酵させる、保存する		
質のいい包丁（小型ナイフ、シェフズナイフ、鋸歯状ナイフ）	セラミック砥石	マンドリン（スライサー）
スパイラライザー	まな板（肉用と野菜用に分ける）	万能ナイフ
はさみ	計量スプーン	計量カップ
木製スプーン	穴あきスプーン	泡立て器（金属、またはシリコン製）
刷毛	マッシャー	おろし金
トング	へら（金属、ゴム、またはシリコン製）	ボウル（各サイズ）
発酵用の保存容器	乳棒と乳鉢	ニンニク搾り器
缶切り	調理用温度計	BPA不使用のアイスキャンディー型
BPA不使用の製氷皿	冷凍できる密閉ガラス容器（広口のメイソンジャーなど）	バーベキュー用の道具（食材をつかむ部分が広い大型トング、一方がへらになっていてフライ返しにつかえるトング）
シトラスゼスター		

小型の調理家電		
フードプロセッサー	レモン搾り器（レモンが少量なら大型のジューサーを出すより手軽）	ハンドブレンダー
サーモスクッカー	VitaClayのスロークッカー	高速ブレンダー（ブレンドテック、またはバイタミックス）
スマートオーブン、オーブントースター	手動のシードグラインダー、ミル	食品乾燥機
ジューサー	スロークッカー	電動のグラインダー、ミル
キッチンスケール		

その他
オール浄水システム

PART 2

4日＋21日で劇的に代謝を上げる方法

第8章

4日間の代謝革命集中クレンズ

医療改革はワシントンではなく
家庭のキッチンで始まる。
——作者不詳

この章で学ぶこと

・胆汁のデトックス、体全体のデトックス、食物アレルギーの解消を4日間で行う方法
・胆嚢と肝臓を休ませ、痛んだ消化管を健康にする方法
・ポリフェノールたっぷりのフレッシュジュースでフリーラジカルを撃退し、ミトコンドリアに元気を与え、痩せるスイッチをオンにする方法
・万能野菜クレソンの秘密

４日間の集中クレンズは本番前の準備段階だ。21日間の代謝革命ダイエットで最大限の効果を上げるために、ここで体の中をきれいにしておこう。

ジュースとスープだけを摂取するシンプルなデトックスであり、その目的は肝臓と胆嚢を休ませて胆汁をきれいにすることだ。同時にフリーラジカルの生成を抑える働きもある。体の中をきれいにすることは代謝アップにつながる。

４日間のクレンズが終わるころ、あなたの体からはかなりの量の毒素が排出され、食物アレルギーの症状もだいぶ治っているだろう。さらにプログラムを続けるうちに、体調がどんどんよくなるのを実感するはずだ。

ただし最初のうちは、逆に体調が悪くなる人もいるかもしれない。これは「好転反応」とも呼ばれるもので、毒を出す段階で一時的に不快な症状が出ることもある。疲労や違和感、頭痛、頭がぼんやりするなどの症状が出たら、毒出しがうまくいっている証拠だ。

こうした症状はいずれ消えるので心配はいらない。ただ水分を十分に摂るのは忘れないように。クレンズの間はあまりムリせず、活動を抑えめにするといいだろう。

代謝革命ルール２でも学んだように、毒がたまってドロドロになった胆汁は代謝の大敵だ。肝臓や胆嚢、消化機能、代謝のすべてが影響を受ける。そのためこの**４日間の集中クレンズでは、肝臓と胆嚢を休ませることを第一の目的にする。そして続く21日間のプログラムで、胆汁をきれいにしてスムーズに流れるようにする。**

ここまでくれば体にいい脂肪を正しく吸収できるようになるだろう。
ここで、胆汁の働きを簡単におさらいしておこう。

・脂肪の消化吸収を助け、ため込むのではなく有効活用できるようにする
・老廃物を分解して排出しやすくする
・脂溶性ビタミン（A、D、E、K）の吸収を助ける
・炎症を軽減する
・コレステロール値を下げる
・甲状腺機能で重要な役割を演じ、便秘予防、気分の安定、その他多くの働きをする

集中クレンズで欠かせないもの

4日間の集中クレンズの主役は、「**ポリフェノール**」たっぷりのジュースとスープだ。ところでポリフェノールとは、いったいどんなものなのだろうか？

「ポリフェノール」の力を活用する

ポリフェノールは微量栄養素の一種で、**大きな抗酸化作用があることで知られている。抗**

酸化物質は体内のフリーラジカルを減らし、病気や早すぎる老化につながるようなDNAの損傷を防ぐ働きをする。ポリフェノールの効果は他にもある。最近の研究により、細胞内のミトコンドリアを活性化させるとともに、炎症の軽減や血糖値の安定、心臓病の予防、がん細胞の拡散を抑制するなどの効果があることもわかってきた[1]。「生野菜」や「果物」「お茶」「ハーブ」「スパイス」「ナッツ」「コーヒー豆」「カカオ」などの植物に自然に含まれている。これまでに確認されたポリフェノールは実に8000種類以上だ。

ポリフェノールは、どれか1種類だけ摂ればいいというものではない。普段の食事でさまざまな食材を組み合わせ、ポリフェノールの力を最大限に生かすようにしよう。

「ジュースクレンズ」の驚くべきダイエット効果

ある研究によると、フレッシュジュースには**ダイエット効果を500倍高める効果がある**という[2]。これもまたポリフェノールのおかげだ。

ポリフェノールの一種の「フラボノイド」は腸内に住んでいる「痩せるバクテリア」のエサになる（代謝革命ルール4を参照）。そのため**フラボノイドを摂取すると、ただ単に痩せるだけでなく痩せた状態を維持できるようになる**のだ。

痩せるバクテリアのおかげで過食の衝動がなくなるため、リバウンドすることもない。ある研究によると、大量のフラボノイドを与えられた動物は脂肪の燃焼が26パーセント上昇し、高カロリーのエサを与えても体重が増えなかったという[3]。

どれくらいの果物や野菜を摂取すれば、フラボノイドの効果を実感できるのだろうか？大量に摂ることを心配している人もいるかもしれないが、**1日に900グラムほどで十分だ**。ジュースにすると450ミリリットルほどになる。

ここでのカギは、ブレンダーですべて混ぜるのではなく、ジューサーで汁だけを搾ることだ。皮などの繊維は、フラボノイドの吸収を妨げる働きがある。また野菜と果物の割合は、野菜が9で果物が1になるのが理想的だ。レモンやライムを加えると、ジュースの新鮮さを長く保つことができる。

研究によると、痩せる腸内細菌が特に好む野菜がある。具体的には、「**アピゲニン**」と「**ナリンゲニン**」というフラボノイドを含む野菜だ。

アピゲニンは抗酸化や抗炎症、抗がんの効果がある。アピゲニンを多く含む野菜は「パセリ」や「セロリ」「ペパーミント」「バジル」「カモミール」「ローズマリー」「タイム」「コリアンダー」「クローブ」などだ。

ナリンゲニンはDNAの損傷を防ぐ、血糖値を安定させる、肝臓でのグルコースの生成を抑えるといった働きがある。「グレープフルーツ」や「オレンジ」「ライム」「オレガノ」「ミント」に多く含まれる。

ジュースを飲む最適のタイミングは朝起きた直後と、ペースが落ちてくる午後の中ごろあたりだ。毎回つくりたてを飲むのがいちばんだが、それができないのならレモンかライムを加えておけば新鮮な状態を長持ちさせることができる。

ジューサーがない場合は、バイタミックスかブレンドテックの強力ブレンダーでも代用できる。しかしフラボノイドの吸収を最大化するなら、汁だけを搾ることができるジューサーがいちばんだ。

驚異の野菜「クレソン」を最大限に活用する

「クレソン」はアブラナ科の野菜だ。同じアブラナ科のキャベツやルッコラに比べ、かなり影の薄い存在になってしまっている。だが最近の研究により、クレソンにはかなりの健康効果があることがわかってきた。そのため4日間の集中クレンズでも、中心的な役割を果たしてもらっている。

栄養士のサラ・シェンカーが中心となり、少人数の女性を対象にクレソンスープ・ダイエットを実施したところ、6週間で平均して7・7キロの減量に成功したという。クレソンの高い抗酸化作用のおかげで、運動中のエネルギーが増えるだけでなく、運動によるDNAの損傷も防ぐことができるからだ。

クレソンのこの効果は、エジンバラ・ネピア大学の研究でも確認されている。[4] 研究リーダーのマーク・フォガティによると、クレソンは他のどの野菜や果物よりも健康にいい成分を多く含み、その量は10倍にもなるという。

クレソンはまさに栄養の宝庫だ。「ビタミンAとC」「マンガン」「カルシウム」「カリウム」「葉緑素」、さらに心臓にいい「カロテノイド」と、目にいい「ゼアキサンチン」も含んでいる。またクレソン1カップで、1日分の「ビタミンK」が摂取できる。

血糖値を下げ、インスリン感受性を改善し、酸化ストレスを予防する「α-リポ酸」も含まれているので、**糖尿病やメタボリック症候群の人にとっても積極的に摂りたい食材**だ。なおマンガンは、「スーパーオキシドジムスターゼ（活性酸素を除去する酵素）」の生成に欠かせない補因子でもある。

これからはステーキのつけあわせのクレソンも残さず食べるようにしよう。肉などのタンパク質を高温調理すると、「ヘテロサイクリックアミン」という発がん性物質が発生するのだが、クレソンに含まれる葉緑素がそれをブロックしてくれるからだ。

クレソンには強力な抗がん作用もある。「フェネチル・イソチオシアネート」と呼ばれる物質の前駆体である「グルコナスツルチイン」が豊富に含まれていて、フェネチル・イソチオシアネートは発がん性物質の排泄を促す性質があるからだ。

そのため、**クレソンは乳がんや前立腺がん、大腸がんなどに対する治療効果が期待されている**[5]。これらの抗がん作用のある物質は、クレソンを生で食べるといちばん効率よく摂取することができる。

クレソンは多年生の植物であり、たいてい水辺に育つ。何世紀も前から医療用として用いられてきた。紀元前400年ごろ、医学の父と呼ばれる古代ギリシャ人のヒポクラテスは、コス島に最初の病院を建てるとき、クレソンが入手しやすいように川のほとりの場所を選んだといわれている。ただし、重要な警告もある。クレソンは水の中で育つので、ランブル鞭毛虫という寄生虫がついていることがある。だから生で食べるときは注意が必要だ。

まず水でよく洗い、過酸化水素を少量（だいたい水1リットルにつき大さじ1杯ぐらい）加えた冷たい水に30分ほどつけておく。それからまた水でよく洗い、ペーパータオルか野菜の水切りに便利なサラダスピナーで水分をとる。すぐに食べない場合は、冷蔵庫で4日までは保存できる。

集中クレンズで使う基本食材

4日間の集中クレンズの目的は、体の中をきれいにして、正しい栄養素をきちんと吸収できるようにすることだ。そのためこの期間は、**炭水化物や糖質、加工食品を避け、栄養たっぷりのジュースやスープを食事代わりにする**。効果はすぐに現れるだろう。腸の壁が修復され、細胞に栄養が行きわたるようになる。

とてもシンプルなプログラムなので、難しく考えることはない。次にあげる食材をただ組み合わせるだけだ。

1　**クレソン**：栄養たっぷりで脂肪燃焼効果のある野菜。ポリフェノールやビタミン、ミネラルを豊富に含み、細胞が元気になる。胆汁がサラサラになり、腸内細菌も元気になる。消化管も修復される

2　**レモン汁とレモンの皮**：苦みと酸味は胆汁の流れを促進する。殺菌や消毒効果もある

3　**ボーンブロス**：ミネラルやコラーゲン、グルタミンを豊富に含み、腸の修復効果がある。良質の脂肪分のおかげで空腹感も抑えられる。自分でつくってもいいし、オーガニックの市販品を買ってもいい。ベジタリアンやビーガンは野菜ブロスで代用できる

4　**ハーブとスパイス**：体を温める、炎症を抑える、クレンズとデトックスを促進するといった効果がある

5　**搾りたての生ジュース**：食後に血糖値が上がりにくく（低ＧＩ）、ポリフェノールを豊

富に含む。デトックス効果があり、体内のビタミンを増やしてフリーラジカルを抑制する。脂肪が燃えやすい体をつくる

6 **味噌**：発酵食品である味噌は、腸内の善玉菌を増やす効果がある。腸が元気になり、エネルギーが増して免疫機能も強化される。オーガニックの味噌を選ぶこと

7 **ハーブティーとウーロン茶**：代謝を上げ、デトックス効果を高め、さらに水分補給にもなる。ウーロン茶の代謝を上げる効果と脂肪燃焼効果は科学的にも証明されている

4日間の集中クレンズのメニュープラン

さあ、準備はできただろうか？

ここからは4日間の具体的な食事プランとレシピを見ていこう。

食間に100〜200ミリリットルの水分（「水」または「ハイビスカスティー」「タンポポコーヒー」「ウーロン茶」などの「ハーブティー」）を摂るのを忘れないように。ウーロン茶の摂取量は1日に400ミリリットルまで。胃腸の調子が悪くなったら、適切なサプリメントを加える。きっとすぐに体調の改善を実感できるだろう。

ジュースクレンズのメニューとレシピ

早朝：　朝のライズ・アンド・シャイン・ジュース
朝食：　クリーミー・ドリーミー・クレソンスープ（2カップ）
昼食：　クリーミー・ドリーミー・クレソンスープ（2カップ）
間食：　午後のハイ・ファイブ・ジュース
夕食：　クリーミー・ドリーミー・クレソンスープ（2カップ）

以上のメニューを4日間続けると、腸の壁が修復され、細胞に栄養が行きわたるようになってデトックスが完了する。4日間のレシピは次ページ以降で紹介している。

❖朝のライズ・アンド・シャイン・ジュース

◎できあがり：約８オンス（約227ミリリットル）
・皮をむいたグレープフルーツ　1／2個
・ニンジン　１本
・キュウリ　１本
・ビブレタスまたはロメインレタス　1／4個
・生のミントの葉と茎　多めの１つかみ
・生ショウガ　１かけ（2.5センチ）
・生ターメリック　１かけ（５センチ）、またはターメリックパウダー小さじ１
・代謝革命レモン・キューブ　１個（レシピは367ページ：溶かして使う）、または皮つきレモン　1／2個

果物と野菜を洗う。すべての材料をジューサー、または強力ブレンダーで混ぜる。できあがったら栄養素が失われる前にすぐに飲む。

注：服用中の薬の関係でグレープフルーツが食べられない人は、皮をむいたオレンジ１個で代用できる。ターメリックパウダーを使う場合は、最後に入れて混ぜる。強力ブレンダーを使う場合は、混ぜられるかたさになるまで水を加える

❖午後のハイ・ファイブ・ジュース

◎できあがり：約8オンス（約227ミリリットル）

・皮をむいてきざんだヒカマ（葛芋）　3／4カップ
・キュウリ　1／2本
・芯を抜いた皮つきのリンゴ　1／2個
・セロリの茎　3本
・生ショウガ　1かけ（5センチ）
・溶かした代謝革命レモン・キューブ（367ページ）　1個、または皮つきレモン　1／2個

果物と野菜を洗う。すべての材料をジューサー、または強力ブレンダーで混ぜる。できあがったら栄養素が失われる前にすぐに飲む。

注：強力ブレンダーを使う場合は混ぜやすくなるように水を加える

❖クリーミー・ドリーミー・クレソンスープ

◎できあがり：６カップ（１日分）

・ボーンブロス　４カップ（自分でつくる場合は382ページのレシピを参照）
・皮をむいた根セロリ　大（直径13センチほど）1／2個（皮はむきすぎないように）
・リーキ　１束（洗ってざく切りにする）
・大根　１本（大まかに切る）
・生ショウガ　１かけ（２インチ：約５センチを皮をむいてきざむ）
・海塩　小さじ１～２
・代謝革命レモン・キューブ（367ページ）　１個
・クレソン　多めの１束（ざく切りにする）
・味噌　飲むときに温めたスープに小さじ1／2を加える（お好みで）

ブロスを鍋に入れて温める。根セロリ（セロリアック）とリーキ、大根、ショウガを加える。野菜がつかるくらいの水を入れる。そのまま20分、または野菜が軟らかくなるまで煮る。ハンドブレンダーでなめらかなスープ状になるまで撹拌する。濃すぎる場合は水を加える。塩やレモン・キューブ、クレソンを加えて５分煮る。再び撹拌する。できたらお好みで味噌を加える。クレソンはルッコラで代用でき、根セロリはカリフラワーで代用できる。

注：ベジタリアン、またはビーガンの人はボーンブロスの代わりに野菜ブロスを使う

第9章

21日間の代謝革命リブート

今日食べたものが
明日歩きまわる。
――ヘイゼル・パーセルズ博士

この章で学ぶこと

- 代謝を上げてスリムな体を維持するにはどんなものを食べればいいのか
- 脂肪燃焼エンジンの故障につながる食べ物は何か
- 細胞膜を元気にする脂肪とタンパク質は何か
- 腸を元気にする万能薬
- 代謝の高い体を一生維持する20のヒント

細胞膜を修復して代謝を活発にする

あなたの体は、4日間の集中クレンズですっかりきれいになったはずだ。4日間の集中クレンズで体内がきれいになったら、いよいよ21日間の代謝革命リブートの始まりだ。21日間のプログラムでは、前にも登場した必須脂肪酸が主役になる。オメガ6脂肪酸とオメガ3脂肪酸をバランスよく摂取し、さらに毎回の食事で上質なタンパク質も摂取する。

ここからは**21日間のプログラムで細胞膜を修復し、代謝の活発な体をつくっていこう。**そして**21日間のプログラムが終わったら、後は簡単なメンテナンスモードに切り替えるだけだ。**そうすると、健康的な生活を生涯にわたって続けることができる。

この章では、これまでに学んだことをすべて盛り込んだダイエット・プログラムを実行していく。**消化機能が改善され、細胞が元気になり、体にたまった脂肪と毒を一掃して、生涯にわたって健康な体を手に入れることができる。**

ここまで読んだ人なら、代謝機能は食べたもので決まるということを知っているだろう。正しい栄養を摂れば、代謝の高いスリムな体を手に入れることができるのだ。

ここから先のプログラムは、2つのパートに分かれている。

・フェーズ1（21日間の代謝革命リブート期間）
代謝を活性化させる正しい食事法を学ぶ。
・フェーズ2（その後のメンテナンス期間）
21日間のプログラムに少し修正を加え、一生続けられる食事プランを確立する。

ダイエットは空腹感との戦いだと思っている人も多いだろうが、21日間の代謝革命リブートではその心配はいらない。むしろ空腹感がほとんどなくてびっくりするだろう。クレンズの段階は終了したので、コーヒーやチョコレート、バター、クリームも解禁だ。

このプログラムでは、**100パーセント純粋なオメガ6脂肪酸とオメガ3脂肪酸を摂取して、代謝の高い体をつくっていく**。このプログラムの革新的な点は、オメガ3よりもオメガ6を重視していること、そして**細胞膜とミトコンドリアの力に着目している**ことだ。

脂肪をたくさん摂取するダイエットはいろいろあるが、それらのほとんどはココナッツオイルやMCTオイル、オリーブオイルなどをすすめている。たしかにそれらの油は体にいいが、大切なオメガ6やオメガ3はほとんど含まれていない。

ここで紹介する21日間のプログラムは、まさに**オメガ6とオメガ3を正しく摂取できるようになっている。理想的な割合は4対1だ。体内に十分な必須脂肪酸がたまったら、次はメンテナンスの段階に入る。**そこまで来たらココナッツオイルなどの脂肪を摂ってもかまわない。

次ページからの図表は、フェーズ1とフェーズ2を比較しやすいように並べたものだ。プログラムを実行しながら何か確認したいことが出てきたら、この図表を見ればすぐにわかるようになっている。その図表でだいたいの流れを確認したら、２９３ページ以降で紹介する「食材」や「栄養素」について詳しく見てほしい。

それらを見れば、リブート期間とメンテナンス期間に何を食べればいいのかがわかる。さらに次章では、**具体的なメニューとレシピを紹介しているので参考にしてほしい。**

情報量が多すぎてついていけないという人、難しそうで不安だという人も、まったく心配はいらない。一度にすべてを変える必要はないからだ。できるところから始めればいい。ほんの小さな変化でも、びっくりするぐらい体調がよくなることもある。

本書で紹介するプログラムは、大まかなロードマップだということを忘れないようにしてほしい。すべて書いてある通りにやる必要はない。自分の体の声に耳を傾けること。自分の体が、いつでもいちばん正しいガイドだ。

代謝革命プラン

フェーズ1 21日間の代謝革命リブート	フェーズ2 メンテナンス・プラン
代謝を上げる脂肪	
・1回の食事、および間食につき1～4サービング（サービングとは、アメリカにおける食品カテゴリーごとの参考通常消費量） ・最終的にオメガ6と3の割合が4対1になるようにする。できるだけ純粋な状態に近いオメガ6と3を摂取すること。この段階では中性脂肪はまだ摂らない	・1回の食事、および間食につき1～4サービング ・最終的にオメガ6と3の割合が4対1になるようにする。この段階に入ったら、ココナッツオイル、MCTオイル、オリーブオイル、アボカドオイルなどの中性脂肪も摂れる

胆汁をサポートするサプリメント

・胆嚢を摘出した人は、脂肪分を含む食事をするときは必ずこれらの栄養素を摂取すること
・胆嚢はあるが、痩せにくい、消化不良、甲状腺機能低下などの症状がある人も、なるべくこれらの栄養素を摂取したほうがいい
・コリン、タウリン、リパーゼ、オックスバイル。または、Bile Builder（142ページ参照）などのサプリ

ヒント アップルサイダー・ビネガー、または自然発酵の野菜から出た汁を食事の30分前に飲むと、胃酸が増えて消化の助けになる

ビターズ

苦い食べ物	すべての食事と間食に必ず苦いものを入れるようにする
メタボリクサー	1日1杯（午後4時～5時ごろに摂取）
消化を助けるビターズ	好きなときに飲む。食事の30分前に飲むといちばん効果が大きい。消化不良の症状が出たら食後に飲んでもいい。消化を助けるビターズとメタボリクサーはおたがいに代用できる。消化機能を上げたいとき、消化不良を解消したいときなど、状況に合わせて選ぶ

フェーズ1 21日間の代謝革命リブート	フェーズ2 メンテナンス・プラン
代謝を上げるタンパク質	
・4～6オンス（約113～170グラム）の良質なタンパク質を毎食摂取 ・1日に1～2サービングの変性させていないホエイプロテイン、またはビーガンプロテイン ・水銀の少ない天然魚介類。摂取は週に2回まで。同じ日に重ならないように ・安全な動物性タンパク質（オーガニック、自然飼育、ホルモンと抗生物質不使用）、オーガニックのボーンブロス。この段階で卵と豚肉は食べない	・4～6オンス（約113～170グラム）の良質なタンパク質を毎食摂取 ・1日に1～2サービングの変性させていないホエイプロテイン、またはビーガンプロテイン ・水銀の少ない天然魚介類。摂取は週に2回まで。同じ日に重ならないように ・安全な動物性タンパク質（オーガニック、自然飼育、ホルモンと抗生物質不使用）、オーガニックのボーンブロス。豚肉はまだ食べない。卵は食べてもいい
野菜	
・最低でも1日に5～8サービング ・デンプンが少なく、繊維の多い新鮮な野菜。オーガニック、地元産、無農薬、非遺伝子組み換えのものを ・タマネギは食べない ・葉菜類はシュウ酸塩を含むので食べすぎないように注意	・最低でも1日に5～8サービング ・デンプンが少なく、繊維の多い新鮮な野菜。オーガニック、地元産、無農薬、非遺伝子組み換えのものを ・葉菜類はシュウ酸塩を含むので食べすぎないように注意
果物	
・1日1サービング ・果糖の少ないものを選べば血糖値の急上昇を避けられる	・1日1～3サービング ・果糖の少ないものを選べば血糖値の急上昇を避けられる
代謝を上げる炭水化物（デンプン質の野菜、豆類、穀類）	
・1日1サービング ・デンプン質の野菜、豆類、低レクチンの穀類（雑穀、ホワイトバスマティ・ライス、またはモロコシ類） ・（ビーガン、またはベジタリアンの人は、タンパク源として豆類を1日に2サービングまで摂っていい）	・1日1～2サービング（体重と相談） ・デンプン質の野菜、豆類、低レクチンの穀類（雑穀、ホワイトバスマティ・ライス、またはモロコシ類） ・（ビーガン、またはベジタリアンの人は、タンパク源として豆類を1日に3サービングまで摂っていい）

フェーズ1 21日間の代謝革命リブート	フェーズ2 メンテナンス・プラン

乳製品

・1日に1～2サービング（アレルギーの人は除く）
・生、オーガニック、自然農法、全乳のものを。発酵乳が望ましい
・ヨーグルト、ケフィア、ラッシー、サワークリーム、カッテージチーズ、リコッタ、ハードチーズ、バター、ギー
・カゼインと乳糖に対する不耐症の人は多い。あてはまる人は乳製品を摂らないように
・牛乳の代わりにヤギ乳でもいい

ヒント 乳不使用のチーズ（アーモンドチーズ、ライスチーズ、大豆チーズなど）もカゼインを含んでいる。成分表で確認するように

プロバイオティクスとプレバイオティクス

・1日に1～5サービングのプロバイオティクス（少量から始め、耐性の反応を見ながら量を増やしていく）
・プロバイオティクスのサプリメントも1サービングに数える
・食事にできるだけプレバイオティクスの食品を加える
・発酵野菜（ザワークラウト、キムチ）、発酵野菜の汁、乳製品が食べられる人は生の発酵乳、味噌、その他のプレバイオティクス食品

砂糖、スパイス、その他の調味料

腸にやさしい低GIの甘味料	ステビア、チコリを使った甘味料、ヤーコンシロップ、羅漢果
代謝を上げるハーブとスパイス	カイエン、シナモン、クミン、ショウガなど、海塩
健康にいい調味料	アップルサイダー・ビネガー、梅干しの漬け汁、ココナッツアミノなど

ヒント だんだんと甘いものを減らしながら、苦みに慣れていく。いずれ苦さがおいしいと感じるようになるだろう!

飲み物

1日に体重（ポンド）の半分のオンス（1オンスは約28.35グラム）の水分を摂る（水とハーブティー）

・浄水
・ハイビスカスティー、タンポポコーヒー（水分補給と減量効果）
・オーガニックコーヒー（シトラスブラスターも含む）1日1杯
・ウーロン茶（代謝を上げる効果）1日に2杯まで（飲まなくてもよい）

ヒント 胃酸が薄まるので食事と一緒に飲まないように

リブート期間とメンテナンス期間のメニューの違い

21日間の代謝革命リブートでもっとも大きな目的の1つは、体内のオメガ6脂肪酸とオメガ3脂肪酸の量を増やすことだ。代謝革命リブートとメンテナンスのメニューは基本的に同じだが、大きな違いが4つある（284ページからの図表参照）。

1　アレルゲン食品：リブート期間は高レクチンの「穀類」や「卵」「タマネギ」「豚肉」は食べないが、メンテナンス期間は卵とタマネギは食べてもいい（アレルギーでないのなら）。ただし「豚肉」は赤血球に悪影響があるので、できればずっと食べないほうがいい。「グルテンを含んだ穀類」（高レクチンでもある）もこの先ずっと食べないこと

2　脂肪：リブート期間は食品からオメガ6と3を摂取する。「ヘンプシードオイル」や「松の実オイル」「ナッツ」「シード」「亜麻仁」「魚」、それに自然農法で育てられた家畜の「乳製品」や「ギー」。メンテナンス期間では、健康的な中性脂肪をメニューに加えてもいい（「ココナッツオイル」や「MCTオイル」「アボカドオイル」「オリーブオイル」など）

3　代謝を上げる炭水化物：リブート期間の炭水化物は1日1サービングまで（「デンプン質の野菜や豆類」「低レクチンの穀類」）。メンテナンス期間では、1日2サービングにまで増やせる（サービングとは、アメリカにおける食品カテゴリーごとの参考通常消費量）

4　果物：リブート期間の果物は1日1サービングまで。メンテナンス期間は3サービングまで増やしてもいい

リブート期間にキッチンから排除するもの

4日間の代謝革命集中クレンズと同じように、リブート期間に入ってからも代謝を下げたり、甲状腺機能を下げたり、アレルギーや炎症を引き起こすといった働きのあるものは食べてはいけない。代謝を上げてスリムな体を維持したいのなら、次にあげる食品はキッチンに持ち込まないようにしよう。

- **毒性の油**：「水素化油脂」や「部分水素化油脂」「マーガリン」「高温に加熱した油」
- **毒性のタンパク質**：「工業的畜産の肉（鶏肉も含む）」「養殖魚」

・**胆嚢に関連するアレルゲン**：「卵」や「豚肉」「タマネギ」は胆嚢を刺激するので、21日間のリブートの間は食べないようにする。すでに胆嚢がない人も同じ

・**グルテンと高レクチンの穀類**：グルテンとレクチンを避けるとインスリン感受性が改善し、アレルギー反応と炎症が軽減され、免疫機能が強化される。腸の壁も強くなる

・**遺伝子組み換え食品**：遺伝子組み換え食品はたいてい残留農薬が多いだけでなく、さまざまな健康問題の原因になる

・**カビに汚染された食品**：「ピーナッツ」や「ビール」「ワイン」「ドライフルーツ」、ほとんどの「穀類」はカビに汚染されているので食べないようにする

・**お茶**：茶の木の葉には、鉛やフッ化物といった地中の有害物質が凝縮されている。茶の木の根は吸い取る力が強く葉に毒がたまりやすいので、オーガニック栽培でも安心できない。ただしオーガニックのウーロン茶なら、代謝アップ効果が期待できるので飲んでもかまわない（1日に2杯まで）

・**加工食品など**：「加工食品」や「ファストフード」「出来合いの総菜」「精製された糖分」を避け、さらにできるだけ外食を減らす。外食には悪い油や化学物質、人工甘味料がたくさん使われていて全体的に不健康だ

あなたの代謝を最大化する飲み物とサプリ

いつものコーヒーに柑橘類の果汁、それにコリンとカルニチンを加えるだけで、ダイエットの強い味方になる。「カフェイン」「シトラス」「コリン」「カルニチン」が、代謝革命ダイエットで効果を発揮する4つの「C」だ。

カルニチンの代謝を上げる働きについては第4章ですでに見たが、カフェインとコリンを加えることで代謝を上げる力が大幅にアップする。アスリートの間でも、安全で合法的な減量法として人気になっている。

きっかけは「ジャーナル・オブ・ニュートリション」誌に発表された研究だった。カフェインとカルニチン、コリンを混ぜて摂取すると、軽い運動をしたのと同じくらいの脂肪燃焼効果があることがわかったのだ。しかも体への悪影響はまったくない[1]。

しくみを説明しよう。カフェインを摂取すると、より多くの脂肪が酸化のためにミトコンドリアに送られる。そしてコリンは脂肪の分解を助ける。長鎖脂肪酸が不完全に酸化され、尿と

一緒に排出されるのだ。つまりおしっこをするたびに、余分な脂肪も一緒に捨てられるということだ。

その結果、お腹やお尻、太ももの脂肪が溶けてなくなってしまう。さらにカフェインの摂りすぎにさえ気をつければ、健康に悪影響はまったくない。余分な脂肪が尿と一緒に排出されるので、尿に何らかの変化が現れるかもしれないが、心配はいらない。

私がおすすめする代謝革命ダイエットの４つの「C」は、「シトラスブラスター」というカフェイン飲料に含まれる２つの「C」と、コリンとカルニチンのサプリメントを摂るだけで完成だ。

まずシトラスブラスターは、コーヒーとカカオから必要なカフェインやポリフェノール、ビタミンCなどその他の栄養素を摂取できる。レシピは次ページに紹介している。

次にコリンとカルニチンのサプリについては、たとえばUNI KEY HealthのWeight Loss Formula（https://unikeyhealth.com/products/weight-loss-formula）がある。１日の摂取量に５００ミリグラムのL‐カルニチンと３３６ミリグラムのコリンが含まれているので、これだけでいい。ラベルに書かれている用量を守り、１日分を３回に分けて飲む。

なおサプリも合わせた1回の食事のコリン摂取量は、５００ミリグラムを超えてはならない。

❖シトラスブラスター

◎できあがり：１サービング

・オーガニックコーヒー*（液体：タンポポコーヒーかウーロン茶も可） 230ミリリットル

・ホエイプロテイン（バニラ味、またはチョコレート味） スプーン１杯

・ココアパウダー　大さじ２

・ココナッツミルク　大さじ２

・ジンジャーパウダー　小さじ 1／8

・シナモンパウダー（セイロンシナモン） 小さじ 1／4

・シトラスピールパウダー**　小さじ 1／2

・海塩　１つまみ

・チコリを使った甘味料　小さじ 1／2、またはステビア数滴（お好みで）

すべての材料をボウルに入れて泡立て器で混ぜる（またはふたのついたビンに入れて振る）。そして、お気に入りのグラスに注いで飲む。

＊カフェインが飲めない人は、タンポポコーヒーまたはウーロン茶で代用できる。

＊＊シリントン博士の考案したレシピ。オーガニック栽培のオレンジとレモンの皮を細切りにし、お皿に並べて数日間乾燥させる（または食品乾燥機を使う）。コーヒーミルを使ってパウダー状にする。

代謝革命ダイエットで使う食材のすべて

体にいいもの、悪いものの大まかな分類がわかったところで、ここからはそれぞれの食材について詳しく見ていこう。すべての食材に共通する基準は、「オーガニック」「非遺伝子組み換え」「地元産」「自然農法」だ。

小規模な農家の場合は費用の関係で認定を受けていないだけで、オーガニックや自然農法に取り組んでいるところもたくさんある。ちなみにオーガニック農法よりもさらに自然に近い「バイオダイナミック農法」というものもある。

すべての食材リストで、苦いものにはアスタリスク（＊）がついている。サービング数が書かれていない場合は、好きなだけ食べていいということだ。

なお食品カテゴリーごとに、1日の摂取量などを記載している。

代謝を上げる脂肪

代謝革命ルール1を思い出そう。体にいい脂肪なら、たくさん摂っても太る心配はない。脂肪をきちんと消化吸収できる体であれば、たくさん摂るほど細胞膜が丈夫になり、ホルモンバランスが整えられ、肌もつやつやですべすべになる。

次に紹介する体にいい脂肪は、すべてキッチンに常備しておこう。代謝を上げて痩せやすい体にしてくれるのはもちろん、食べ物の味や色をよくする、満腹感が長持ちするなどの効果もある。必ず常備したいのは次の3つだ。

・ヘンプシード
・ヘンプハーツ
・ヘンプシードオイル

これらはオメガ6脂肪酸とオメガ3脂肪酸を3対1とほぼ理想の割合で含んでいる。ヘンプには、「γ-リノレン酸」「リノレン酸」「α-リノレン酸」が豊富に含まれている。

また「生でオーガニックのナッツやシード」「低温圧搾《あっさく》されたナッツやシードのオイル」

も、オメガ6とオメガ3を理想に近い割合で含んでいる。なかでも「発芽したナッツやシード」は肥満の原因になるレクチンを分解する働きがある。

ただし、アーモンドに関しては注意が必要だ。スペイン産以外のアーモンドは、たいていガス処理されているか、高温で加熱されているので、ガスの有害物質が残っているか、または栄養分がすべて失われている。産地と処理のしかたをきちんと確認するようにしよう。

なお、スピルリナはオメガ6脂肪酸を豊富に含んでいるので、藻類ではあるが脂肪のリストに入れておいた。

「亜麻仁」や「チアシード」「クラリセージ・シードオイル」「魚」は、オメガ3脂肪酸を豊富に含む。特に植物に含まれるオメガ3は、ペアレント・エッセンシャルオイルのα-リノレン酸に分類される。

なかでも「クラリセージ・シードオイル」はα-リノレン酸がもっとも豊富な食材といえるだろう。

料理に使ってもいい油

多くの油は加熱によってすぐに変質し、毒性を持つようになる。一般的に一価不飽和脂肪酸と飽和脂肪酸は多価不飽和脂肪酸に比べ、加熱に強く変質しにくいとされている。

ただしどの油を使うにしても、煙が出るほど加熱させないことが大切だ。もちろんキャ

料理用にもっとも適した油と液体

・ボーンブロス

・ギー(252度)

・藻類オイル

高温加熱の料理用に使える油

・レッドパームオイル(235度)

・タイガーナッツオイル(238度)

・ヘーゼルナッツオイル(215度)

・マカダミアナッツオイル(210度)

・アボカドオイル(190〜246度)

・ココナッツオイル(176度)

・ゴマ油(160度)

・クルミオイル(160度)

ノーラ油やコーン油、大豆油は、料理油でも別の用途でも使ってはいけない。

上に料理用でおすすめの油をリストにしたので参考にしてもらいたい。煙が出る温度も合わせて記載している。オメガ6脂肪酸を含む油はたいてい煙が出る温度が低いので、料理用の油には向かない。炒めものに適切な温度は160度だ。

ナッツとシードは水につけて脂肪の変質を防ぐ

ナッツやシードを水につけると、生きた酵素が活性化されてレクチンやフィチン酸といった健康に逆効果な成分が中和されるとともに、体にいい栄養素が消化吸収されやすくなる。

水につけるとレクチンの50パーセントが除去されるが、発芽させた場合はほぼすべてのレクチンが除去される。水につけたナッツやシードは低温で乾燥させる。オーブンの最低設定温度（65～76度、またはそれ以下）で乾燥させてもいいし、食品乾燥機を使ってもいい。

ナッツやシードを高温でローストすると体にいい脂肪が変質して、体に悪い成分が発生してしまう。たとえばアーモンドやヘーゼルナッツに含まれる「アスパラギン」というアミノ酸は、高温で加熱するときわめて有害な「アクリルアミド」と呼ばれる物質に変化する。

ナッツとシードの簡単な処理方法を紹介しよう。

夜のうちにナッツと浄水、海塩を大きなガラスのボウルに入れる（水4カップにつき塩大さじ1の割合）。かき混ぜて塩を溶かし、ふたをして暖かな場所に一晩おく（7～12時間）。もうひと味欲しいときは、水にカイエンペッパーを加える。

朝になったらざるにあげて水洗いし、65度に予熱したオーブン（または食品乾燥機）で乾燥させる。そのとき重ならないように並べること。たまにかき混ぜながら6～24時間かけて乾燥させる。完全に冷めてから保存容器に入れる。

オメガ6脂肪酸を含む油

- **アーモンド、アーモンドオイル（215度）**：アーモンド7粒、またはオイル大さじ1
- **ヘーゼルナッツ、ヘーゼルナッツオイル（215度）**：ヘーゼルナッツ6粒、またはオイル大さじ1
- ***ヘンプシード、ヘンプハーツ、ヘンプオイル（162度）**：大さじ1
- ***ゴマ、ゴマ油、タヒニ（ゴマペースト）（160度）**：大さじ1
- **クルミ、クルミオイル、クルミバター（160度）**：クルミ4かけ、またはオイル大さじ1
- **ヒマワリの種、ヒマワリ油、ヒマワリバター（107度）**：大さじ1
- **高リノール酸サフラワー油（107度）**：大さじ1
- **松の実、松の実オイル**：松の実大さじ2、またはオイル大さじ1
- ***アプリコットカーネル（アプリコットの種）、アプリコットカーネルオイル**：種3粒、またはオイル大さじ1
- ***ブラックシードオイル**：大さじ1
- **パンプキンシード、パンプキンシードオイル、パンプキンシードバター**：大さじ1

・**保存方法**：油やナッツ、シードは冷蔵庫か冷凍庫で保存する。油の鮮度を長く保つコツはビタミンEオイルを1滴加えること

・**リブート期間とメンテナンス期間の摂取量**：1日に1～4サービング。オメガ6とオメガ3が理想的な割合になるように、オメガ6を含む食品はオメガ3を含む食品の4倍摂る

・**代謝を上げる脂肪のリスト**：代謝を上げる脂肪をカテゴリーごとに分けて図表にした。「ニュートラル（中性油）」に分類された油はオメガ6もオメガ3も含まない。カッコ内の温度は煙が出る温度

- **ピーカンナッツ、ピーカンバター**：大さじ1
- **カシューナッツ、カシューバター**：カシューナッツ6粒、バター大さじ1
- **ピスタチオ**：15粒
- **ブラジルナッツ**：中サイズ2粒
- **牧草飼育のバター（165度）**：大さじ1
- **ギー（252度）**：大さじ1
- **牧草飼育のクリーム**：大さじ1
- **スピルリナ**：大さじ2（約28グラム）

オメガ3脂肪酸を含む油

- **亜麻仁、高リグナン亜麻仁油（107度）**：ロースト亜麻仁パウダー大さじ3、またはオイル大さじ1
- **チアシード**：大さじ1
- **エゴマオイル**：小さじ1
- **クラリセージ・シードオイル**：小さじ1
- **サチャインチ（インカのピーナッツ）**：1オンス（約28.35グラム）入りパック1つ
- **魚、または魚油**：大さじ1

中性油

- **タイガーナッツオイル（238度）**：大さじ1
- **パームオイル（235度）**：大さじ1
- **マカダミアナッツ、マカダミアナッツオイル（210度）**：ナッツ3粒、またはオイル大さじ1
- **藻類油**：小さじ1
- **牛脂（204度）**：大さじ1
- **アボカドオイル**（バージン190〜246度）：大さじ1
- **鶏油（190度）**：大さじ1
- **ダックファット、またはグースファット（190度）**：大さじ1
- **ラード（187度）**：大さじ1
- **ココナッツ、ココナッツクリーム、ココナッツオイル（オイルは176度）**：きざんだココナッツ大さじ2、またはココナッツクリーム大さじ1
- **エクストラバージン・オリーブオイル（104〜160度）**：大さじ1
- **ココナッツミルク**：85ミリリットル
- **MCTオイル**：大さじ1
- ***生のオリーブの実**：8個

「シベリア産松の実オイル」は食欲を抑える

「松の実オイル」とは、健康によくて代謝を上げる成分が豊富に含まれる松の実から搾った油のことだ。シベリア産松の実オイルはベニマツの実を使っていて、ただ味がいいだけでなく、薬効成分もたくさん含まれている。成分のうち、49パーセントが「リノール酸」、17〜27パーセントが「**ピノレン酸**」だ。

ピノレン酸はγ-リノレン酸の一種なので、松の実オイルに大きな食欲抑制効果があるのもおそらくそれが理由だろう。松の実オイルを摂取すると体内で「**コレシストキニン**」が分泌され、それによって4時間にもわたって食欲が60パーセント抑えられる。[2]

シベリア産松の実オイルはオメガ6脂肪酸を豊富に含み、抗酸化作用もあるために、潰瘍や胃炎、胃食道逆流症、炎症性腸疾患など、**さまざまな胃腸の症状に効果がある**とされている。胃腸薬の目的で摂取する場合は、食事の30〜60分前に小さじ1杯飲むことが推奨されている。さらに就寝前に小さじ1杯を加えてもいい。

またシベリア産松の実オイルには、脂質プロフィールの改善や血小板凝集、高血圧、酸化ストレスの緩和、心血管全般の健康状態の改善、さらに肌の調子を整える効果もある。[3] シベリア産松の実オイルは代謝革命ダイエットでも中心的な存在だ。

代謝を上げる苦み

胆嚢の話をしたときにも触れたように、苦みは唾液、塩酸、胆汁、ペプシン、ガストリン、膵酵素の分泌を促して消化吸収を助けるとともに、下部食道括約筋を強化する働きがある。

苦みを摂取する方法は大きく分けて3つある。

・**苦い食材**：毎日の食事で苦い食材を積極的に食べる

・**ダイジェスティブ・ビターズ**：苦い野菜をベースにした飲み物。食前や食後、または胃腸の調子を整えたいときに飲む

・**メタボリクサー**：私が考案した食前用のビターズのことで3種類ある。ダイジェスティブ・ビターズにアップルサイダー・ビネガーや、体を温めるハーブやスパイスを加え、消化を助ける力がさらに大きくなっている

21日間の代謝革命リブートの間は、すべての食事と間食で、最低でも1つの苦い食材を食べること。しかもそれで終わりではない。午後のメタボリクサーを加えることで、さらに効果を高めることを目指す。

メタボリクサーはダイジェスティブ・ビターズにできることはすべてできるうえ、それ以上の働きもある。ここで注意してもらいたいのは、メタボリクサーは苦い食材の代わりに飲むのではないということ。苦い食材を食べ、それにプラスしてメタボリクサーを飲む。

驚異のメタボリクサーを活用する

4日間の集中クレンズの間は午後にジュースを飲んでいたが、21日間のリブート期間に入ったらそれをメタボリクサーに置き換える。ジュースもまだ飲みたいという人は、両方飲んでもかまわない。

メタボリクサーを飲むと、胃酸や消化液が増え、胆汁の流れが刺激され、消化不良や胃食道逆流症の症状が緩和される。さらに、ハーブの力で代謝がさらに活性化する。時間がないという人は、メタボリクサーではなくただのビターズでもかまわない。オプションはいろいろ用意してある。

メタボリクサーのレシピは3種類ある（364ページを参照）。それぞれの好みで工夫してもかまわない。飲むタイミングも、自分の状況に合わせて考えよう。

たとえば1日3回、食事の30分前に1杯ずつ飲んでもいいし、食間でもいいし、食後に胃腸の調子が悪くなったときに飲んでもいい。メタボリクサーのいいところは、ビターズとアップルサイダー・ビネガーを一度に摂取できることだ。

すべての食事と間食で苦い食材を食べる。さらに集中クレンズで二度目のジュースを飲んでいた時間（午後の中ごろから遅い時間）に、ジュースの代わりにメタボリクサーを飲む。ダイジェスティブ・ビターズは好きなときに摂取してかまわない。普通は食事の30分前だが、必要に応じて食後にも摂取する（苦い食材のリストは138〜139ページの図表を参照）。

メタボリクサーのティップス

メタボリクサーをつくるときは、ショットグラスかジガー（カクテル用の計量器）、特に目盛りがついているものを使うと便利。ザワークラウトの漬け汁は、ディジェスティフ（消化を助ける食後酒）の代わりになる。

代謝を上げるタンパク質

代謝を上げるタンパク質に含まれるアミノ酸は筋肉を増強するとともに、細胞のエネルギー源であるミトコンドリアを元気にしてくれる。

毎回の食事で20グラムのタンパク質を摂取することを目標にする。だいたい110〜170グラムの肉を食べれば摂取できる量だ。それに、1日に1〜2サービングのホエイプロテインも摂取する。なお、肉は必ず自然に育てられた家畜のものを選ぶこと。

ビーガンの人は、肉の代わりにテンペ（大豆の発酵食品）、ホエイプロテインの代わりにライスプロテインかピープロテインを摂るといい。

植物性のタンパク質といえば豆腐を思い出すかもしれないが、これからはテンペの時代だ。テンペは豆腐と違って発酵食品なので、豆腐の欠点がすべて解決されている。体にいい菌がたくさん含まれているため健康効果も高い。コレステロール値とＬＤＬ値を下げる効果もある。

テンペに含まれる「**イソフラボン**」には、ホットフラッシュなどの更年期障害の症状を緩和する働きがある。エストロゲン値を下げ、「**アダプトゲン**（疲労回復やストレス軽減などの効果があるハーブ）」としての機能を果たし、さらには抗がん、抗炎症の作用もある。

リブート期間は、豚肉や卵など、胆嚢を刺激する可能性のあるアレルゲンは一切食べない。特に卵は厳禁だ。メンテナンス期間になれば卵をメニューに復活させてもかまわないが、豚肉は激しい赤血球の凝集反応（凝固亢進）を引き起こすので[4]、この先もずっと食べないほうがいい。

ビターズや、アップルサイダー・ビネガーのような塩酸の代用品を飲むと、タンパク質からアミノ酸を抽出する助けになる。

・**リブート期間中の摂取量**：毎回の食事で110〜170グラムのタンパク質を摂取する（豚肉と卵は食べない）。さらに、非変性のホエイプロテインかビーガンプロテインを1日に1〜2サービング摂取する。魚介類は週に2回までとし、同じ日に食べないようにする

・**メンテナンス期間中の摂取量**：毎回の食事で110〜170グラムのタンパク質を摂取する（豚肉は食べない。卵アレルギーでないなら卵は食べていい）。さらに非変性のホエイプロテインかビーガンプロテインを1日に1〜2サービング摂取する。魚介類は週に2回までとし、同じ日に食べないようにする

代謝を上げるタンパク質

- 牧草飼育のビーフ
- 牧草飼育のバイソン
- 牧草飼育のラム
- 自然飼育の鶏肉
- オーガニックのボーンブロス
- ターキーベーコン
- 水銀の少ないマグロ
- 水銀の少ないカツオ
- 天然のサーモン
- イワシ
- シーフード(エビ、ホタテ貝、ロブスター、ムール貝、カニ)
- アンチョビ
- 牡蠣
- サバ
- ヘンプ豆腐
- テンペ
- ホエイプロテイン(非変性、非加熱。牧草飼育のA2牛からとれた牛乳を原料にする)
- ビーガン用のピープロテインとライスプロテインのパウダー
- ヘンプシードパウダー
- スピルリナ

代謝を上げる野菜

人間にとって命の糧は小麦ではなく野菜だ。野菜はすべての食事、すべての間食で摂らなければならない。クレンズ期間に飲むフレッシュジュースの原料もほとんどが野菜だ。

ただし、いくつか注意することもある。タマネギには胆嚢を刺激する成分があるので、リブート期間中は食べないこと。メンテナンス期間に入ったら、自分の体調を観察しながら少しずつ増やしていく。マッシュルームは栄養豊富だが、「マイコトキシン」の害があるので食べないほうがいい。

ナス科の野菜（「トマト」「ジャガイモ」「ナス」「ピーマン」「唐辛子」「トマティーヨ」など）は、関節痛や炎症、関節リウマチなどの自己免疫疾患の関連が指摘されているので、食べない人も多い。おそらくナス科の野菜に含まれるアルカロイドとレクチンが原因だろう。腸に問題がある人も、治るまではナス科の野菜を食べないほうがいい。

ただし同じナス科でも、スパイス（「カイエンペッパー」「パプリカ」「レッドペッパーフレーク」など）は例外で、何らかの健康問題を引き起こすことはほとんどない。いずれにしてもナス科の植物が体に合わない人は、気をつけて摂取すること。

多くの野菜に含まれる「**シュウ酸塩**」は自然物質だが、なかには体に合わない人もいる。

過剰に摂取すると消化しきれなかった分が体内に蓄積し、胆嚢や消化の働き、毒素の排出など、重要な代謝機能が阻害されることになる。[5]

シュウ酸塩を多く含む野菜は、「ルバーブ」や「ほうれん草」「ビーツの葉」「スイスチャード」、その他の葉菜類だ。また「カカオ」や「ベリー類」「カシューナッツ」「ピーナッツ」、その他の「豆類」「穀類」、それに「加工食品」にも多く含まれる。

代謝革命ダイエットに登場する食材の多くもシュウ酸塩を含んでいる。シュウ酸塩を含む食材をまったく食べないのは不可能だが、もしシュウ酸塩が体に合わないとわかっているなら、注意して食べるようにしよう。

ほうれん草のような葉菜類には特にシュウ酸塩が多く含まれているので、グリーンジュースやスムージーをよく飲む人は、シュウ酸塩の摂りすぎになっているかもしれない。

健康常識のウソ

葉菜類はいくらでも食べていい

葉菜類はどれだけ食べてもいいと思われているが、実はそれは間違っているということだ。もちろん葉菜類が体にいいことは間違いないが、ものには限度というものがある。健康のために葉菜類ばかり摂っている人は、ほうれん草やチャードの量を減らすようにしよう。

ただし同じ葉菜類でも、ケールはシュウ酸塩の含有量が少ないので安心して食べていい。葉菜類の代わりに「セロリ」や「キュウリ」「サヤインゲン」「ズッキーニ」「ヒカマ」など、シュウ酸塩の少ない野菜を食べるという方法もある。

野菜のティップス

・**皮をむく、種を取る**：「ナス」や「ピーマン」「トマト」「キュウリ」「サマースクワッシュ」「ウィンタースクワッシュ」のような野菜は、皮をむいて種を取れば有害なレクチンを除去することができる。トマトは沸騰したお湯に60秒ほどつけると、冷めたときに皮がするっとむける。ピーマンは火であぶると皮をむくことができる。ピーラーを使ってもいい。トマトの種を取るには、横半分に切ってスプーンで種を掻き出す

・**野菜を冷蔵保存する**：「ヒカマ」や「ニンジン」「セロリ」などをスティック状に切り、少しだけ水を入れたふたつきのビンに保存しておこう

・**野菜を冷凍保存する**：野菜も冷凍できる。冷凍に向く野菜は「アスパラガス」や「ケール」「ほうれん草」「カラードグリーン」「エンドウマメ」「ブロッコリー」「サヤインゲン」「スクワッシュ」「アーティチョークハーツ」「オクラ」など

・**野菜を常温保存する**：缶詰や瓶詰の野菜は常温で保存できる。アーティチョークハーツやタケノコ、ハート・オブ・パーム、シログワイなどを常備しておくといい

野菜

- *アルファルファ
- *アーティチョーク
- *ルッコラ
- *アスパラガス
- *ビーツの葉
- *タケノコ
- *ブロッコリー
- *芽キャベツ
- *ゴボウ
- *キャベツ
- *カリフラワー
- セロリ
- *唐辛子
- チャイブ
- *カラードグリーン
- *キュウリ
- *大根
- *タンポポの葉
- *エンダイブ
- *エスカロール
- *フリゼ
- サヤインゲン
- ハート・オブ・パーム
- *エルサレムアーティチョーク
- *ヒカマ
- *ケール
- 葉菜類
- リーキ
- レモングラス
- *カラシ菜
- *イラクサ
- *カボチャ
- *ラディッキオ
- *ラディッシュ
- *ラピーニ
- *ロメインレタス
- *サニーレタス
- *ルバーブ
- スカリオン
- エシャロット
- *ほうれん草
- スクワッシュ(スパゲティスクワッシュ、サマースクワッシュ、ズッキーニ)
- *スイスチャード
- *アザミ
- *カブの葉
- シログワイ
- *クレソン
- *ワイルドレタス

・**サービング**：1日に最低でも5〜8サービング（ジュースは含まない）

注：ここでも苦い野菜にはアスタリスク（＊）がついている。苦い野菜を積極的に食べるようにしよう

代謝を上げる果物

果物はビタミンやミネラル、抗酸化物質、繊維など体にいい栄養素の宝庫だが、糖分（果糖）もたくさん含まれている。そのため、食べすぎには注意しなければならない。果糖がもっとも少ない果物は「ベリー類」や「キウイ」「レモン」「ライム」などだ。メンテナンス期間に食べる「アボカド」は果糖が少ないだけでなく、体にいい脂肪も豊富に含まれている。果糖の少ない果物は栄養素も豊富だ。「キウイ」1個に含まれるビタミンCはオレンジ1個の2倍にもなる。

果物は基本的にそのまま食べること。例外はスムージーやジュースにするときだけだ。ドライフルーツはカビの問題があり、またどうしても食べすぎてしまうので避けたほうがいい。

果物のティップス

・アボカドは半分に切ったリンゴと一緒に、紙袋に入れておくと早く熟す
・青いバナナは糖分が少なく、善玉菌を育てる栄養にもなる
・果物を冷凍保存する

果物

・**リンゴ**（小1個）
・**アプリコット**（中2個）
・**アボカド**（小1／2個）
・**バナナ**（小1／2本）
・**ベリー類**（旬のものを）（1／2カップ）
・***ゴーヤ**
・**サクランボ**（10粒）
・**ブドウ**（12粒）
・***グレープフルーツ**（1／2個）
・**キウイ**（中1個）
・***レモン**（皮も食べる）
・***ライム**（皮も食べる）
・**マンゴー**（1／2カップ）
・**メロン**（1／8個、スイカは1カップ）
・**ネクタリン**（小1個）
・**オレンジ**（小1個）
・***オレンジ**の皮
・**パパイヤ**（1／2個）
・**モモ**（中1個）
・**洋ナシ**（小1個）
・**パイナップル**（1／2カップ）
・**プラム**（中2個）
・**ザクロ**（1個）
・**タンジェリン**（大1個）
・***タンジェリンの皮**

ワイルドベリー類（ブルーベリー、ラズベリー、ブラックベリー、イチゴ）やモモ、マンゴー、パイナップルを凍らせておくと、スムージーをつくるときに便利。他のさまざまなレシピにも活用できる。冷凍するときに砂糖は加えないこと

・**リブート期間のサービング数**：1日1サービング（ジュースは含まない）
・**メンテナンス期間のサービング数**：1日1～3サービング（ジュースは含まない）

注意：苦いものをメニューに入れるのを忘れないように

代謝を上げる炭水化物

デンプン質の食べ物は「食べると幸せな気分になる」ものが多く、適量なら食べてもかまわない。それに食物繊維も豊富で、満腹感が得られる。デンプン質の野菜のうち、豆類がいちばん安心して食べられる。

穀類はグルテンやレクチン、残留農薬、カビ汚染など、心配な点がいくつかある。穀類に含まれる栄養素はすべて他の食材からも摂取することができるので、どうしても穀類を食べなければならない理由はない。アメリカの食品のカビ汚染レベルは世界最悪で、なかでも穀類の問題は大きい。それにインスリン抵抗性の原因になり、体重を減りにくくする。

個人的には、グルテンを含む穀類は一切食べないほうがいいと考えている。特にグルテン感受性があるのなら、穀類は一生食べないほうがいいだろう。

リブート期間とメンテナンス期間の両方で食べてもいい穀類は、「ミレット（雑穀）」や「モロコシ」「ホワイトバスマティ・ライス」の3種類だけだ。

穀類は一切食べないことを選ぶ人もいるだろうが、低レクチンの穀類なら大丈夫という人のためにこの3種類を入れておいた。なぜキヌアが入っていないのかと疑問に思う人もいるかもしれない。たしかにキヌアはグルテンを含まず、タンパク質も豊富だが、痩せにくい体になる原因のレクチンがたくさん含まれているからだ。

プラン通りの食事をしてもまったく痩せない、または胃腸の調子が悪いままだというときは、まず穀類を一切やめてみよう。たいていはそれだけで解決できる。

グルテンは腸管を傷つけるからだめ

グルテンはセリアック病だけでなく、炎症やインスリン抵抗性の原因にもなり、さらに腸管を傷つける。グルテンアレルギーの自覚はなくても、たいていの人はグルテンに感受性がある。

レクチンは代謝を下げるからだめ

レクチンは主に穀類や豆類に多く含まれ、代謝機能を阻害する働きがある。そのため摂取量は最小限に抑えたほうがいい。レクチンによって細胞間コミュニケーションが乱れ、脂肪燃焼システムが働かなくなるとともに、食欲が刺激されて脂肪の蓄積が促される。また、レクチンには消化管を傷つける働きもあり、ガスや膨満感の原因になる。

フィチン酸はミネラルの吸収を妨げるからだめ

フィチン酸とは、植物が動物に食べられないように自衛手段としてつくり出す物質だ。

フィチン酸は体内でミネラルと結合し、ミネラルの吸収を妨げる働きがある。フィチン酸を摂りすぎると、ミネラル欠乏症になるおそれがある。

穀類や豆類のティップス

・水につける

穀類や豆類、ナッツ、シードにつきものの問題の中には、水につけること、または発芽させることで解決できるものもある。

豆類は調理の前に、アップルサイダー・ビネガーをたらした水に12時間つける。重曹も加えるとレクチンが中和されるともいわれている。浸水が終わったらよく洗い、新しい水で調理する。高温で15分以上加熱すると、毒性を減少させる効果が５００パーセント上昇するといわれている。

または圧力鍋を使うと、レクチンとフィチン酸の両方が破壊されることもある。逆にスロークッカーはレクチンを増やしてしまう。対策としてはスロークッカーの調理が終わったら、高熱で15分間加熱するといい。

・リブート期間のサービング数：複合糖質を1日に1サービング。ビーガンまたはベジタリアンの人は、タンパク源になる豆類を1日に2サービングまで食べていい

代謝を上げる炭水化物（デンプン質の野菜、豆類、穀類）

・ビーツ（1／2カップ）

・ニンジン（調理したもの1／2カップ）

・パースニップ（1／2カップ）

・エンドウ豆（1／2カップ）

・*ルタバガ（1／2カップ）

・ウィンタースクワッシュ（1／2カップ）

・サツマイモ（小1個）

・*カブ（1／2カップ）

・ヤム（小1個）

・タイガーナッツ、タイガーナッツパウダー、オルチャータ（タイガーナッツ1つかみ、またはオルチャータ1カップ）

・ミレット（調理したもの1／2カップ）

・ホワイトバスマティ・ライス（調理したもの1／2カップ）

・モロコシ（調理したもの1／2カップ）

・小豆（調理したもの1／2カップ）

・黒インゲン豆（調理したもの1／2カップ）

・白インゲン豆（調理したもの1／2カップ）

・ひよこ豆（調理したもの1／2カップ）

・インゲン豆（調理したもの1／2カップ）

・レンズ豆（調理したもの1／2カップ）

・ライマ豆（調理したもの1／2カップ）

・**メンテナンス期間のサービング数**：複合糖質を1日に2サービング（体重と相談しながら）。ビーガンまたはベジタリアンの人は、タンパク源になる豆類を1日に3サービングまで食べていい

代謝を上げる乳製品（アレルギー等がない人）

乳製品の摂取には注意が必要だ。「カゼイン」や「乳糖」に耐性がない人が多いので、チーズとミルクはこのダエットプランに含まれていない。カゼインはミルクに含まれるタンパク質で、カゼインが体に合わない人はたいていグルテンも体に合わない。アーモンドや米、大豆からつくったチーズの多くもカゼインを含んでいるので、成分表示をよく確認すること。ヨーグルトは発酵の過程で乳糖が分解されるので、ミルクが体に合わない人でも食べられることもある（ただしカゼインは発酵でも分解されない）。

同じ乳製品でも、「バター」や「クリーム」「ギー」は脂肪として分解される。乳製品を選ぶ基準は、牧草飼育、オーガニック、生、そして発酵だ。チーズを食べるなら、伝統的な製法の生チーズで6カ月以上熟成したものを選ぶこと。

ヨーグルトやサワークリーム、クリームチーズなどはたしかに発酵食品だが、かならずしも生きた菌が含まれているとはかぎらない。信頼できる自然食品店で売られているものなら生きた菌が含まれているので、そちらを選ぶようにしよう。

スーパーで売られているような種類のほとんどは殺菌処理がほどこされているので、体にいい菌もすべて死んでしまっている。発酵乳製品は、必ず生きた菌が入っているものを選ぶ

乳製品

- **バター**（大さじ1）
- **バターミルク**（1カップ）
- **カッテージチーズ**（4オンス：約113グラム）
- **チェダーチーズ**（1オンス：約28.35グラム）
- **クリーム**（大さじ1）
- **クリームチーズ**（大さじ2）
- **エダムチーズ**（1オンス：約28.35グラム）
- **フェタチーズ**（1オンス：約28.35グラム）
- **ケフィア**（1カップ）
- **ギー**（大さじ1）
- **ゴートチーズ**（シェーブルチーズ）
- **ゴーダチーズ**（1オンス：約28.35グラム）
- **ラッシー**（1カップ）
- **ミルク（生）**（1カップ）
- **モッツァレラチーズ**（1オンス：約28.35グラム）
- **パルメザンチーズ**（1オンス：約28.35グラム）
- **リコッタチーズ**（4オンス：約113グラム）
- **サワークリーム**（大さじ2）
- **スイスチーズ**（1オンス：約28.35グラム）
- **ヨーグルト**（8オンス：約227グラム）
- **ココナッツチーズ**
- **カシューヨーグルト、またはココナッツヨーグルト**（乳製品が体に合わない人　8オンス：約227グラム）

こと。または、自分でつくってもいい。

・**サービング数**：1日に1〜2サービング（乳製品が体に合わない人は食べないように）

代謝を上げるプロバイオティクスとプレバイオティクス

プロバイオティクスとプレバイオティクスは、協力してマイクロバイオームの多様性とバランスが最適化されるように働いている。プロバイオティクスのサプリメントであっても、プレバイオティクスも含まれていることが多いのはそのためだ。

良質なプロバイオティクスとプレバイオティクスを摂取していれば、適正体重を保ち、胃腸の調子がよくなり、心臓が健康になり、炎症を最小限に抑えることができる。

プロバイオティクスのサプリメントを摂取するのもいいが、それよりもおすすめしたいのは、ザワークラウトなど生きた菌を含む昔ながらの発酵食品を食べることだ。発酵食品を食べると、体内で「アセチルコリン」という神経伝達物質が生成される。

アセチルコリンの働きはいろいろあるが、消化に関することにかぎって見ると、**大腸を刺激して便秘を解消する、胃や膵臓、胆汁から分泌される消化酵素の量を増やすといった働きがある**。そのため、ザワークラウトとその漬け汁を定期的に摂取していれば、胆汁の量も増やすことができる。

発酵乳もプロバイオティクスのスーパーフードだ。ただし自分でつくったものか、またはオーガニックで牧草飼育の材料を使った生の製品でなければならない。砂糖は入れないこと。

良質の発酵乳はタンパク質やカルシウム、ビタミンBが豊富で、さらにがん抑制の効果がある「共役リノール酸」も含まれている。

プロバイオティクスのティップス

・品揃えのよい自然食品店は、ヨーグルト以外にもさまざまな発酵食品を扱っている。「サワークリーム」や「ケフィア」「カッテージチーズ」「クリームチーズ」など

・ザワークラウトの漬け汁は、それだけで立派な消化剤になり、ダイジェスティブ・ビターズの代わりにもなる。まず小さじ1杯から始めてだんだんと量を増やし、最終的には1日に大さじ数杯を何度かに分けて飲むようにするといい

・梅酢はおいしく、優れたプレバイオティクス食品だ

・毎回の食事に少しでいいのでプロバイオティクスの食品を加えるといい。たとえばスープに小さじ1杯の味噌を入れる、サラダに大さじ2〜3杯のザワークラウトを入れるなど。ドレッシングを手づくりするときに、ビネガーやレモン汁の代わりにザワークラウトの漬け汁を使うのもいい。温野菜にヨーグルトやサワークリームをのせてもおいしい。ワカモレに発酵野菜を加えてもいい

プロバイオティクス食品

- **発酵乳**（サワークリーム、ヨーグルト、カッテージチーズ、ケフィア、ラッシーなど生きた菌が入っているもの）
- **発酵野菜**（ザワークラウト、自然発酵のピクルス、キムチ、クワス）
- **発酵野菜の漬け汁**（小さじ1～2オンス：約28.35～57グラム）
- カシューナッツヨーグルト

プレバイオティクス食品

プレバイオティクス食品の多くはビターズにもなる。*印の多さに注目！

- *生のアスパラガス
- 熟していないバナナ
- *生のチコリの根
- *ココア、またはカカオ
- *タンポポの葉
- 亜麻仁
- *ニンニク
- *生のエルサレムアーティチョーク
- *ヒカマ

水溶性食物繊維のグルコマンナン（こんにゃく芋からつくったしらたきに多く含まれる）

- *生のリーキ
- 味噌
- *海藻
- タイガーナッツ、オルチャータ（タイガーナッツからつくった飲み物）
- 梅干し、梅酢
- ヤーコン

- **プロバイオティクスのサービング数**：1日に1～5サービング。最初は少なく、だんだんと量を増やしていく（プロバイオティクスのサプリメントは1サービングに数える）
- **プレバイオティクスのサービング数**：毎日の食事にできるだけプレバイオティクス食品を加える

代謝を上げるスパイスや調味料

どんなにシンプルな料理でも、ハーブやスパイスを加えるだけでごちそうに早変わりする。とはいえ代謝革命ダイエットにおけるハーブやスパイスは、単なる調味料ではない。代謝を上げて痩せやすい体にするという大役も担っているのだ。

これらの調味料に豊富に含まれる抗酸化物質には、健康でスリムな体をつくるという働きがある。体内で悪さをするフリーラジカルに対抗するだけでなく、消化を助け、肝臓を健康にし、さらに病気も防いでくれる。

スパイスには、体にいい成分がたくさん含まれている。たとえばある種のスパイスには、「**過酸化亜硝酸**」によるダメージを防いだり、修復したりする働きがある。過酸化亜硝酸とは、携帯電話の電波やＷｉ－Ｆｉから発生する不安定イオンのことで、体内でフリーラジカルをつくってミトコンドリアを傷つける。

「クローブ」や「ローズマリー」「ターメリック」「シナモン」「ショウガ」などのスパイスは、過酸化亜硝酸によるダメージを修復する効果があることが科学的にも証明されている。[6]

ハーブやスパイスのなかでも、代謝革命ダイエットで特に大きな力を発揮する種類を見ていこう。

がんと闘う「ホースラディッシュ」*

ホースラディッシュはスーパーフードの1つで、ビターズの役割も果たす。つまり胆汁と胆嚢を健康にしてくれるということだ。ホースラディッシュは香りがすばらしいだけでなく、がんを抑える力はブロッコリーの10倍にもなる。ホースラディッシュに含まれる「グルコシノレート」という物質が、**がんと闘う遺伝子のスイッチを入れる**からだ。[7]

また、呼吸器の問題（痰がからむ、副鼻腔炎、扁桃腺炎、風邪、インフルエンザ）、尿路感染症、関節痛、筋肉痛、頭痛を緩和し、デトックスを助ける働きもある。

生ではなく下ごしらえをしたホースラディッシュを買ってきてもいいが、いずれにせよオーガニックのものを選ぶこと。

動脈の脂肪を掃除する「カイエンペッパー」

カイエンペッパーを食べると体が熱くなるのは、「カプサイシン」という成分の働きだ。カプサイシンには、**代謝を上げる、動脈の脂肪を掃除するといった効果がある**。オックスフォード大学が行ったある研究では、カイエンペッパーは代謝を20パーセントも上昇させるという結果になった。

カイエンペッパーはただ辛いだけのスパイスではない。ビタミンA、B、D、Eやカルシウム、リン、鉄分といった栄養素を豊富に含んでいる。免疫力を高めるβ《ベータ》-カロテンも豊富で、痛み止めや防腐剤、消化を助ける成分としても使われる。ソースやディップ、スープに加えるとパンチが効いた味になる。私はスムージーに少し加えることもある。

血糖値を抑える「シナモン」*

シナモンは血糖値の救世主であり、**食後の血糖値の上昇を30パーセントも抑える**ことができる。ただし私がすすめるのは「セイロンシナモン」だけだ。市販のシナモンのほとんどは肝臓に悪い「クマリン」という成分を含んでいる。

デザートやラム肉、コーヒー、紅茶、スムージーにふりかけるとおいしい。

代謝を上げる「クミン」

聖書にも登場するクミンは、食べ物の味をよくするだけでなく、**スリムな体を手に入れる助けにもなる**。クミンの消費が盛んな中東で行われた最新の研究によると、小さじ1杯を摂取するだけで減量効果が50パーセントも高まるという。クミンを食べると体内で熱が発生し、代謝が上がるのが主な理由だ。

フムスや豆料理、チリ、メキシコ料理に加えるとおいしい。

食欲を抑える「ショウガ」*

ショウガも体を温める働きがあるので、代謝を上げてよりたくさんのカロリーを燃やすことができる。オーストラリアで行われたある研究によると、代謝を20パーセントも高めるという。ショウガに含まれる「**ゲンゲロール**」という成分には、**レプチンを増やして食欲を抑制するという働きがある**。

ショウガにはコルチゾールの分泌を抑えるという働きもある。コルチゾールはストレスホルモンであり、脂肪の蓄積を促す働きがある。またショウガには発汗作用もあり、デトックスを促進する。肝機能を強化し、動脈の詰まりを取り除き、血清コレステロール値を下げる。サーモンとよく合い、クッキーやプディング、カスタードなどに入れてもおいしい。すり下ろしたショウガを小さじ2分の1〜4分の3をお湯で溶かし、お好みでレモン汁を加えると、おいしいジンジャーティーのできあがりだ。

代謝を上げる「マスタード」

キッチンに常備しておきたい食材。粉末状のマスタードでも、スプレッド状の練りマスタードでも、料理にひと味加わるうえ、**代謝アップの効果も高い**。

オックスフォード・ポリテクニック・インスティテュートが行った研究によると、マスタードは代謝率を25パーセントも上昇させるという。マスタードを加えた食事を摂った被験者は、食後3時間の間に最低でも45キロカロリー多く燃焼した。

手づくりのサラダドレッシングやマヨネーズ、ピクルスに粉末マスタードを少し加えてみよう。スープに加えてもおいしい。

カロリー消費を増やす「海塩」

塩分を摂りすぎると高血圧や心臓病になると広く信じられているが、最新の研究により、どうやらそれも間違った思い込みの1つだということが明らかになった。それどころか海水からつくった塩であれば、むしろ代謝を上げる効果があるという。

最近の動物実験によると、塩分を多く含むエサを食べた動物は、体重を維持するために摂取カロリーを25パーセント増やす必要があったという[8]。ただし、天然の海塩であることをよく確認すること。化学的につくった塩に健康効果は期待できず、むしろ体に悪い。

健康常識のウソ

塩分を摂りすぎると血圧が上がり心臓病のリスクが高まる

胆汁をサラサラにする「ターメリック」*

ターメリックはエキゾチックな香りを放つ黄色の粉末で、「クルクミン」と呼ばれる抗酸化物質を豊富に含んでいる。ここまでならたいていの人が知っているが、実はこのスパイスには、**胆汁をサラサラにして脂肪の代謝を効率化するという働きもある**のだ。

ターメリックは、カレーや豆料理、肉のシチュー、魚料理、スープに加えるとおいしい。肉を焼く前にターメリックをまぶすと、有害な物質の発生を40パーセントも抑えられるので、バーベキューの味つけにも最適だ。

スパイスのティップス

・いつもの食事にハーブやスパイスを加えるだけで、一気に代謝をアップすることができる。代謝を上げる代表的なハーブやスパイスは、「バジル」「キャラウェイ」「カイエンペッパー」「コリアンダー」「マスタード」「ターメリック」「ショウガ」「セイロンシナモン」「ディル」「ニンニク」「パセリ」「シラントロ」「クミン」など

・培養サワークリームに少量のホースラディッシュを加えると、ビーフやバイソンに合うおいしいソースになる

ハーブ、スパイス、調味料、パントリーの常備品

- アニス
- *バジル
- ローリエ
- ブラックペッパー
- *キャラウェイシード
- カルダモン
- カイエンペッパー（ナス科）
- チポトレパウダー（ナス科）
- *シラントロ
- *セイロンシナモン
- クローブ
- *コリアンダー
- クミン
- カレー
- *ディル
- フェンネル
- *フェヌグリークシード
- *ニンニク
- *ショウガ
- *ホースラディッシュ
- *ミント
- マスタード（ドライ）
- ナツメグ
- オレガノ
- パプリカ（レギュラー、燻製）（ナス科）
- *パセリ
- ローズマリー
- *サフラン
- 海塩
- *ゴマ
- タラゴン
- タイム
- *ターメリック
- 寒天
- クズウコン
- アルミニウム不使用のベーキングパウダー
- アップルサイダー・ビネガー
- 梅酢
- バルサミコ酢（イタリアのモデナ産のものにかぎる）
- *ビターチョコレートとカカオ（カカオ含有率65～85パーセントのもの）
- ケッパー
- ディジョンマスタード
- エッセンス（バニラ、アーモンド、レモン、ペパーミント）
- 味噌
- *海藻フレーク（ダルス、アラメ、海苔、昆布、ワカメなど）
- シラチャーソース（ナス科）
- たまり醤油（グルテン不使用）
- ココナッツアミノ
- フィッシュソース（ニョクマム）
- スープストック

代謝を下げない甘味料

砂糖とメタボリックシンドロームの関係については数多くの研究が行われてきたが、最新の研究によるとこの2つは単なる相関関係にあるだけでなく、因果関係があることもはっきりと証明された[9]。

砂糖が食べる爆弾であるとするなら、高果糖のコーンシロップはさしずめ核爆弾だ。濃縮された果糖は、血圧を上げ、腎臓を傷つけ、炎症を悪化させる。そして何よりも、がん細胞の大好物だ。精製された砂糖はたしかに体に悪いが、「アスパルテーム」や「スクラロース」といった人工甘味料のほうがさらに有害だ。

私たちに必要なのはインスリン値を上げず、なおかつ健康にもいい甘味料なのだが、その種類は決して多くない。その中で、私のおすすめを4種類紹介しよう。

ただし代謝革命ダイエットの主役は甘みではなく、あくまでも苦みであるということを忘れないように。甘い食べ物はできるだけ減らしていくようにしよう。

砂糖の代わりになる「ステビア」

ステビアは万能ハーブだ。砂糖の代わりにケーキやクッキー、スムージー、飲み物に入れれば、血糖値を上げずに甘みを楽しむことができる。カロリーはゼロ、炭水化物もゼロだ。甘さは砂糖の30倍にもなるので、少量でも十分に甘くなる。レシピに「砂糖小さじ1」と書いてあったら、ステビアなら小さじ3分の1でいい。

血糖値を上げない「ヤーコンシロップ」

根菜の一種であるヤーコンのエキスでできたシロップ。「イヌリン」「フラクトオリゴ糖」といったプレバイオティクスを豊富に含む。

たいていの根菜はデンプン質が多いが、ヤーコンは糖質のほとんどをデンプンではなくフラクトオリゴ糖の形で貯蔵している。甘い味がするのもそのためだ。

ヤーコンは自然界で最大のフラクトオリゴ糖の供給源ともいわれている。それに食べても血糖値が上がらない低GI食品でもあり、GI値はわずか1。これは「エリトリトール」やインスリンと変わらない数字だ[10]（ちなみにステビアと羅漢果のGI値はゼロだ）。

フラクトオリゴ糖は消化酵素でも分解されず、そのままの形で腸に到達して善玉菌のエサになる。ヤーコンの食物繊維は便のかさを増やす、腸をきれいにする、食欲を落ち着かせる、肝臓に脂肪がたまるのを防ぐといった働きがある。ヤーコンを食べると、BMIやインスリン値、LDL値が適性になるという研究結果もある。[11]

ヤーコンシロップは自然食品店かネット通販で買える。選ぶ基準は純粋、生、オーガニック、無添加だ。同じヤーコンシロップでも、熱処理されたものはフラクトオリゴ糖の大部分が砂糖に変質し、ほとんどの栄養価が失われてしまっている。「生」の基準を満たすには、処理の温度が40度を超えてはならない。

ヤーコンシロップは、飲み物やサラダのドレッシングに入れるとおいしい。アップルサイダー・ビネガーとの相性が抜群だ。

カロリーゼロの「チコリの根」

チコリの根はさわやかな甘みの天然甘味料だ。チコリの根に含まれる炭水化物は消化吸収されないので、実質的にカロリーはゼロということになる。それにプレバイオティクスでもあり、腸内の善玉菌を元気にしてくれる。

抗酸化作用がある「羅漢果」

羅漢果も健康的な甘味料の1つだ。中国原産で、ウリ科に分類される。食べてもインスリン値が上がらないので、糖尿病の人にも安全だ。お茶やスムージーに加えるとおいしい。

羅漢果は甘みがとても強く、ステビアの10倍、砂糖の300倍にもなる。しかもその甘さは糖分ではない。羅漢果の甘さの正体である「**モグロシド**」という成分には強い抗酸化作用があり、糖分とは代謝のされかたも違う。それが糖尿病の人も安心して食べられる理由だ。

甘味料

- ・ステビア
- ・生のヤーコンシロップ（ヤーコンネクターとも呼ばれる）
- ・チコリの根
- ・羅漢果

羅漢果は膵臓に働きかけてインスリン感受性を改善する働きがあり、昔から糖尿病に効く食べ物として重宝されてきた。フリーラジカルと戦う、炎症を軽減する、感染症を抑える、疲労回復といった効果があり、長寿の果物とも呼ばれている。さらにはがん予防の効果も期待されていて、天然の抗ヒスタミン薬でもある。

羅漢果の甘味料を買うときは、糖アルコールなどの他の成分が混ざっていないことを確認すること。成分表を読むことを習慣にしよう。

代謝を下げる「糖アルコール」は摂らない

「キシリトール」「ソルビトール」「エリトリトール」など糖アルコールは炭水化物の一種であり、糖とアルコールの両方の性質を持つのが特徴だ。低ＧＩ食品ということで注目を集めたのだが、はたして本当に安全なのだろうか？

最新の科学は糖アルコールに否定的だ。研究によって明らかになったのは、すべての糖アルコールは口から腸にいたるまで、体内のマイクロバイオームを混乱させるということだ。そのため私も今では糖アルコールをすすめないようになった。

以前は安全で健康にもいいとされていた「エリトリトール」も摂らないほうがいい。エリトリトールは、コーンスターチをイースト菌で熟成させてつくった甘味料で、たいてい遺伝子組み換えのイースト菌が使われている[12]。

健康常識のウソ
キシリトールやエリトリトールなど糖アルコールは百パーセント安全だ

代謝を上げる飲み物

水は食前か食間がベスト

すべては「水」から始まる。水を飲むのはもっとも自然で安全なデトックスで、さらに食欲を抑制する効果もある。腸と腎臓の機能を正常に保ち、老廃物の代謝を促し、体内の水分貯留を解消する。

1日の摂取量の目安は、体重（ポンド）の半分のオンス数（1オンスは約28・35グラム）だ。毎日これだけの水を飲むと、脂肪の代謝が活発になり、エネルギーに変換される。冷たい水を飲むと代謝が上がり、逆に水分が足りなくなるとコルチゾールが分泌され、お腹の脂肪が増える。飲むタイミングは食前か食間がベスト。**食事中に飲むと胃酸が薄まってしまう。**

・サービング数：体重（ポンド）の半分のオンス数（1オンスは約28・35グラム）の水、またはハーブティー。胃酸が薄まらないように食事中以外に摂取する

多彩な健康効果がある「コーヒー」*

かつてコーヒーは悪者だった。心臓病や潰瘍、神経障害はコーヒーのせいだとされていた。

しかし最近の研究によると、実際のところコーヒーはそれらの病気の原因になるどころか、**インスリン感受性を改善し、代謝を上げる効果があるということがわかってきた。**

さらに抗酸化物質を含むために、LDLと炎症マーカーの値を下げる効果もある。心臓病や大腸がん、パーキンソン病やアルツハイマー病といった神経変性疾患を予防し、痛みを軽減させる。そして何より、コーヒーには苦みがある。

マーク・サーカス医師の言葉を借りれば、「われわれのコーヒー愛を止めるには、恐竜を絶滅させた隕石落下ぐらいのことがないとムリだろう」ということだ。[13] 気をつけることがあるとすれば、必ず無農薬でオーガニックのコーヒーを選ぶことと、**副腎に問題がある人は飲みすぎないようにする**ということだけだろう。

コーヒーは数種類のポリフェノールを含み、代謝を上げる成分も複数入っている。2017年に行われた研究では、コーヒーがメタボリックシンドロームに効果があることが確認された。コーヒーの成分（「コーヒー酸」「トリゴネリン」「カフェストール」）の混合物を与えられたラットは、インスリン感受性が改善し、肝臓の脂肪が減少した。[14]

コーヒー豆の秘密兵器はそれだけではない。「**クロロゲン酸**」という物質には熱を生む働きがあり、体内に入ると「脂肪を燃やしてエネルギーにしろ」という指令を出す。「アメリカン・ジャーナル・オブ・クリニカル・ニュートリション」誌に発表された論文によると、クロロゲン酸を摂取するとわずか5日間で血糖値の変動が軽減するという効果が出たという。[15]

クロロゲン酸はポリフェノールの一種で、体重を減らす、エネルギーを増やす、糖尿病と心臓病のリスクを軽減するという働きがある。さらに寝つきがよくなるという効果まであるのだ。コーヒーに含まれている物質にそんな効果があるなんて驚きだろう。ただし、クロロゲン酸によってカフェインの影響が相殺されるわけではない。

クロロゲン酸を摂取すると、**寝ている間も脂肪燃焼効果が高まる。**ノルウェーの研究によると、高クロロゲン酸のコーヒーを飲んだ女性は、低クロロゲン酸のコーヒーを飲んだ女性に比べ、体重の減少が3倍になった。

マグカップ1杯のコーヒーに含まれるクロロゲン酸はおよそ130ミリグラムだが、クロロゲン酸の恩恵を受けたいなら、その8倍の量を摂取しなければならない。クロロゲン酸の量を増やすにはどうすればいいのだろうか?

コーヒーに含まれるクロロゲン酸の量は、コーヒー豆の産地と焙煎のしかたで決まる。標高が高く、極端な気象（寒暖差が激しい、風が強いなど）の土地で育ったコーヒー豆は、自分を守るためにより多くのクロロゲン酸をつくる。エチオピアやケニア、メキシコ、コロンビア、ブラジル、その中でも特に高地で栽培されたコーヒーがそれに該当する。

深煎りコーヒーが好みだという人は、健康効果を考えるなら中煎りか浅煎りに切り替えたほうがいいかもしれない。**中煎りよりも深く焙煎すると、脂肪燃焼効果のあるポリフェノールの75パーセントが失われてしまう**からだ。

またミルクなど乳製品を加えると、ポリフェノールの吸収率が28パーセント減少するので注意が必要だ。カフェインを抜いたデカフェもポリフェノールが失われる。いちばんポリフェノールが残っているデカフェでも25パーセントの減少だ。

・**サービング数**：1日に1杯

科学的に効果が証明された「ウーロン茶」

ウーロン茶のダイエット効果は科学的にも証明されている。ただしフッ化物に汚染されている可能性があるので、甲状腺に問題がある人は飲まないほうがいい。

・**サービング数**：1日に2杯

肝臓に効く「タンポポコーヒー」*

タンポポコーヒーは焙煎したタンポポの根からつくる飲料。大地の香りのするこのハーブティーは、ダイエット効果があり、しかもノンカフェインだ。特に肝臓のサポート効果があり、肝酵素の上昇を抑える働きがある。アルコールや糖分、トランス脂肪酸を摂りすぎている人、大量の薬を飲んでいる人は特に有効だ。

タンポポコーヒーに大さじ1杯のココナッツオイルを加えると、朝の1杯に最適の飲み物になる。朝から代謝を上げて元気に過ごすことができるだろう。

免疫機能を強化する「ハイビスカスティー」

ハイビスカスティーは水分補給に最適であり、さらに利尿作用があるためにデトックス効果もある。抗炎症作用のある成分は高血圧に効き、抗酸化作用のある物質は高コレステロールに効く。「アスコルビン酸」を多く含むため、免疫機能が強化されて風邪やインフルエンザの予防にもなる。さらに生理痛を和らげ、生理中の気分の落ち込みを和らげる効果もある。飲み方はホットでもアイスでもいい。

抗酸化作用がある「ルイボスティー」

ルイボスは南アフリカ原産のハーブで、抗酸化作用のあるポリフェノールを豊富に含んでいる。まだ柔らかい若い葉をお茶にするので、フッ化物の含有量も少ない。希少な抗酸化物質の「アスパラチン」を含むのは、わかっているかぎりルイボスだけだ。

人間の体内には「スーパーオキシド・ジムスターゼ」と呼ばれる強力な抗酸化酵素があり、ルイボスにはその量を大幅に増やす効果がある。[16] スーパーオキシド・ジムスターゼはフリーラジカルと戦い、炎症を抑える。

発酵させていないグリーンのルイボスティーは、一般的な発酵させたものよりも抗酸化物質の量が多い。カフェインやシュウ酸塩、タンニンを一切含まないので、代謝革命ダイエットにぴったりのお茶だ。

「ボーンブロス」はオーガニックを選ぶ

温かいボーンブロスはとてもおいしい飲み物だ。特に冬に飲むとおいしく、飲み物と食事の間くらいの満足感が得られる。オメガ脂肪酸を豊富に含む「ヘンプシードオイル」「ゴマ油」「松の実オイル」などの代謝を上げる油や、体を温めるスパイスを加えると、さらに健康効果が高まって味わいもよくなる。レモン汁もよく合う。

メンテナンス期間はココナッツミルクを加えるといいだろう。

「アルコール」は飲まない

アルコールは飲まないほうがいい。肝臓に負担をかけるだけでなく、ダイエット指導をしてきた長年の経験からいって、女性はほんの少しでもアルコールを摂取すると体重が減りにくくなることには疑いの余地がない。

その原因はおそらく、アルコールの影響でエストロゲン値が上昇することだろう。体重過多の女性はそもそもエストロゲン優位の状態になっているので、その影響はさらに大きくなる。アルコールはまた、閉経が近くなった女性の「プロゲステロン値」が低下する現象との関係も指摘されている。[17]

飲み物

- コーヒーは1日1杯まで、ウーロン茶は1日2杯まで
- 水
- ハイビスカスティー
- *タンポポコーヒー
- チコリルートティー（チコリの根のお茶）
- *ジンジャーティー
- メドウスイートティー
- パウダルコティー
- *ペパーミントティー
- ローズマリーティー
- オーガニック非遺伝子組み換え黒ビール
- *アンゴスチュラビターズ
- *コーヒー
- ボーンブロス
- クランベリージュース（甘味料は入れない）

唯一の例外は肉のマリネで使う非遺伝子組み換えの黒ビールだけだ。もちろん加熱の段階でアルコールは完全に飛ばすこと。

いつもの食材を健康的な食材に置き換える

やめる食材	使う食材
砂糖大さじ1	ステビア数滴
砂糖を加えていない製菓用チョコレート1オンス（約28.35グラム、または1かけ）	生カカオパウダー、またはキャロブパウダー大さじ3に、水大さじ1とゴマ油大さじ1を加える
パン粉	亜麻仁パウダー、ナッツのパウダー
ソースやスープにとろみをつける粉	クズウコン
マーガリン、またはサラダ油大さじ1	*牧草飼育のバター大さじ1、または亜麻仁パウダー大さじ3

※亜麻仁は焦げやすいので、焼き時間を短くするか、オーブンの設定温度を4度ほど下げる

その他の代用品

もしこれがないなら	これを使う
ニンニク　生1かけ	ガーリックパウダー　小さじ1／8
ショウガ　生すりおろし小さじ1	ジンジャーパウダー　小さじ1／4
生ハーブ　大さじ1	砕いたドライハーブ　小さじ1／2〜1
生ハーブ　小さじ1	ドライハーブパウダー　小さじ1／2
タマネギ　小1個（1／3カップ）	オニオンパウダー　小さじ1、またはみじん切りしたタマネギを乾燥させたもの　大さじ1

代謝を上げる脂肪の代用品
（リストの量はすべて脂肪大さじ1に対応する）

・手づくりマヨネーズ：大さじ1
・ナッツバターまたはシードバター（アーモンド、カシューナッツ、パンプキンシード、ゴマ）：大さじ2
・ナッツ：アーモンド7粒、ブラジルナッツ中2個、クルミ4かけ、カシューナッツ6粒、ピーカンナッツ4かけ、マカダミアナッツ3粒、ピスタチオ15粒、松の実大さじ2
・バター、またはギー：大さじ1
・シード（パンプキンシード、チアシード、ゴマ、ヒマワリの種、ヘンプシード）：大さじ1
・ロースト亜麻仁パウダー：大さじ3
・サワークリーム：小さじ2、または生クリーム：大さじ1
・ココナッツ：きざんだココナッツ大さじ2、またはココナッツミルク85ミリリットル、またはココナッツクリーム大さじ1、またはココナッツマンナ大さじ1
・アボカド：小1／4個
・オリーブ：大8個
・アンチョビ：3切れ

※すべてオーガニック、全脂肪、牧草飼育の製品であること

代謝革命ダイエット成功の秘訣20

1 まず冷蔵庫を攻略する

毒になる調理器具を一掃したら、次は毒になる食材を一掃しよう。冷蔵庫や冷凍庫、パントリーの中身を確認し、体にいい自然食品と入れ替える。加工食品とはさよならだ。

2 ゆっくり始める

新しい食材やサプリメントを試すときは、最初は少ない量で自分の体の反応を確認する。新しいものは一度に1つにすれば、何かよくない反応があったときに原因を特定できる。

3 計画する

1~2週間分のメニューをあらかじめ決めておこう。たとえばスロークッカーを使ったメニューを考えておけば、用意しておいた食材を朝にクッカーに放り込み、後はスイッチを入れるだけでいい。つくりおきも強い味方になる。

4 家族も巻き込む

家族も同じプログラムを実行する必要はないが（ぜひしてほしいとは思うけれど）、この機会に健康的な食生活に少しでも親しんでもらう。

5 マッドサイエンティストになる

あなたは錬金術師だ。キッチンでの実験を楽しもう。

6 ファーマーズマーケットに出かけよう

地元のファーマーズマーケットの常連になろう。地元でとれる旬の野菜や果物に詳しくなり、食材はすべてオーガニックでそろえること。地元の農家はさまざまなものを手づくりで販売している。

7 オメガ6脂肪酸をたくさん摂る

良質なオメガ6脂肪酸は純粋なリノール酸の宝庫だ。発芽シードやナッツ、ヘンプシードオイルなどを摂取して、細胞膜を修復し、代謝を上げよう。

8 ヘンプシードでバランスよく脂肪を摂る

ヘンプシードはオメガ6とオメガ3を最高のバランスで含んでいる。オイルまたはヘンプハーツ大さじ1～2をサラダにかけて食べよう。

9　いつもの油を替える

料理に使う油をギーにしてみよう。ギーはバターより煙が出る温度が高く、さらに熱でも壊れないオメガ6脂肪酸を含んでいる。ボーンブロスも高温の料理に向いている。

21日間のリブート期間は、この2種の油だけを使うようにする。メンテナンス期間に入ったら、マカダミアナッツオイルやアボカドオイル、ココナッツオイルなどの「ニュートラル」な油も加えることができる。どの油を使うかは、煙が出る温度に合わせて決める。

ここでいうニュートラルとは、オメガ6とオメガ3の摂取量に影響を与えない油、または細胞膜の場所を横取りしないような油だ。

10　良質なバターを摂る

オーガニックの牧草飼育で育てられた牛のバターはオメガ6とオメガ3を豊富に含んでいる。

11　ナッツを摂る

ナッツはオメガ6脂肪酸の宝庫だ。さらにオメガ6ほどではないが、オメガ3脂肪酸も含んでいる。ピーカンナッツやクルミ、カシューナッツは、つなぎとしてパン粉の代わりに使うことができる。先にも述べたように、アメリカ産のアーモンドはたとえオーガニックであってもおすすめすることはできない。ガス処理されているか、加熱しすぎているので、栄養素のほとんどが失われている。アーモンドを食べるならスペイン産にしよう。

12　朝食のアイデア

ケフィアかヨーグルトでつくったスムージー、またはヘンプシードミルクをかけてベリー類をトッピングしたチアシードプディングを朝食にどうだろう?

13　ビターズとメタボリクサーを活用する

ビターズを毎日摂るのを忘れないようにする。ビターズとメタボリクサーは、消化を助け、代謝を上げて痩せやすい体にしてくれる。メタボリクサーをメニューに加えるのは、21日間のリブート期間が終わってからにしよう。

14　卵の代わりになるものを利用する

卵には胆嚢を刺激する成分が含まれるので、できれば食べないほうがいい。そこで簡単にできる卵の代用品を紹介しよう。亜麻仁パウダー大さじ1と水大さじ3を混ぜ、そのまま3分おいたら、卵として料理に加えてみよう。

15　ココナッツを摂る

リブート期間が終わったら、またココナッツを食べることができる。ココナッツオイルはオメガ6も3も含まない「ニュートラル」な油だが、代謝を上げる効果がある。朝のコーヒーかジュースに少し加えると、エネルギーが湧いて足取りが軽くなるだろう。

16　十分な睡眠をとる

室温が低めの部屋で眠ると、よりたくさんの脂肪を燃やすことができる。涼しいことによって体内の褐色脂肪が増え、代謝が上がるからだ。寝るときの室温は15～20度ぐらいに設定する。[18] 十分な睡眠時間を確保することも大切だ。8時間半寝ている人は5時間半しか寝ていない人に比べ、1日のカロリー消費量が400キロカロリーも多くなる。

17　ファスティングに挑戦する

インターミッテント・ファスティングを行うと、ヒト成長ホルモンの分泌が増え、体がよりたくさんの脂肪を燃やすようになる。空腹に耐えられそうもないと心配かもしれないが、調査によると、経験者の多くはそれほど空腹を感じなかったという。ファスティングの2日目までは空腹ホルモンのグレリンが増えていくが、それ以降はずっと減っていくからだ。

インターミッテント・ファスティングにはいろいろなやり方があるので、まずは自分が興味を持った方法を試してみよう。たとえば、朝の10時から夕方6時までの間しか食べないという方法や、または正午から夜の8時までの間しか食べないという方法などがある。自分のライフスタイルに合ったやり方でかまわない。

18 デトックスの好転反応は消える

状態が改善するには、一時的な悪化を経験しなければならない。デトックスで一時的に具合が悪くなるのは、むしろデトックスがうまくいっている証拠だ。いずれかならず消えるので心配はいらない。

19 初心を忘れない

挫折してしまったら、また立ち上がって挑戦すればいい。自分に合った調整を加え、あきらめずに続けよう。

20 「これはダイエットではない!」と考える

つらいダイエットではなく、いつまでもスリムで若々しい自分になるためのロードマップだと考えよう。

第10章 代謝革命ダイエットの究極メニュープランとレシピ

さあ、新しい自分に生まれ変わるまでもうすぐだ。

代謝革命ダイエットを始めると、大好きなものを食べながらでも、代謝を上げてスリムな体を手に入れられる。

これから紹介するのは21日間のメニュープランだ。どれもおいしく、簡単につくることができる。しかも**良質なオメガ脂肪酸が体に補充され、胆汁がサラサラになり、胆嚢の機能が向上し、腸のダメージが修復され、ミトコンドリアが元気になる。**

この21日間で口にするのは、あなたのエネルギーになり、力になるものばかりだ。代謝を上げて脂肪を燃やす体を手に入れよう。

4日間の集中クレンズが終わったばかりなので、まずは胃腸にやさしい食べ物から始めよう。ここから3週間の朝食は、胃腸の負担にならない液体ばかりだ。しかし液体とはいえ、どれも栄養たっぷりで満足感も得られる。

1日の始まりは、第9章にも登場したシトラスブラスターだ。脂肪を燃やす栄養素をたっぷり摂ることができる。それにコーヒー好きにとってもうれしい味だ。

ここで覚えておいてほしいのは、必ずしもメニュー通りでなくてもよいということ。朝食と昼食、夕食のメニューは、相互に入れ替えても一向にかまわない。自分のライフスタイルや好みに合わせて自由に組み合わせよう。

唯一の例外はシトラスブラスターで、これは朝一番に飲んだほうがいい。もし午後の遅い時間に飲んだら、夜に眠れなくなってしまうだろう。食べてもいい食材と、食事の量をきちんと守っていれば、インスリン値を適性に保つことができる。食材でわからないことが出てきたら、第9章の各食材の解説を読み返そう。

メニュープランの原則と注意点

飲み物のタイミング

最低でも1日に64オンス（約1814ミリリットル）の水か、ハイビスカスティーやタンポポコーヒーといったハーブティーを飲む。飲むタイミングは、食事と食事の間だ。ウーロン茶は1日に2杯まで、コーヒーは1日に1杯までとすること（シトラスブラスターもコーヒーに含む）。

乳製品が合わない人は発酵野菜を摂る

乳製品が体に合わない人は食べなくてかまわない。ただしプロバイオティクス食品はとても重要なので、発酵乳が食べられない人は、ピクルスやザワークラウトといった発酵野菜を積極的に食べるようにしよう。スープに小さじ1杯の味噌を加えてもいい。

ビーガンのためのタンパク質の摂り方

ビーガン、またはベジタリアンの人は、テンペや豆類を半カップなどで1日分のタンパク質を摂取する。

オメガ脂肪酸は毎食摂る

オメガ6脂肪酸とオメガ3脂肪酸は、毎食必ず摂らなければならない。料理にヘンプシードオイルを数滴加えたり、亜麻仁パウダーをふりかけたりするだけでいいので簡単だ。

新しい食材を試すときの注意点

梅酢やシベリア産松の実オイルはあまりなじみのない食材かもしれないが、たしかな健康効果が認められるためにメニューに加えることにした。梅酢はおいしいプロバイオティクス食品だが、お好みによってアップルサイダー・ビネガーでも代用できる。松の実オイルはオメガ6脂肪酸が豊富で、消化を助ける働きがある。この機会にぜひ試してもらいたい。

それでは、メニューを見ていこう。

次ページ以降で3週間＋1週間の計4週間分のメニューを紹介している。

最初の3週間は21日間のリブート・プログラム用で、4週目はそれ以降のメンテナンス・プログラム用だ。メンテナンス期間に入ったら、アボカドやココナッツ、オリーブといった「ニュートラル」な脂肪分と卵、タマネギをメニューに戻すことができる。炭水化物と果物の量も増やせる。アスタリスク（＊）がついているメニューは、続くレシピ集に詳しいつくり方が書かれている。

なお、無理に次ページ以降のメニューとレシピ通りにするのではなく、第9章で紹介した食材を参考に自身の食生活に合うようにアレンジしてほしい。

さあ、21日間のプランで新しい自分を手に入れよう。

代謝革命リブートメニュー

第1週：21日間の代謝革命リブート

日曜日

朝食：シトラスブラスター*

間食：クルミ7粒、リンゴ小1個

昼食：ボイルした鶏胸肉4オンス（約113グラム）に亜麻仁パウダー小さじ1をふりかける。トリコロール・サラダ（ルッコラ、ラディッキオ、エンダイブ）、ドレッシングはヘンプシードオイルとレモン汁各大さじ1

午後：メタボリクサー*

夕食：代謝革命ターキー・ベーコン・バーガー*（4オンス：約113グラム）1つ。蒸したカラードグリーン1／2カップに大さじ1のバター、またはギーをかける。サツマイモ小1個をマッシュポテトにしてシナモンをかける

おやつ：ビターダークチョコレート2かけ

月曜日

朝食：シトラスブラスター*

間食：セロリとニンジンのスティックに、きざんだ生のディル（ハーブ）大さじ1とレモン汁大さじ1をかける

昼食：ビブレタスの上にカッテージチーズ1／2カップをのせる。キュウリの薄切りときざんだ唐辛子にセサミ・サラダドレッシング小さじ1をかけて混ぜる。チアシード大さじ1とパイナップル1／2カップ

午後：メタボリクサー*

夕食：直火焼き天然サーモン4オンス（約113グラム）にヘンプシードオイルとレモン汁をかける。エンドウ豆1／2カップにミントをそえる。クリーミー・ドリーミー・クレソンスープ*

おやつ：ピスタチオ15粒

火曜日

朝食：シトラスブラスター*

間食：クルミ7個

昼食：焼いたビーフパティ1枚（4オンス：約113グラム）、味つけはマスタードとクミン。グレープフルーツスロー*にロースト亜麻仁パウダー大さじ1を加える

午後：メタボリクサー*

夕食：チキン・シュニッツェルのキュウリサラダ添え*。ゆでたブロッコリー1／2カップに、梅酢（梅干しの漬け汁）と松の実オイル大さじ1をかける

おやつ：ヴァルのオルチャータ*1カップ

水曜日

朝食：シトラスブラスター*

間食：洋ナシ小1個とアーモンドバター大さじ2

昼食：ミックスナッツときざんだセロリにロースト亜麻仁パウダー大さじ1をかける。缶詰のツナ、またはサーモン4オンス（約113グラム）にレモン汁とヘンプシードオイル大さじ1をかけ、野菜の上にのせる

午後：メタボリクサー*

夕食：ステーキ1枚（4オンス：約113グラム）にニンニクとローズマリーを添える。蒸したアーティチョークにホースラディッシュ・ヴィネグレット*大さじ1をかける。ローストした根菜1／2カップにバターまたはギー大さじ1をかける

おやつ：ビターダークチョコレート2かけ

木曜日

朝食：シトラスブラスター*

間食：セロリスティック、カシューナッツバター大さじ2とロースト亜麻仁パウダー大さじ1を混ぜたディップをつけて

昼食：サニーレタス、ニンジンの細切り、ラディッシュの上にディルピクルスとマスタードを添えたバイソンかビーフのバーガーをのせ、梅干しヴィネグレット*大さじ1かける

午後：メタボリクサー*

夕食：メリッサのターキーソーセージパティ*。バスマティライス1／2カップにヘンプシードオイル大さじ1をかける。サヤインゲンをボーンブロス*でソテーし、きざんだクルミ大さじ1をふる
おやつ：マカダミアナッツ3粒、タンジェリン1個

金曜日

朝食：シトラスブラスター*
間食：カシューナッツ6粒
昼食：テンペ4オンス（約113グラム）、ニンニク、シログワイ、チンゲンサイ、タケノコ、スナップエンドウを大さじ2のボーンブロス*で炒める。ココナッツアミノ大さじ1、ジンジャーパウダー小さじ4分の1を加え、フラックスシードオイル大さじ1をたらす
午後：メタボリクサー*
夕食：モロッコチキン*。オーブンでローストしたバターナッツ・スクワッシュ1／2カップにショウガを添え、松の実オイル大さじ1をふりかける。アプリコット中2個
おやつ：ピスタチオ15粒

土曜日

朝食：シトラスブラスター*
間食：皮をむいてきざんだヒカマスティック3／4カップ、ライム汁、クミン、チアシード大さじ1のディップにつけて。マンゴー1／2カップ
昼食：グリルした鶏胸肉に、蒸したサヤインゲンにタラゴンとパセリをかけて添え、亜麻仁オイル大さじ1をかける
午後：メタボリクサー*
夕食：ラムチョップ4オンス（約113グラム）を、ニンニク、ドライマスタード、ローズマリー、レモン汁でマリネしてグリルする。スパゲティスクワッシュにバターまたはギー大さじ1をかける
おやつ：ヘンプカカオ・マジック6ボール*1個

第2週：21日間の代謝革命リブート

日曜日

朝食：シトラスブラスター*

間食：ヒマワリの種大さじ2。カンタロープ1／8個

昼食：イワシ4オンス（約113グラム）、きざんだセロリとパセリをホースラディッシュ・ヴィネグレット*大さじ1に入れ、ロースト亜麻仁パウダー大さじ1をふりかける。クリーミー・ドリーミー・クレソンスープ*

午後：メタボリクサー*

夕食：レモンガーリック・ローストチキン*4オンス（約113グラム）。ローストアスパラガスにレモンゼスト（レモンの皮のすりおろし）とゴマをふる。炊いたミレット1／2カップに松の実オイル大さじ1をかける

おやつ：代謝革命チョコレートチップ・クッキー*1枚

月曜日

朝食：シトラスブラスター*

間食：ローストした海藻のスナック1パック（1サービング）。プラム中2個

昼食：チキンボウル。グリルしたチキン4オンス（約113グラム）をきざみ、きざんだラディッシュ、クレソン、セロリ、パセリ、ホースラディッシュ・ヴィネグレット*大さじ1を加えて混ぜる。しあげにヘンプハーツ大さじ1を散らす

午後：メタボリクサー*

夕食：クリーミー・ドリーミー・クレソンスープ*1カップ。テンペの照り焼き*。ローストニンジン1／2カップ、バターまたはギー大さじ1にディルを混ぜてかける

おやつ：クルミ4粒。ビターダークチョコレート2かけ

火曜日

朝食：シトラスブラスター*

間食：皮をむいて乱切りにしたヒカマ3／4カップとギリシャヨーグルト1

カップを混ぜ、ヘンプハーツ大さじ1を散らす。季節の生ベリー1/2カップ

昼食：ターキー胸肉4オンス（約113グラム）を食べやすい大きさに切り、シログワイ、チンゲンサイ、スナップエンドウ、パセリと一緒に亜麻仁油大さじ1で炒める

午後：メタボリクサー*

夕食：鶏肉4オンス（113グラム）、ショウガ、リーキ、ブロッコリーをギー大さじ1で炒める。バスマティライス1/2カップに松の実オイル大さじ1をかける

おやつ：代謝革命チョコレートチップ・クッキー*1枚

水曜日

朝食：シトラスブラスター*

間食：マカダミアナッツ3粒。サクランボ10粒

昼食：ローストチキン4オンス（約113グラム）、レモン汁とガーリックで味をつけ、炊いたミレット1/2カップにヘンプシードオイル大さじ1をかける。クレソンとキュウリのサラダにホースラディッシュ・ヴィネグレット*大さじ1をかけ、しあげにロースト亜麻仁パウダー大さじ1をふりかける

午後：メタボリクサー*

夕食：ラムバーガー4オンス（約113グラム）のミント添え、最後にヘンプシードオイル大さじ1をかける。クリーミー・ドリーミー・クレソンスープ*1カップ

おやつ：ビターダークチョコレート2かけ。アーモンド7粒

木曜日

朝食：シトラスブラスター*

間食：ローストした海藻のスナック1パック（1サービング）。ブドウ12粒

昼食：代謝革命ターキー・ベーコン・バーガー*1個。キャベツ（普通のキャベツと紫キャベツ）、ヒカマ、ニンジンをきざんでサラダにする。シックスセサミ・サラダドレッシング*大さじ1、チアシード大さじ1を

かける。エンドウ豆1／2カップに、バターまたはギー大さじ1を上からかける

午後：メタボリクサー*

夕食：ラムチョップ4オンス（約113グラム）の直火焼き、ローズマリー、ガーリック、シナモン少々で味をつけ。蒸したカリフラワーをつぶしてフェンネルと混ぜ、ロースト亜麻仁パウダー大さじ1をふりかける

おやつ：ヘンプカカオ・マジック6ボール*1個

金曜日

朝食：シトラスブラスター*

間食：野菜スティックにヒマワリのチーズ風ディップ*をつけて

昼食：4オンス（約113グラム）のビーフパティ1枚に亜麻仁油大さじ1をふりかける。グレープフルーツスロー*

午後：メタボリクサー*

夕食：ローストセサミ・ピーカンチキン*。ローストビーツのサワークリームディル添え*1／2カップ

おやつ：アーモンド7粒

土曜日

朝食：シトラスブラスター*

間食：カッテージチーズ1／2カップ、パイナップル1／2カップ

昼食：ターキーの挽肉4オンス（約113グラム）とニンニクをギー大さじ1で炒め、レタスで包む。蒸したブロッコリーにレモン汁とヘンプハーツ大さじ1をかける。エンダイブとキュウリのサラダにホースラディッシュ・ヴィネグレット*大さじ1をかける

午後：メタボリクサー*

夕食：エビ4オンス（約113グラム）をギー大さじ1でソテーし、ショウガ、ニンニクで味つけ。蒸したブロッコリーを添える。バスマティライス1／2カップに松の実オイル大さじ1をかける

おやつ：ビターダークチョコレート2かけ

第3週：21日間の代謝革命リブート

日曜日

朝食：シトラスブラスター*

間食：アーモンド7粒。パパイヤ1／2個にライム汁をかける

昼食：カニ3オンス（約85グラム）の身をほぐし、セロリスティック、ライム汁と混ぜる。クリーミー・ドリーミー・クレソンスープ*1カップ

午後：メタボリクサー*

夕食：ショウガステーキのルッコラとキュウリのサラダ添え*、ヘンプハーツ大さじ1をかける。焼いたバターナッツ・スクワッシュ1／2カップにコリアンダーパウダーを混ぜ、亜麻仁油大さじ1をかける

おやつ：松の実大さじ2

月曜日

朝食：シトラスブラスター*

間食：ローストした海藻のスナック1パック（1サービング）。オレンジ小1個、またはタンジェリン小1個

昼食：代謝革命ターキー・ベーコン・バーガー*。キャベツ（普通のキャベツと紫キャベツ）、ヒカマ、ニンジンをきざんだサラダにシックスセサミ・サラダドレッシング*大さじ1をかける。エンドウ豆1／2カップにバター大さじ1

午後：メタボリクサー*

夕食：香り豊かなローズマリー・レモン・ラムチョップ*。ミックスレタスとビターグリーン（ケール、ルッコラなどの苦い野菜）のサラダ、ヘンプハーツ大さじ1、ヘンプシード・ヴィネグレット*大さじ1をかける。蒸したブロッコリーとカリフラワーカップ1／2

おやつ：クレイジーグッド・カレーカシュー*6粒

火曜日

朝食：シトラスブラスター*

間食：キュウリのスティックにライム汁をかける。キウイ1個

昼食：４オンス（約113グラム）のビーフバーガー１個、マスタードをつけてロメインレタスで包む。サツマイモのフライドポテト１／２カップ。蒸したイエロースクワッシュにバターかギー大さじ１をかけ、ロースト亜麻仁パウダー大さじ１を散らす

午後：メタボリクサー*

夕食：ローストセサミ・ピーカンチキン*。オーブンでローストした芽キャベツに、レモンゼストをまぶし、松の実オイル大さじ１をかける

おやつ：アーモンド７粒

水曜日

朝食：シトラスブラスター*

間食：パンプキンシード大さじ２。バナナ小１／２本

昼食：鶏肉４オンス（約113グラム）をケッパーと一緒にグリルして、ミックスグリーン、きざんだ大根、オリーブ８個を添える。シックスセサミ・サラダドレッシング*大さじ１と、ロースト亜麻仁パウダー大さじ１をかける

午後：メタボリクサー*

夕食：ラムバーガー４オンス（約113グラム）にフレッシュミントとディルを添える。ルッコラとフリゼにヘンプシード・ヴィネグレット*大さじ１をかける。バスマティライス１／２カップにバターまたはギー大さじ１をかける

おやつ：ビターダークチョコレート２かけ

木曜日

朝食：シトラスブラスター*。旬の生ベリー１／２カップ

間食：ピクルスとマカダミアナッツ３個

昼食：代謝革命レンズ豆スープ*１カップ。ミックスグリーンサラダにニンジンと大根のすりおろしを加え、シックスセサミ・サラダドレッシング*大さじ１をかける

午後：メタボリクサー*

夕食：天然サーモン４オンス（約113グラム）をグリルし、ヘンプシードオ

イル大さじ１、ココナッツアミノ、レモン汁、ショウガをかける。グレープフルーツスロー*。蒸したブロッコリーに亜麻仁油大さじ１をかける

おやつ：クルミ４粒とダークチョコレート２かけ

金曜日

朝食：シトラスブラスター*

間食：セロリスティック、カシューバター大さじ２とチアシード大さじ１のディップをつけて。桃中１個

昼食：鶏胸肉４オンス（約113グラム）のグリルのタラゴン添え。エンダイブ、オリーブ８個、大根の上にのせ、梅干しヴィネグレット*大さじ１をかける。炊いたミレット１／２カップにバターまたはギー大さじ１をのせる

午後：メタボリクサー*

夕食：レモン・ディジョン・ターキーカツレツ*。蒸したサヤインゲンにレモンゼストと亜麻仁油大さじ１をかける

おやつ：ヘンプカカオ・マジック６ボール*１個

土曜日

朝食：シトラスブラスター*

間食：ブラジルナッツ２粒。リンゴ小１個

昼食：チキンボウル。グリルしてきざんだ鶏肉４オンス（約113グラム）にきざんだセロリ、オリーブ８個を混ぜ、シックスセサミ・サラダドレッシング*大さじ１とヘンプハーツ大さじ１をかける

午後：メタボリクサー*

夕食：ステーキ４オンス（約113グラム）にローズマリーを添え、亜麻仁油大さじ１をかける。キャベツをきざんだニンニクとボーンブロス*で炒める。エンドウ豆１／２カップにミントを添える

おやつ：代謝革命チョコレートチップ・クッキー*

第4週：メンテナンス・プラン

日曜日

朝食：シトラスブラスター*

間食：リンゴとナッツバター大さじ2

昼食：ツナサラダ。ツナ4オンス（約113グラム）、アボカドオイルマヨネーズ大さじ1、きざんだセロリ、カレーパウダー少々。クリーミー・ドリーミー・クレソンスープ*1カップ、ヘンプハーツ大さじ1を散らす。蒸したルタバガ1／2カップにディルを添え、松の実オイル大さじ1をかける

午後：メタボリクサー*

夕食：グリルした鶏肉4オンス（約113グラム）にレモンゼストとニンニクで味つけ。蒸した紫キャベツ1／2カップにキャラウェイシードを散らす。バスマティライス1／2カップにバターかギー大さじ1をかける

おやつ：ピスタチオ15粒。サクランボ10粒

月曜日

朝食：シトラスブラスター*

間食：キウイ1個とバナナ小1／2本（どちらもスライスする）

昼食：カリフラワーのカレースープ*。ほうれん草とラディッキオのサラダ、梅干しヴィネグレット*をかける。焼いたヤムイモ1／2カップにきざんだマカダミアナッツ2粒分ときざんだココナッツ大さじ1をかける

午後：メタボリクサー*

夕食：4オンス（約113グラム）のバイソンかビーフのバーガー1つ。蒸したブロッコリーにヘンプハーツ大さじ1を散らす。ミレット1／2カップにバターまたはギー大さじ1をかける

おやつ：サプライズ！ケーキ*1サービング

火曜日

朝食：シトラスブラスター*

間食：生のベリーミックス1／2カップにクリーム大さじ1をかける

昼食：ターキー・メダリオン（メダル状の円形に焼き上げた肉）4オンス（約113グラム）の長ネギ添え、松の実オイル大さじ1をかける。ビブレタスときざんだニンジンのサラダ、梅干しヴィネグレット*をかける

午後：メタボリクサー*

夕食：ラムチョップ4オンス（約113グラム）直火焼き。ミックスビーンズとバスマティライス1／2カップ、ミント添え、オリーブオイルをかける

おやつ：ビターダークチョコレート2かけとアーモンド7粒。桃中1個

水曜日

朝食：シトラスブラスター*

間食：クレイジーグッド・カレーカシュー*6粒。リンゴ小1個

昼食：エビ4オンス（約113グラム）ときざんだキャベツ、シラントロ・ライム・ドレッシング*大さじ1をかける。ミレット1／2カップとショウガ

午後：メタボリクサー*

夕食：代謝革命レンズ豆スープ*1カップ、ロースト亜麻仁パウダー大さじ1をかける。ほうれん草1／2カップをオリーブオイル大さじ1でソテー、海塩で味つけ

おやつ：クランチーアーモンド・フルーツバー*1本

木曜日

朝食：シトラスブラスター*

間食：ニンジンスティック、カシューナッツバター大さじ2をディップにする。マンゴー1／2カップ

昼食：チキン・シュニッツェルのキュウリサラダ添え*、ヘンプハーツ大さじ1を散らす。皮をむいてきざんだヒカマ3／4カップにライム汁をかける。バスマティライス1／2カップにバターまたはギー大さじ1をかける

午後：メタボリクサー*

夕食：ターキーの胸肉4オンス（約113グラム）をセージとローズマリーと一緒にローストし、エクストラバージン・オリーブオイル大さじ1をかける。ドングリカボチャ・メダリオン1／2カップをボーンブロス*で炒めて蒸し煮にする

おやつ：クルミ4粒。アプリコット中2個。ビターダークチョコレート2かけ

金曜日

朝食：シトラスブラスター*。旬の生ベリー1／2カップ

間食：フムス、キュウリとニンジンと一緒に

昼食：ローストビーフ4オンス（約113グラム）、ピクルスとマスタード添え。ほうれん草とフリゼのサラダ、ロースト亜麻仁大さじ1とシックスセサミ・サラダドレッシング*大さじ1をかける

午後：メタボリクサー*

夕食：カリフラワー・クラスト・ピッツァ*にオリーブオイル大さじ1を塗り、オーガニック・ターキーソーセージ4オンス（約113グラム）、チーズ1オンス（約28.35グラム）、ブラックオリーブ8個、アーティチョークハーツ、ほうれん草、オレガノ、バジルをトッピングする。オーブンでローストしたサツマイモ1／2カップ

おやつ：クランチーアーモンド・フルーツバー*1本

土曜日

朝食：シトラスブラスター*

間食：プラム2個

昼食：テンペの照り焼き*。ミックスグリーンサラダ、アボカド小1／2個、シラントロ・ライム・ドレッシング*大さじ1。ミレット1／2カップにバターかギー大さじ1をかける

午後：メタボリクサー*

夕食：4オンス（約113グラム）のソールズベリーステーキ1枚にココナッツアミノをかける。つぶしたサツマイモ1／2カップにココナッツミルクとシナモンをかける。葉菜類とビターグリーンのサラダに松の実レモンヴィネグレット*大さじ1をかける

おやつ：ココナッツバターミルクパイ*1切れ

代謝革命レシピ集

レシピに「M」がついているメニューはメンテナンス期間専用。それ以外はリブートとメンテナンスの両方で使うことができる。

メタボリクサー

21日間のリブート期間は、毎日午後にメタボリクサーを飲み、消化と代謝を活性化する。お好みで飲む回数を増やしてもかまわない。ビターズは食事の30分前に飲むと、効果を最大限に生かすことができる。また食後でも、消化不良を感じたらビターズを飲む。

ピック・ミー・アップ・メタボリクサー

ディナーの前に飲むおいしいアペリティフ。朝コーヒーを淹れたら、1オンス（約28.35ミリリットル）はこのメタボリクサーのためにとっておく。消化を助けるために食後に飲んでもいい。

◎サービング数：1
・コーヒー（液体）1オンス（大さじ2）
・ビターズ小さじ1／4
・無加糖のココアまたはカカオパウダー小さじ1／4
・オレンジゼスト少々（お好みで）
材料を混ぜてできあがり

サイダーフィクサー・メタボリクサー

アップルサイダー・ビネガーとビターズを一度に摂れるアペリティフ。

◎サービング数：1
・浄水1／4カップ
・アップルサイダー・ビネガー大さじ1
・ビターズ小さじ1／4

・おろしショウガ小さじ1／4
・カイエンペッパー小さじ1／8
・ヤーコンシロップ小さじ1／8（ステビア1滴）
材料を混ぜてできあがり

ダンディ・アズ・キャンディ・メタボリクサー

甘くておいしいメタボリクサー。あまり甘くしすぎないように注意。胃酸の分泌を促すには、実際に苦みを感じなくてはならない。

◎サービング数：1
・タンポポコーヒー（液体）1オンス（大さじ2）
・ビターズ小さじ1／4
・おろしショウガ小さじ1／4
・ヤーコンシロップ小さじ1／8（ステビア1滴）
・カイエンペッパー少々
材料を混ぜてできあがり

ジュースと飲み物

朝のライズ・アンド・シャイン・ジュース

抗酸化物質がたっぷり入ったジュース。ターメリックで炎症を抑え、グレープフルーツでビタミンCを補給し、キュウリで毒素を排出する。1日を始めるのにぴったり！

◎できあがりおよそ8オンス（約227ミリリットル）
・グレープフルーツ1／2個（皮をむく。注を参照）
・ニンジン1本
・キュウリ1本
・ビブレタスまたはロメインレタス1／4個

・生のミントの葉と茎多めの１つかみ
・生ショウガ１かけ（１インチ：約2.5センチ）
・生ターメリック１かけ（２インチ：約５センチ）、またはターメリックパウダー小さじ１（注を参照）
・溶かした代謝革命レモン・キューブ１個（次ページを参照）、または皮つきレモン１／２個

果物と野菜を洗う。すべての材料をジューサー、または強力ブレンダーで混ぜる。できあがったら栄養素が失われる前にすぐに飲む。

注：服用中の薬の関係でグレープフルーツが食べられない人は、皮をむいたオレンジ１個で代用できる。ターメリックパウダーを使う場合は、最後に入れて混ぜる。強力ブレンダーを使う場合は、混ぜられるかたさになるまで水を加える。

午後のハイ・ファイブ・ジュース

ヒカマは、ビタミンC、マグネシウム、カリウム、マンガンなど、免疫力を高める栄養素を豊富に含んでいる。レモンとショウガを加えてピリッと爽やかな味に。

◎できあがり約８オンス（約227ミリリットル）
・皮をむいてきざんだヒカマ（葛芋）３／４カップ
・キュウリ１／２本
・芯を抜いた皮つきのリンゴ１／２個
・セロリの茎３本
・生ショウガ１かけ（２インチ：約５センチ）
・溶かした代謝革命レモン・キューブ（次ページを参照）１個、または皮つきレモン１／２個

果物と野菜を洗う。すべての材料をジューサー、または強力ブレンダーで混ぜる。できあがったら栄養素が失われる前にすぐに飲む。

代謝革命レモン・キューブ

レモンが手に入ったら、それは代謝革命レモン・キューブをつくるチャンス！　このピリッとさわやかなアイスキューブは、あなたのキッチンの新しい常備品になるだろう。レモン丸ごと1個をあますところなく使うので、植物性栄養素とアロマオイルのすべてを生かすことができる。必要なものは、ブレンダーと製氷皿だけ。レモンの代わりにライムを使ってもいいし、レモンとライムの両方を使ってもいい。レシピにレモン汁、またはレモンの皮と書いてあり、少しぐらいなら水分が増えても大丈夫なメニューなら、迷うことなくこの代謝革命レモン・キューブを使おう。スムージー、ミックスジュース、スープ、またはお茶やただの水に加えてもおいしい。

◎標準サイズのアイスキューブ24個分（レモン1個につき8キューブ）
・レモン3個（4つに切る）
・浄水1カップ

レモンと水をブレンダーかフードプロセッサーに入れて攪拌し、ピューレ状にする。ピューレを製氷皿に入れて凍らせる。凍ったらキューブを製氷皿から取り出し、ふたのついた容器で保存する。

ヴァルのオルチャータ

ナイジェリアに昔から伝わるクリーミーでおいしい飲み物クンナアヤに、代謝革命ダイエットのアレンジを加えたメニュー（レシピの原案はNourished Kitchen）。

◎できあがり約1クォート（約0.9リットル）
・生のオーガニック・タイガーナッツ5オンス（約142グラム）
・セイロンシナモンスティック1／2～1本
・浄水のお湯1クォート（約0.9リットル）
・サヤつきカルダモン2つ

タイガーナッツとシナモンスティックを中サイズのボウルに入れ、浄水のお湯を注ぐ。そのまま12時間から24時間おく。タイガーナッツ、浸たすのに使った水、シナモン、カルダモンを強力ブレンダーに入れ、なめらかになるまで混ぜる。もし混ぜにくかったら冷水を加える。ブレンダーの中身をナッツミルクバッグ（ナッツを搾ってミルクをとる布の袋）に入れてゆっくり搾る。できあがったミルクが濃すぎたら、好みの濃さになるまで水を加える。ガラスビンか広口のピッチャーに入れて冷蔵庫で保存する。時間がたつと成分が底に沈むので、飲む前に底から混ぜられるような容器にする。ただ容器を振るだけでは十分に混ざらないので、かならずスプーンなどを使って底からかき混ぜること。

朝食

シトラスブラスター

脂肪燃焼効果とエネルギー増強効果のある飲み物。これを飲んでダイエットにはずみをつけよう。

◎できあがりおよそ8オンス（約227ミリリットル）
- オーガニックコーヒー（液体）、またはタンポポコーヒー、またはウーロン茶8オンス（約227ミリリットル）
- ホエイプロテイン（バニラ味、またはチョコレート味）1すくい
- カカオパウダー大さじ2
- ココナッツミルク大さじ2
- ジンジャーパウダー小さじ1／8
- セイロンシナモンパウダー小さじ1／4
- シトラスピールパウダー小さじ1／2
- 海塩少々
- お好みで：ステビア数滴

すべての材料をボウルに入れて泡立て器で混ぜる、またはふたつきのビンに入れて振る。グラスに注いで飲む。

テンペとバジルの朝食スクランブル

シンプルな料理だが、びっくりするほど栄養たっぷりで、しかもおいしい！　クレソンが手に入らなければルッコラでもいい。

◎サービング数：２
・ニンニク２かけ　みじん切りにする
・クレソン１つかみ
・ボーンブロス大さじ２（手づくりする場合は382ページのレシピを参照）
・生バジル１カップ　きざむ
・テンペ１ポンド（約453グラム）　くずしておく
・ココナッツアミノ小さじ1／2
・搾りたてのレモン汁小さじ１

スキレットにボーンブロスを入れ、ニンニクとクレソンを軟らかくなるまで炒める。火を弱めの中火にして、バジル、テンペ、ココナッツアミノ、レモン汁を加える。ふたをして５～７分煮る。ときどきかきまぜる。

ブルーベリー・レモン・アーモンド・パンケーキ（M）

薄力粉ではなくアーモンドプードルを使う。アーモンドプードルはグルテンフリーで、独特の味わいがあり、しかもタンパク質も豊富だ。

◎１ドル硬貨大10枚分
・アーモンドプードル１カップ
・重曹小さじ1／2
・塩少々
・卵大１個
・卵白大１個
・代謝革命レモン・キューブ（レシピは367ページ）１個　溶かしておく
・浄水1／4カップ（もし必要なら）

・ブルーベリー1／2カップ

ホットプレート、または大きめのスキレットを摂氏190度まで熱する。アーモンドプードル、重曹、塩をボウルに入れて混ぜる。別のボウルで卵と卵白を泡立て器で混ぜ、溶かしたレモン・キューブを入れる。卵のボウルに合わせた粉を入れ、ちょうどいい固さになるまで水を加える。ブルーベリーを静かに入れる。生地を大きなスプーン1杯すくい、熱したホットプレート、またはスキレットに丸い形に落として焼き色がついて縁が乾くまで焼く。3～4分。裏返し、また焼き色がつくまで焼く。2～3分。残りの生地も同じように焼く。

メリッサのターキーソーセージパティ

朝食メニューとして紹介したが、昼食や夕食にしても完璧な一品。

◎サービング数：3～4
・オーガニック赤身ターキーの挽肉1ポンド（約453グラム）
・ニンニク2～6かけ　つぶす
・つぶしたセージの葉小さじ1／2
・フェンネルパウダー小さじ1／2
・海塩

オーブンを175度に予熱する。海塩以外の材料をすべてボウルに入れて混ぜ、5センチの薄い丸形に成形する。ブロイラーパンか、網つきの天板に並べてオーブンで焼く。中までしっかり火を通す。20～25分。食べるときにお好みで海塩をふる。

✣主菜

ジンジャー・アジアン・レタスラップ

味わい豊かで栄養豊富なラップ。しかも塩分は控えめだ。

◎10個分
・ギー大さじ1
・オーガニック牛挽肉1と1／4ポンド（約567グラム）
・海塩
・ニンニク4かけ　みじん切り
・生ショウガ1かけ（1インチ：約2.5センチ）　みじん切り
・大根3／4カップ　さいの目切り
・シログワイ1／2カップ　洗って水を切ってからさいの目切り
・100パーセント天然で無加糖のアーモンドバター大さじ5
・ココナッツアミノ大さじ1　食べるときの分は別に
・ビブレタス
・お好みでトッピングに：きざんだニンジン、砕いたピーナッツ、煎りゴマ

大きなスキレットでギーを熱する。牛挽肉を炒めて海塩で味をととのえる。火が通ったら別の皿に移す。同じスキレットでニンニクとショウガを2分間熱する。牛肉をスキレットに戻し、大根、シログワイを加える。アーモンドバターとココナッツアミノを加え、2～3分かき混ぜながら加熱する。ビブレタスの葉に味つけした挽肉をのせ、ニンジン、ピーナッツ、ゴマでトッピングし、ココナッツアミノをかける。ビブレタスで巻いて食べる。

ターキー・レタスラップ

前菜だけでなく、間食にも昼食にもできる。お弁当にぴったり。

◎サービング数：6
・ボーンブロス（手づくりするなら382ページのレシピを参照）大さじ1
・オーガニック赤身ターキー挽肉1と1／4ポンド（約567グラム）
・ニンニク1かけ　みじん切り
・ジンジャーパウダー小さじ1／8
・皮をむいてさいの目切りにしたヒカマ3／4カップ
・ココナッツアミノ大さじ2
・梅酢大さじ1

・海塩小さじ 1／8
・ビブレタスの葉 12 枚

大きなスキレットにボーンブロスを入れ強めの中火で加熱する。ターキー挽肉、ニンニク、ジンジャーパウダーを入れ、約6分間、またはターキーが茶色くなるまで炒める。ターキーを大きなボウルに移す。そこにヒカマを入れてよく混ぜる。小さなボウルにココナッツアミノ、梅酢、海塩を入れて泡立て器で混ぜ、ターキーとヒカマを加えて混ぜる。レタスの葉１枚に 1／4 カップの具をのせ、包んで食べる。

ジンジャー・パイナップル・シュリンプ

トロピカル風味の一品。バスマティライスの上にのせ、きざんだココナッツを散らすと南国気分を味わえる。

◎サービング数：4
・ボーンブロス（手づくりのレシピは 382 ページ） 1／2 カップ
・ニンニク 1 かけ　みじん切り
・下処理したエビ 1 ポンド（約 453 グラム）
・ニンジン小 2 本　きざむ
・エンダイブ 1 カップ　きざむ
・海塩
・ジンジャーパウダー小さじ 1
・おろしたてのライムゼスト小さじ 1
・きざんだ生シアントロ 1／4 カップ
・さいの目切りした生パイナップル 1／2 カップ

大きなスキレットにボーンブロス大さじ２を入れ中火にかけて熱する。ニンニク、エビ、ニンジン、エンダイブを加える。そのまま５分間、または香りが立つまで加熱する。中サイズのボウルで残りの材料（ボーンブロス大さじ６も含む）を混ぜ、スキレットに入ったエビにかける。弱火にして５～10 分、またはエビと野菜に火が通るまで煮る。温かいうちに食べる。

チキン・シュニッツェルのキュウリサラダ添え

シュニッツェルはドイツの家庭料理。このアレンジは歯ごたえがよく、体に悪い成分は一切入っていない。

◎サービング数：4
・キュウリ6本　1／2インチ（約1.3センチ）の厚さにスライス。
・海塩小さじ1　鶏の味つけ用は別
・こまかくきざんだ生ディル1／4カップ　飾りつけ用の小枝は別に
・ギリシャヨーグルト1と3／4カップ
・こまかくきざんだアーモンド1と1／2カップ
・オーガニック鶏胸肉4枚を12枚にスライスする。1枚の厚さは1／4インチ（約0.6センチ）ほど
・ギー大さじ1

水切り用ボウルにスライスしたキュウリを入れ、塩小さじ1をふる。そのまま15分ほどおき、やさしく余分な水分を搾る。大きなボウルにキュウリ、きざんだディル、ヨーグルト1／4カップを入れて混ぜる。残りのヨーグルト1と1／2カップを浅いボウルに入れ、別の浅いボウルにきざんだアーモンドをしく。鶏肉に塩をふり、ヨーグルトに浸す。余分なヨーグルトはボウルに戻す。きざんだアーモンドの上に鶏肉を置き、手で押して平らにしながら両面にアーモンドをつける。大きなスキレットを中火にかけ、ギー大さじ1を入れて熱す。熱したスキレットに鶏肉を並べ、中火で焼く。重ならないように数回に分けて。一度返し、両面に焦げ目がつくまで焼く。約5分。必要に応じてギーを足す。焼き上がったらペーパータオルにあげて余分な油をとる。キュウリのサラダと一緒に盛りつける。しあげにディルの小枝を飾る。

代謝革命ターキー・ベーコン・バーガー

バーベキューで大人気になること間違いなし！

◎サービング数：4
・オーガニック赤身ターキー挽肉1ポンド（約453グラム）
・ガーリックパウダー小さじ1
・おろしたてのレモンゼスト小さじ1
・クミンパウダー小さじ1
・海塩小さじ1／2
・きざんだ生パセリ大さじ1
・ターキーベーコン8枚

オーブンを204度に予熱する。ターキー、ガーリックパウダー、レモンゼスト、クミンパウダー、海塩、パセリをボウルに入れて混ぜる。4等分してパティの形に丸める。それぞれのパティを2枚のターキーベーコンで巻く。天板にクッキングシートをしき、パティを並べる。オーブンで20～25分焼く。

ショウガステーキのルッコラとキュウリのサラダ添え

ピリッと辛いルッコラでいつものサラダが大変身。

◎サービング数：4
・中サイズの牛ステーキ肉（部位はお好みで）4枚
・ボーンブロス大さじ1（手づくりのレシピは382ページ）
・ココナッツアミノ1／4カップ
・代謝革命レモン・キューブ（レシピは367ページ）2個　溶かす
・おろしたてのショウガ大さじ1
・ニンニク3かけ　2かけはみじん切り、残り1かけは皮をむいてそのまま
・海塩
・ルッコラ4カップ
・キュウリ大1本　みじん切り
・ニンジンのみじん切り1／4カップ
・完熟アボカド1／2個　皮をむいてつぶしておく
・搾りたてのライム汁1／4カップ

・きざんだ生バジル大さじ2
・きざんだ生パセリ大さじ1

ステーキ肉を大きなポリ袋に入れる。ボーンブロス、ココナッツアミノ、溶かしたレモン・キューブ、おろしショウガ、きざんだニンニク、塩を小さなボウルに入れて混ぜる。味つけしたボーンブロスを肉の入ったポリ袋に入れ、最低でも2時間冷蔵庫で寝かせてよく味をなじませる。フライパンでステーキを焼く。焼き加減はお好みで。焼き上がったステーキを冷ましてから切る。スライスしたステーキ、ルッコラ、キュウリ、ニンジンを大きなボウルに入れる。皮をむいただけのニンニク、アボカド、ライム汁、ハーブをブレンダーに入れてペースト状のドレッシングにする。ドレッシングを肉のサラダにかける。

モロッコチキン

ターメリック、ショウガ、クミンは栄養たっぷり。エキゾチックな味を演出してくれる。

◎サービング数：4〜6
・オーガニック鶏もも肉4ポンド（約1814グラム）
・ボーンブロス（手づくりのレシピは382ページ）大さじ3
・代謝革命レモン・キューブ（367ページ）8個　溶かしておく
・海塩小さじ2
・ターメリックパウダー小さじ1
・クミンパウダー小さじ2
・乾燥オレガノ小さじ1

鶏もも肉、ボーンブロス、溶かしたレモン・キューブをポリ袋に入れて口を閉める。よく揉んで味をなじませる。残りの材料を小さなボウルに入れてよく混ぜ、ポリ袋に入れて鶏肉に均等にまぶす。ポリ袋の口を閉じ、冷蔵庫に入れて6時間〜1晩マリネする（マリネする時間は長いほどいい）。鶏肉を中に火が通るまでよく焼く。オーブンでだいたい30分ほど。

ローストセサミ・ピーカンチキン

サラダにぴったりのとてもおいしい鶏肉料理。

◎サービング数：8
・クッキングスプレー
・アーモンドミルク、またはヘンプミルク1／4カップ
・アーモンドプードル1／2カップ
・こまかくきざんだピーカンナッツ1／2カップ
・ゴマ大さじ2
・パプリカ小さじ1／2
・塩小さじ1
・オーガニック鶏胸肉（骨なし。皮は取り除く）8切れ（1切れ4オンス：約113グラム）部分的に平らにする
・ギー大さじ2

オーブンを175度に予熱する。15インチ×10インチ×1インチ（約38センチ×25センチ×2.5センチ）の天板にクッキングスプレーを吹きかける。浅いボウルにアーモンドミルクを注ぐ。別の浅いボウルに、アーモンドプードル、きざんだピーカン、ゴマ、パプリカ、塩を入れて混ぜる。鶏肉をミルクにひたし、アーモンドプードルのミックスを両面につける。熱したスキレットにギーを入れ、鶏肉の両面に焦げ目をつける。

予熱したオーブンに肉を入れる。カバーをしない状態で15～20分、またはピンクの部分がなくなるまでローストする。

レモン・ディジョン・ターキーカツレツ

ハーブとレモンとマスタードの3つの味と、ピリッとした刺激も楽しめるカツレツ。

◎サービング数：4

・オーガニックターキーカツレツ４枚
・ココナッツアミノ大さじ２
・代謝革命レモン・キューブ（367ページ）２個　溶かす
・ディジョンマスタード大さじ２
・ガーリックパウダー小さじ１
・きざんだ生セージ大さじ１
・きざんだ生ローズマリー大さじ１
・きざんだ生タイム大さじ１
・アップルサイダー・ビネガー大さじ２
・ボーンブロス（手づくりのレシピは382ページ）大さじ２

ターキーを口が閉じられるポリ袋かガラスの容器に入れる。ココナッツアミノ、溶かしたレモン・キューブ、マスタード、ガーリックパウダー、セージ、ローズマリー、タイム、アップルサイダー・ビネガー、ボーンブロスをボウルに入れて混ぜる。ターキーの入ったポリ袋に注ぐ。冷蔵庫で一晩（または最低でも２時間）マリネする。熱したフライパンで片面４分ずつ、または中に火が通るまで焼く。

レモンガーリック・ローストチキン

焼いたチキンとニンニクの香りがあなたの家から漂ってきたら、あなたがダイエット中だなんて誰も思わないだろう！

◎サービング数：４～６
・オーガニック鶏１羽
・溶かしたギー大さじ１
・海塩
・レモン１個　皮はゼストにして４等分に切る
・セロリの茎３本　みじん切り
・ニンニク３かけ　つぶす
・ニンジン２本　みじん切り
・生ローズマリー大さじ２

オーブンを180度に予熱する。鶏肉を中までよく洗い、水気を拭き取る。ギーを鶏肉の全体によくすり込む。くぼみまでしっかりと。海塩とレモンゼストをふりかける。4つに切ったレモン、きざんだセロリ、ニンジン、つぶしたニンニク、ローズマリー大さじ1を鶏肉の中に詰める。残ったローズマリー大さじ1を鶏肉の外側全体にふりかける。カバーをつけずにオーブンで焼く。焼き時間は1時間半か、または肉用温度計が74度になるまで。

香り豊かなローズマリー・レモン・ラムチョップ

簡単にできる香り豊かなラムチョップ。

◎サービング数：2
・ギー大さじ2　室温に戻す
・代謝革命レモン・キューブ（367ページ）4個　溶かす
・ラムチョップ4つ
・ガーリックパウダー小さじ1
・海塩小さじ1
・乾燥ローズマリー大さじ1

オーブンを180度に予熱する。溶けたギー、溶けたレモン・キューブを小さいボウルに入れて混ぜ、刷毛を使ってラムチョップの両面に塗る。ラムチョップの両面にガーリックパウダー、海塩、乾燥ローズマリーを散らす。天板にのせてオーブンで20～30分焼く。焼き加減はお好みで。

テンペの照り焼き

テンペと照り焼きは相性抜群。炊いたミレットを添えればタンパク質たっぷりのメニューに。

◎サービング数：2
・ギー大さじ2
・テンペ1パック（8オンス：約227グラム）　1／2インチ（約1.3センチ）

の細切りにする。
・ガーリックパウダー小さじ1
・ココナッツアミノ大さじ2
・砕いたアーモンド大さじ1
・きざんだ紫キャベツ1／4（約2カップ）
・ニンジン2本　斜めに薄切り
・スライスしたシログワイの缶詰1缶（4オンス：約113グラム）　洗って水を切る
・タケノコの缶詰1缶（4オンス：約113グラム）　洗って水を切る

オーブンを230度に予熱する。オーブン対応のふたつきフライパンにギーを塗る。底だけでなく側面まで。テンペにガーリックパウダーをふり、フライパンに並べる。ココナッツアミノとアーモンドを小さなボウルで混ぜて照り焼きソースをつくる。ソースの半分をテンペにかける。紫キャベツ、ニンジン、シログワイ、タケノコをテンペの上に重ねる。残りのソースをかける。ふたをしてオーブンで45分焼く。

カリフラワー・クラスト・ピッツァ

ここで宣言しよう。カリフラワーは新しいケールだ。カリフラワーのピザ生地を一度食べたら、もう普通の生地には戻れない！

◎9インチ（約23センチ）サイズ1枚
・無塩バター、またはギー大さじ1
・カリフラワー1カップ
・卵大1個
・パルメザンチーズ1／2カップ
・イタリアンシーズニング小さじ1
・ニンニクみじん切り小さじ1／2
・トッピング：モッツァレラチーズ、トマト、アーティチョーク、ほうれん草、ルッコラ、牛挽肉、鶏肉など

オーブンを230度に予熱する。天板にクッキングシートをしき、薄くバ

ターを塗る。カリフラワーをフードプロセッサー、またはチーズおろし器で米のような状態になるまで砕く。砕いたカリフラワーを3〜5分蒸し、目の細かいザルにあける。やさしく押して水気を切る。カリフラワーを清潔な布巾で包み、やさしく握って残った水分を搾り取る。カリフラワー、卵、パルメザンチーズ、イタリアンシーズニング、ニンニクを中サイズのボウルに入れてよく混ぜる。カリフラワーの生地をクッキングシートをしいた天板にのせ、直径9インチ（約23センチ）の円形に伸ばす。オーブンで15分焼く。お好みのトッピングをのせ、ブロイラーでチーズが溶けるまで加熱する。オーブンに戻してさらに10分焼く。

❖野菜と副菜

グレープフルーツスロー

酸味と苦みがブレンドされたグレープフルーツのコールスロー。チキンや魚に添えると夏にぴったりの一品になる。服用している薬の関係でグレープフルーツが食べられない人はオレンジで代用できる。

◎サービング数：4
・白菜千切り3カップ
・ピンクグレープフルーツ2個　薄皮をむいて実だけにする　果汁大さじ1を別にとっておく
・セロリの茎中1本　斜めに薄切り（約1／2カップ）
・あらくおろしたニンジン1／4カップ
・赤大根のみじん切り1／4カップ
・梅酢大さじ1と1／2
・こまかく削ったライムゼスト小さじ1／2
・搾りたてのライム汁小さじ1と1／2
・パンプキンシード大さじ2
・あらみじん切りした生イタリアンパセリ大さじ1
・海塩

白菜、グレープフルーツ、セロリ、ニンジン、赤大根を中サイズのボウルに入れて混ぜる。残しておいたグレープフルーツ果汁、梅酢、ライムゼスト、ライム汁を小さなボウルで混ぜる。野菜とドレッシングを混ぜ、パンプキンシード、パセリを散らし、海塩で味をととのえる。

ローストビーツのサワークリームとディル添え

甘く、クリーミーで、ピリッと刺激があり、ディルの風味が効いている誰もが大好きになる一品。ビーツは消化を助けるだけでなく、血圧を下げ、デトックス効果もある。

◎サービング数：4

・ビーツ３～４個（葉はとっておき、炒めものやスープに使う）

・培養サワークリーム１／４カップ

・生ディル大さじ１、または乾燥ディル小さじ１

・海塩

オーブンを220度に予熱する。ビーツを洗う。皮つきのまま天板に並べ、ナイフですっと切れるぐらいになるまで加熱する。だいたい45分ほど。ビーツが触れるぐらい冷めたら、手で皮をむく。ビーツをさいの目切りにして、サワークリーム、ディルと混ぜ、塩で味をととのえる。温かいまま、または室温で食卓へ。

芽キャベツのベーコン巻き

小さなアブラナ科の芽キャベツは、近年そのよさが再評価されてきている。ベーコンを巻くとさらにおいしい！

◎サービング数：4

・芽キャベツ１／２ポンド（約227グラム）　半分に切る

・ターキーベーコン薄切り１／２ポンド（約227グラム）

・海塩

オーブンを190度に予熱する。半分に切った芽キャベツにベーコンを巻き、爪楊枝を刺して固定する。天板に並べ、塩をふる。オーブンで25分焼く。ベーコンがカリッとして芽キャベツが軟らかくなったらできあがり。温かいうちに食卓へ。

❖スープとブロス

基本のボーンブロス

鶏の骨を使ってつくる基本のボーンブロス。同量の牛や他の骨でも代用できる。

◎できあがり4～5クォート（約3.8～4.7リットル）
- 鶏肉：自然飼育の鶏の首、背中、足、手羽（手に入る部位で）2～4ポンド（約907～1814グラム）。鶏かターキー丸ごと1羽の骨でもいい。スロークッカーがちょうどいっぱいになるぐらいの量にする。自然飼育で幸せに育ったオーガニックの鶏の骨だけを使うこと
- タマネギ中1個：皮をむいて4等分にする（21日間のリブート期間はタマネギを使わない）
- ニンニク4～6かけ　皮をつけたままつぶす
- ローリエ2枚
- 生タイム数本
- パセリ1束
- 浄水：スロークッカーの上限まで水を入れる。具材がひたひたになるぐらい
- アップルサイダー・ビネガー：大さじ2（骨からミネラル分を抽出するのを助ける）

すべての材料を6クォート（約5.7リットル）のスロークッカーに入れる。水とアップルサイダー・ビネガーを加える。低温から中温で、24～48時間煮る（スロークッカーの種類によっては低温だと温度が低すぎるかもしれない）。スイッチを切って少し冷ます。ザルにあけてブロスを大きなボウルに移し、残った固形物は捨てる。骨と水の割合によっても変わってくるが、でき

あがりはだいたい4～5クォート（約3.8～4.7リットル）。広口のガラスビンにブロスを入れる。冷凍すると膨張するので余裕をもたせる。ビンの肩より上には入れない。お玉ですくうより、計量カップで注いだほうがうまくいく。ふたをきつく閉めすぎると冷めた後で開かなくなるので注意。ビンをすぐに冷蔵庫に入れる。冷凍する場合もいったん冷蔵庫で冷やしてから。冷蔵の場合は1週間以内に使い切る。冷凍の場合は3カ月まで保存できる。

ブロスリクサー：飲み物以上、スープ未満

何か温かいものが欲しいけれど、あまり重くないものがいい。食事とまではいかないけれど、お茶よりは満足できるものが欲しい。そんなときはブロスリクサー。最近人気のボーンブロスを使って、簡単でおいしい3つのメニューを考案した。軽めのランチや、夜に小腹が空いたときにぴったりだ。ボーンブロスは、手づくりでも市販のものでもいい。

つくり方はとても簡単。材料をマグカップに入れ、混ぜて飲むだけ。

魅惑のブロスリクサー

・温かいボーンブロス1カップ
・松の実オイル小さじ1
・梅酢小さじ1／2
・塩小さじ1／2
・ガラムマサラ小さじ1／2

梅酢を入れることでちょうどいい酸味と塩味を加えることができる。それに梅酢はプロバイオティクス食品だ。

粋なサムライ・ブロスリクサー

・温かいボーンブロス１カップ
・松の実オイル小さじ１
・ココナッツアミノ小さじ１
・ジンジャーパウダー小さじ１／２
・カイエンペッパー少々

ショウガとカイエンペッパーの刺激はヤワなハートでは受け止められない。内なるサムライを目覚めさせ、脂肪をめらめらと燃やそう！　カイエンペッパーには血液をきれいにする働きもある。

ゴールデンパワー・ブロスリクサー

・温かいボーンブロス１カップ
・松の実オイル小さじ１
・搾りたてのレモン汁小さじ１／２
・海塩小さじ１／２
・ターメリックパウダー小さじ１／４
・クミンパウダー小さじ１／４
・ペッパーミルで黒コショウを少々
・カイエンペッパー少々

ターメリックは抗炎症物質の金メダリストだ。さらに黒コショウを少々加えることでターメリックの吸収がよくなる。

クリーミー・ドリーミー・クレソンスープ

クレソンの栄養素をあますところなく食べられるおいしいスープ。クレソンがなかったらルッコラでも代用できる。また、セロリアック（根セロリ）はカリフラワーで代用できる。

◎できあがり６カップ
・ボーンブロス４カップ（手づくりのレシピは 382 ページ）
・カリフラワー大1／2　茎と花蕾に分けて大きめに切る
・リーキ１束　洗ってスライス
・大根１本　乱切り
・生ショウガ１かけ（2インチ：約５センチ）皮をむいてみじん切り
・海塩小さじ１～２
・代謝革命レモン・キューブ（レシピは 367 ページ）１個
・クレソン多めの１束　ざく切り
・お好みで：温かくして飲むときに小さじ１／２の味噌を加える

ブロスを鍋に入れて沸騰寸前まで温める。カリフラワー、ショウガ、リーキ、大根を加える。野菜がひたひたになるくらい水を入れ、野菜が軟らかくなるまで煮る。だいたい 20 分。ハンドブレンダーを使ってなめらかになるまで撹拌する。濃すぎるようなら水を加える。塩、レモン・キューブ、クレソン、お好みで味噌を加える。５分煮て、再びハンドブレンダーでなめらかになるまで撹拌。マグカップかスープボウルでいただく。冷凍保存可。

カリフラワーのカレースープ（M）

カレー、ココナッツ、タヒニの味が楽しめるスープ。一口食べるたびに豊かな味が広がり、まるでレストランで食べるようなおいしさだ（注：ココナッツミルクが入っているので、メンテナンス期間に入るまで使えないメニュー）。

◎できあがり４クォート（約 3.8 リットル）
・カリフラワー大１個　茎と花蕾にわけて大きめに切る
・タマネギ１個　４等分してから乱切り
・チキンボーンブロス１クォート（約 946 ミリリットル）（手づくりのレシピは 382 ページ）
・浄水３カップ
・ココナッツミルク２缶（15 オンス：約 425 ミリリットル）

・カレーパウダー大さじ2
・カイエンペッパー小さじ1/2（ホットカレーパウダーを使う場合は入れない）
・海塩
・タヒニ大さじ1
・松の実オイル　しあげ用
・お好みで：つけあわせに生パセリ、またはシラントロ

カリフラワー、タマネギ、ボーンブロス、水を大きなストックポット（スープストック用深鍋）に入れる。沸騰したら弱めの中火で野菜が軟らかくなるまで煮る。約20～30分。ハンドブレンダーか普通のブレンダーを使ってピューレ状にする（普通のブレンダーを使う場合は、できあがったピューレをまた鍋に戻す）。ココナッツミルク、カレーパウダー、カイエンペッパー（使うなら）、塩をスープに加える。大さじ数杯のスープを小さな器にとり、タヒニを入れて溶かす。鍋に戻してよく混ぜる。混ぜるときにハンドブレンダーを使うとうまくいく。弱火で20分ほど煮て味をよくなじませる。しあげに松の実オイル、生パセリかシアントロをふりかけて食卓へ。冷凍する場合は冷蔵庫で冷やしてから。

代謝革命レンズ豆スープ

タンパク質が豊富なスープ。昼食、夕食にぴったり。

◎できあがり4カップ
・緑レンズ豆1カップ　洗って、浄水した水4カップに一晩つける。最後に水を切る。
・浄水3カップ
・ギー大さじ2
・代謝革命レモン・キューブ（367ページ）1個
・ニンニク3かけ　みじん切り
・セロリの茎2本　みじん切り
・ニンジン1本　みじん切り
・生パセリみじん切り大さじ2

・ローリエ１枚
・海塩小さじ３／４
・マスタードシード小さじ1／2
・クミンパウダー小さじ1／2

水を切ったレンズ豆と水を鍋に入れる。ふたをして火にかけ、沸騰したら弱火にする。ギーとレモン・キューブを加えて30分、またはレンズ豆が軟らかくなるまで煮る。ニンニク、セロリ、ニンジン、パセリ、ローリエ、海塩、マスタードシード、クミンを加える。ふたをしてさらに20～30分、または野菜が軟らかくなるまで煮る。冷凍保存可。

ドレッシング、ディップ、ソース

シックスセサミ・サラダドレッシング

アジア風味のドレッシング。ビターズとプロバイオティクスを摂取することができる。サラダにかけるのはもちろん、そのまま食べてもおいしい。

◎できあがり１と３／４カップ
・タンポポコーヒー１カップ
・タヒニ 1／3カップ
・培養サワークリーム1／2カップ
・搾りたてのレモン汁大さじ3
・ココナッツアミノ大さじ1
・ニンニク１かけ
・生ショウガ１かけ（1／2インチ：約1.3センチ）皮をむく
・クミンパウダー小さじ1／4
・カイエンペッパー小さじ1／4
・海塩（お好みで）

ブレンダーですべて混ぜてできあがり！　ふたつきのビンに入れて冷蔵庫で保存。

基本のヴィネグレット

アレンジ無限大の基本のレシピ。

◎できあがり1カップ
・梅酢、またはアップルサイダー・ビネガー大さじ3
・ニンニク1かけ　みじん切り
・ディジョンマスタード小さじ1
・オリーブオイル3／4カップ（ヘンプシードオイル、またはヘンプシードオイルとオリーブオイルのミックスでも可）
・生ハーブのみじん切り大さじ1、またはドライハーブ小さじ1
・お好みで海塩

すべての材料をガラスのボウルに入れて混ぜる、またはガラスビンに入れてふたをしてよく振る。

●アレンジ

・ギリシャ・ヴィネグレット：生オレガノみじん切り小さじ1と、こまかくおろしたレモンゼスト小さじ1／2を加える
・ディルピクルス・ヴィネグレット：ディルピクルス大1本を切って入れ、ピューレ状にする
・味噌ヴィネグレット：白味噌大さじ1を加える
・フレンチ・スタイル・ヴィネグレット：生タラゴンのみじん切り小さじ1を加える
・スパイシーセサミ・ヴィネグレット：煎りゴマ大さじ1、煎りゴマ油大さじ1、レッドペッパーパウダー小さじ1を加える
・キムチ・ヴィネグレット：細かくきざんだ白菜キムチ大さじ2を加える
・ジンジャー・ヴィネグレット：生ショウガみじん切り大さじ2を加える

ヘンプシード・ヴィネグレット

ヘンプシードの香ばしさが梅酢によく合う。それに意外にもタンパク質もたっぷりだ。

◎できあがり１カップ
・梅酢大さじ３
・ニンニク１かけ　みじん切り
・ディジョンマスタード小さじ１
・ヘンプシードオイル３／４カップ
・ヘンプシード大さじ１
・海塩小さじ１／４（またはお好みの塩味で）
小さいボウルに材料をすべて入れて混ぜる。

シラントロ・ライム・ドレッシング

メキシコ料理にぴったりのはなやかなドレッシング。スライスしたヒカマにつければ軽いスナックにもなる。

◎できあがり１と１／２カップ
・ボーンブロス１／２カップ（手づくりのレシピは 382 ページ）
・搾りたてのライム汁１／４カップ
・松の実オイル大さじ２
・生シラントロみじん切り１／２カップ
・海塩小さじ１／４
・ゴマ１／４カップ
ボーンブロス、ライム汁、松の実オイル、シラントロ、塩をブレンダーに入れ、なめらかになるまで撹拌する。小さなボウルに移す。ゴマを入れて混ぜる。

梅干しヴィネグレット

梅干しは消化を助け、毒素の排出を促してくれる。サラダにかけても、温野菜にかけてもおいしい。

◎できあがり１と１／２カップ
・梅干しペースト大さじ１～２、または梅干し大２個を種を取ってつぶす
・アップルサイダー・ビネガー小さじ１／４
・ＭＣＴオイル１／４カップ
・ゴマ油小さじ１
・チコリを使った甘味料大さじ１（甘さはお好みで）
・ゴマ小さじ２

梅干し、ビネガー、ＭＣＴオイル、ゴマ油、チコリを使った甘味料をブレンダーに入れてピューレ状にする。小さなボウルに移す。最後にゴマを入れて混ぜる。

ホースラディッシュ・ヴィネグレット

ホットなヴィネグレットで代謝アップ！

◎できあがり１カップ
・下処理したホースラディッシュ大さじ２
・ディジョンマスタード大さじ２、またはドライマスタード大さじ２
・ヘンプシードオイル１／２カップ
・生パセリみじん切り大さじ２

小さいボウルに材料をすべて入れてよく混ぜる。

ヒマワリのチーズ風ディップ

簡単につくれて、市販のチーズディップよりもずっとおいしい。野菜ス

ティックのディップ、または薄めてサラダのドレッシングに。

◎できあがり１と１／２カップ
・生のヒマワリの種２カップ
・松の実オイル大さじ２
・生のディル３／４カップ
・絞りたてのレモン汁大さじ２
・ニンニク２かけ　みじん切り
・浄水３／４カップ　量は必要に応じて加減する
・海塩小さじ１／２

すべての材料をブレンダー、またはフードプロセッサーに入れて混ぜる。水を加えて好みのかたさに調節する。

チミチュリソース

独特の味わいのドレッシング。鶏肉、魚、蒸し野菜によく合う。グルテンフリーのパンを浸して食べてもおいしい。

◎できあがり１カップ
・イタリアンパセリ１カップ（ぎっしり詰める）
・ニンニク３～４かけ
・生オレガノ大さじ２、または乾燥オレガノ小さじ２
・エクストラバージン・オリーブオイル １／３カップ
・梅酢大さじ２
・海塩小さじ１／２

パセリ、ニンニク、オレガノをみじん切りにする。フードプロセッサーで軽くきざんでもいい（４～５回短くスイッチを入れる）。小さなボウルに入れる。残りの材料も入れてよく混ぜる。

✣間食とおやつ

クレイジーグッド・カレーカシュー

旅行や仕事のおやつにぴったりの味つきナッツ。ただし、他の人に見つかるとあっという間になくなってしまうので注意！

◎できあがり２カップ
浸水ナッツ用：
・生のカシューナッツ２カップ
・浄水３カップ
・海塩大さじ１

スパイスミックス用：
・カレーパウダー大さじ２
・カイエンペッパー小さじ１
・パプリカ小さじ１
・海塩小さじ１

カシューナッツを水に浸す：ボウルにカシューナッツ、水、海塩を入れかき混ぜる。ふたをして２～３時間そのままに。ザルで水を切って10分おく。オーブンを65度に予熱し、天板にクッキングシートをしく。小さなボウルでスパイスを混ぜ、カシューナッツにまぶす。重ならないようにカシューナッツを天板にならべ、オーブンで３～５時間ローストする。または食品乾燥機で乾かす（食品乾燥機のほうが理想的な仕上がりになる）。味見して乾燥具合を確認する。中まできちんと乾き、冷めてもカリッとした歯ごたえのままならできあがり。冷ましてから密閉容器に保存。カビが生えないように完全に乾かしてから保存する。

ヘンプカカオ・マジック６ボール

それだけで食べてもおいしく、コーヒーともよく合う。注意：21日間のリブート期間は、ココナッツマンナの代わりにヘンプオイルを使う。

◎できあがり 20 ~ 24 個
・生カカオパウダー 1／2 カップ
・クルミ 1 袋（5.5 オンス：約 156 グラム）、または 1／2 カップ
・ヘンプハーツ 1／2 カップ
・ココナッツマンナ（ココナッツクリーム） 1／4 カップ
・天然バニラエッセンス小さじ 1
・チコリを使った甘味料大さじ 1（甘さはお好みで）
・オレンジ 1 個分のゼスト
・シナモンパウダー小さじ 2
・ジンジャーパウダー小さじ 1
・海塩小さじ 1
・カルダモンパウダー小さじ 1／2
・コーティング用：ヘンプハーツ（またはカカオパウダーか、こまかく砕いたクルミ）

コーティング用をのぞく材料をすべてフードプロセッサー、またはミニフードプロセッサーに入れ、なめらかになるまで撹拌する。お好みによってかたまりを残してもかまわないが、指でつまんだときにくっつくぐらいになるまでこまかくする。丸めて、コーティング用のヘンプハーツ（またはカカオパウダーか、こまかく砕いたクルミ）の上に転がす。冷蔵庫で冷やす。量を 2 倍にして、半分を冷凍して後で食べてもいい。

代謝革命チョコレートチップ・クッキー

クッキーと代謝の高い体は両立できる！　おいしくて健康にいい、昔ながらのおやつだ。

◎できあがり 30 枚
・ブランチングしたアーモンドプードル 2 カップ
・チコリを使った甘味料 1／4 カップ（甘さはお好みで）

・海塩小さじ1/4
・重曹小さじ1/2
・牧草飼育の無塩バター1/4カップ
・天然バニラエッセンス大さじ1
・甘味にステビアを使ったチョコレートチップ、または無加糖のキャロブチップス

オーブンを175度に予熱する。天板にクッキングシートをしく。アーモンドプードル、チコリを使った甘味料、塩、重曹をフードプロセッサーで混ぜる。バターとバニラエッセンスを入れて、生地がまとまるまで数秒ずつ攪拌する。プロセッサーの刃を外し、チョコレートチップを入れて手でかき混ぜる。生地を大さじ1ずつすくい、クッキングシートをしいた天板の上に落とす。だいたい1インチ（約2.5センチ）間隔に並べ、上からそっと押す。オーブンに入れて6～8分焼く。クッキーの周りがきつね色になったら焼き上がり。

サプライズ！ケーキ（M）

お祝いのケーキの新しい定番。サプライズの正体は白インゲン豆。タンパク質がたっぷりで、なめらかな舌触りが楽しめる。チョコレート好きの人には、チョコレートバージョンもある。

◎サービング数：6
・無塩のオーガニック白インゲン豆の缶詰2カップ　洗って水気を切る
・卵大6個
・チコリを使った甘味料1/2カップ（甘さはお好みで）
・天然バニラエッセンス小さじ1
・溶かしたココナッツオイル1/4カップ
・ココナッツパウダー1/3カップ　ふるっておく
・海塩小さじ1/2
・重曹小さじ1
・アルミニウム不使用のベーキングパウダー小さじ1と1/2

オーブンを160度に予熱する。丸いケーキ型にクッキングシートをしく。白インゲン豆、卵、チコリを使った甘味料、バニラエッセンスをフードプロセッサーで混ぜる。ココナッツオイル、ココナッツパウダー、塩、重曹、ベーキングパウダーを加えてよく混ぜる。できあがった生地をケーキ型に注ぐ。オーブンで約30分焼く。竹串をさして何もついてこなければ焼き上がり。

◎**アレンジ**：チョコレートケーキにする場合は、無加糖のオーガニックのチョコレート1.5オンス（約42グラム）を溶かして生地に混ぜる。

クランチーアーモンド・フルーツバー（M）

１つずつ包んでヘルシーな携帯おやつに。

◎8インチ（約20センチ）四方のケーキ型１枚分。好みの大きさに切り分ける
・オーガニックアーモンドバター１カップ
・浄水１／４カップ
・ヤーコンシロップ大さじ３
・天然バニラエッセンス小さじ１
・無加糖のココナッツ（きざんだもの）１／２カップ
・無加糖のブルーベリー１／２カップ
・チアシードミール大さじ１
・シナモンパウダー小さじ２
・オールスパイスパウダー小さじ１／４
・アルミニウム不使用ベーキングパウダー小さじ１／２
・海塩小さじ１／４
・重曹小さじ１／４

オーブンを175度に予熱する。８インチ（約20センチ）四方のケーキ型にバターを塗る。大きなボウルにアーモンドバター、水、ヤーコンシロップ、バニラエッセンス、ココナッツを入れ、電動ハンドミキサーで混ぜる。ブルーベリー、チアシードミール、シナモン、オールスパイス、ベーキング

パウダー、塩、重曹を入れ、全体がなじむまで混ぜる。生地をケーキ型に流し入れ、表面を平らにならす。オーブンで約20分焼く。竹串をさしてなにもついてこなければ焼き上がり。型から外して金網の上で冷ます。冷めたらバーの形に切り、冷蔵庫で保存。冷凍もできる。

ココナッツバターミルクパイ（M）

夢のようにクリーミーでおいしいパイ。

◎サービング数：6
・アーモンドプードルのパイクラスト（つくり方は次ページを参照）1枚
・卵大3個　軽くほぐしておく
・海塩小さじ1／2
・バターミルクパウダー1／2カップ
・チコリを使った甘味料1／2カップ（甘さはお好みで）
・オーガニック生クリーム2カップ　温める（沸騰はさせない）
・ココナッツエッセンス小さじ1

●トッピング
・ホイップクリーム（生クリーム1カップ、天然バニラエッセンス小さじ1／2、チコリを使った甘味料かステビアで好みの甘さに）
・無加糖のココナッツ（きざんでローストしたもの）1カップ
・おろしたてのナツメグ小さじ1

オーブンを150度に予熱する。9インチ（約23センチ）のパイ皿にパイクレスト生地をしいておく。卵、塩、バターミルク、チコリを使った甘味料かステビアを大きなボウルに入れてよく混ぜる。生クリームとココナッツエッセンスを少しずつ入れ、よく混ぜる。生地をパイクレストに注ぎ、オーブンで45～60分焼く。ホイップクリーム、きざんだココナッツ、おろしたてのナツメグでトッピング。

アーモンドプードルのパイクラスト（M）

何代も先まで伝えたいレシピ。今度から大好きなパイの生地はすべてこのレシピでつくろう。パイ生地でふたをする場合は、材料を２倍にする。

◎できあがり９インチ（約23センチ）の大きさ
・アーモンドプードル２カップ（ブランチングしてあるもの）
・海塩小さじ１／２
・無塩バターまたはギー大さじ２　溶かす
・卵大１個

ボウルでアーモンドプードルと塩を混ぜる。バターと卵を加え、よく混ぜて生地をまとめる。９インチ（約23センチ）のパイ皿に生地を押しつける。何も入れずにパイクラストだけ焼く場合は、180度に予熱したオーブンで８～12分、または全体がきつね色になるまで焼く。フィリングを入れて焼く場合はレシピ通りに。

原注

はじめに

[1] Joh n LaRosa, "Weight Loss Market Sheds Some Dollars in 2013," Marketdarta Enterprises, February 4, 2014, https://www.marketdataenterprises.com/wpcontent/uploads/2014/01/Diet-Market-2014-Status-Report.pdf, accessed June 21, 2017.

第１章

[1] "CAS Assigns the 100 Millionth CAS Registry Number to a Substance Designed to Treat Acute Myeloid Leukemia," Chemical Abstracts Service, June 29, 2015, http://www.cas.org/news/media-releases/100-millionth-substance, accessed June 25, 2017.

[2] "Heart Disease Facts," Centers for Disease Control and Prevention, August 10, 2015, https://www.cdc.gov/heartdisease/facts.htm, accessed June 22, 2017.

[3] E. Fothergill et al., "Persistent Metabolic Adaptation 6 Years After 'The Biggest Loser' Competition," *Obesity* 24 (May 2, 2016): 1612–1619, doi:10.1002/oby.21538, accessed June 23, 2017.

[4] "Cell Membranes," October 20, 2012, http://www.bi ology-pages.info/C/CellMembranes.html, accessed June 22, 2017.

[5] Erwin and Hans-Dieter Kuntz, *Hepatology: Textbook and Atlas*, 3rd ed. (Heidelberg: Springer, 2008).

[6] Chun-Jung Huang et al., "Obesity-Related Oxidative Stress: The Impact of Physical Activity and Diet Manipulation," *Sports Medicine–Open* 1 (2015): 32, doi:10.1186/s40798-015-0031-y.

[7] Surapon Tangvarasittichai, "Oxidative Stress, Insulin Resistance, Dyslipidemia and Type 2 Diabetes Mellitus," *World Journal of Diabetes* 6, no 3 (2015): 456–480, doi:10.4239/wjd.v6.i3.456.

[8] Sarah K. Abbott et al., "Fatty Acid Composition of Membrane Bi layers: Importance of Diet Polyunsaturated Fat Balance," *Biochimica et Biophysica Acta (BBA)–Biomembranes* 1818, no. 5 (2012), doi:10.1016/j.bbamem.2012.01.011, accessed June 22, 2017.

[9] V. Santilli, A. Bernetti, M. Mangone, and M. Paoloni, "Clinical Definiti on of Sarcopenia," *Clinical Cases in Mineral and Bone Metabolism* 11, no. 3 (2014): 177–180, doi:10.11138/ccmbm/2014.11.3.177, accessed June 22, 2017.

[10] Joh n B. Furness et al., "The Enteric Nervous System and Gastrointestinal Innervation: Integrated Local and Central Control," *Advances in Experimental Medicine and Biology Microbial Endocrinology: The Microbiota-Gut-Brain Axis in Health and Disease* 817 (2014), doi:10.1007/978-1-4939-0897-4_3, accessed June 22, 2017; Adam Hadhazy, "Think Twice: How the Gut's 'Second Brain' Influences Mood and Well-Being," *Scientific American*, February 12, 2010, https://www.scientificamerican.com/article/gut-second-brain/, accessed June 22, 2017.

第2章

[1] K. L. Stanhope, J.-M. Schwarz, and P. J. Havel, "Adverse Metabolic Effects of Dietary Fructose: Results from Recent Epidemiological, Clinical, and Mechanistic Studies," *Current Opinion in Lipidology* 24, no. 3 (2013): 198–206, doi:10.1097/MOL.0b013e3283613bca; R. H. Lustig, *Fat Chance: Beating the Odds Against Sugar, Processed Food, Obesity, and Disease* (New York: Plume, 2014).

[2] B. Best, "Insulin Resistance and Obesity," *Life Extension Magazine*, November 2017, 64–71.

[3] "The Official Site of Dr. Pompa," Dr. Pompa, http://drpompa.com, accessed June 22, 2017; "NeuroLipid Research Foundation—Nourish the Membrane, Nourish the Brain," NeuroLipid Research Foundation, http://www.neurolipid.org/, accessed June 22, 2017.

[4] J. Bowden and S. T. Sinatra, *The Great Cholesterol Myth: Why Lowering Your Cholesterol Won't Prevent Heart Disease—and the Statin-Free Plan That Will* (Beverly, MA: Fair Winds Press, 2012).

[5] B. J. Nicklas et al., "Diet-Induced Weight Loss, Exercise, and Chronic Inflammation in Older, Obese Adults," *American Journal of Clinical Nutrition* 79, no. 4 (April 2004): 544–551, PMID:15051595, http://ajcn.nutriti on.org/content/79/4/544.long.

[6] "Omega-3 Fatty Acids: An Essential Contribution," *Nutrition Source*, May 26, 2015, https://www.hsph.harvard.edu/nutritionsource/omega-3-fats/, accessed June 22, 2017; "Essential Fatty Acids," Linus Pauling Institute, May 5, 2017, http://lpi.oregonstate.edu/mic/other-nutrients/essential-fatty-acids, accessed June 22, 2017.

[7] B. S. Rett and J. Whelan, "Increasing Dietary Linoleic Acid Does Not Increase Tissue Arachidonic Acid Content in Adults Consuming Western-Type Diets: A Systematic Review," *Nutrition & Metabolism* 8 (2011): 36, doi:10.1186/1743-7075-8-36.

[8] N. Teicholz, *The Big Fat Surprise: Why Butter, Meat, and Cheese Belong in a Healthy Diet* (New York: Simon & Schuster, 2014).

[9] A. M. Hill et al., "Combining Fish Oi l Supplements with Regular Aerobic Exercise Improves Body Composition and Cardiovascular Disease Risk Factors," *American Journal of Clinical Nutrition* 85, no. 5 (May 2007): 1267–1274.

[10] United Mitochondrial Disease Foundation, https://www.umdf.org/, accessed June 22, 2017.

[11] Brian Peskin, "The Perfect Ten–10 Years in 10 Pages: A Decade of Work by Prof. Brian Peskin," http://brianpeskin.com/pdf/about/PeskinPrimer.pdf, accessed June 22, 2017.

[12] W. S. Harris et al., "Omega-6 Fatty Acids and Risk for Cardiovascular Disease: A Science Advisory from the American Heart Association Nutrition Subcommittee of the Council on Nutrition, Physical Activity, and Metabolism; Council on Cardiovascular Nursing; and Council on Epidemiology and Prevention," *Circulation* 119, no. 6 (2009), doi:10.1161/circulationaha.108.191627,

accessed June 22, 2017.

[13] Frank B. Hu et al., "Dietary Fat Intake and the Risk of Coronary Heart Disease in Women," *New England Journal of Medicine* 337, no. 21 (1997), doi:10.1056/nejm199711203372102, accessed June 22, 2017.

[14] Stephen D. Anton, Kacey Heekin, Carrah Simkins, and Andres Acosta, "Differential Effects of Adulterated Versus Unadulterated Forms of Linoleic Acid on Cardiovascular Health," *Journal of Integrative Medicine* 11, no. 1 (2013): 2–10, doi:10.3736/jintegrmed2013002, accessed June 22, 2017.

[15] I. M. Campbell, D. N. Crozier, and R. B. Caton, "Abnormal Fatty Acid Composition and Impaired Oxygen Supply in Cystic Fibrosis Patients," *Pediatrics* 57, no. 4 (April 1976): 480–486, PMID: 1264543, https://www.ncbi.nlm.nih.gov/pubmed/1264543, accessed June 22, 2017.

[16] Ji-Yoon Kim et al., "Growth-Inhibitory and Proapoptotic Effects of Alpha-Linolenic Acid on Estrogen-Positive Breast Cancer Cells," *Annals of the New York Academy of Sciences* 1171, no. 1 (2009), doi:10.1111/j.1749-6632.2009.04897.x, accessed June 22, 2017.

[17] A. Cypess et al., "Identification and Importance of Brown Adipose Tissue in Adult Humans," *New England Journal of Medicine* 360, no. 15 (2009): 1509–1517, doi:10.1056/nejmoa0810780, accessed October 29, 2017.

[18] U. Riserus, L. Berglund, and B. Vessby, "Conjugated Linoleic Acid (CLA) Reduced Abdominal Adipose Tissue in Obese Middle-Aged Men with Signs of the Metabolic Syndrome: A Randomised Controlled Trial," *International Journal of Obesity* 25, no. 8 (2001): 1129–1135, doi:10.1038/sj.ijo.0801659, accessed June 22, 2017.

[19] S. Torabian et al., "Acute Effect of Nut Consumption on Plasma Total Polyphenols, Antioxidant Capacity and Lipid Peroxidation," *Journal of Human Nutrition and Dietetics* 22, no. 1 (2009): 64–71, doi:10.1111/j.1365-277x.2008.00923.x, accessed June 22, 2017; K. N. Aronis et al., "Short-Term Walnut Consumption Increases Circulating Total Adiponectin And Apolipoprotein A Concentrations, but Does Not Affect Markers of Inflammation or Vascular Injury in Obese Humans with the Metabolic Syndrome: Data from a Double-Blinded, Randomized, Placebo-Controlled Study," *Metabolism* 61, no. 4 (2012): 577–582, doi:10.1016/j.metabol.2011.09.008, accessed June 22, 2017; Liya Wu et al., "Walnut-Enriched Diet Reduces Fasting Non-HDL-Cholesterol and Apolipoprotein B in Healthy Caucasian Subjects: A Randomized Controlled Cross-Over Clinical Trial," *Metabolism* 63, no. 3 (2014): 382–391, doi:10.1016/j.metabol.2013.11.005, accessed June 22, 2017.

[20] Zhi-Hong Yang, Miyahara Hiroko, and Hatanaka Akimasa, "Chronic Administration of Palmitoleic Acid Reduces Insulin Resistance and Hepatic Lipid Accumulation in KK-Ay Mice with Genetic Type 2 Diabetes," *Lipids in Health and Disease* 10, no. 1 (2011): 120, doi:10.1186/1476-511x-10-120, accessed June 22, 2017.

[21] "Omega-7 Protects Against Metabolic Syndrome," LifeExtension.com, April 2014, http://www.lifeextensi on.com/Magazine/2014/4/Omega-7-Protects-

Against-Metabolic-Syndrome/Page-01, accessed June 22, 2017.

[22] W. M. A. D. B. Fernando et al., "The Role of Dietary Coconut for the Prevention and Treatment of Alzheimers Disease: Potential Mechanisms of Action," *British Journal of Nutrition* 114, no. 1 (2015): 1–14, doi:10.1017/s0007114515001452, accessed June 22, 2017.

[23] V. Van Wymelbeke et al., "Influence of Medium-Chain and Long-Chain Triacylglycerols on the Control of Food Intake in Men," *American Journal of Clinical Nutrition* 68, no. 2 (August 1998): 226–234, https://www.ncbi.nlm.nih.gov/pubmed/9701177, accessed June 22, 2017; Kai Ming Liau, Yeong Yeh Lee, Chen Chee Keong, and G. Rasool Aida Hanum, "An Open-Label Pi lot Study to Assess the Efficacy and Safety of Virgin Coconut Oi l in Reducing Visceral Adiposity," *ISRN Pharmacology* 2011 (2011): 1–7, doi:10.5402/2011/949686, accessed June 22, 2017; M. L. Assuncao, H. S. Ferreira, A. F. dos Santos, et al., "Effects of Dietary Coconut Oi l on the Bi ochemical and Anthropometric Profiles of Women Presenting Abdominal Obesity," *Lipids* 44 (2009): 593, doi:10.1007/s11745-009-3306-6, accessed June 20, 2017.

[24] J. A. Paniagua et al., "Monounsaturated Fat-Rich Diet Prevents Central Body Fat Distribution and Decreases Postprandial Adiponectin Expression Induced by a Carbohydrate-Rich Diet in Insulin-Resistant Subjects," *Diabetes Care* 30, no. 7 (2007): 1717–1723, doi:10.2337/dc06-2220, accessed October 29, 2017.

[25] Maddie Oatman, "Your Olive Oil Could Be Fake," *Mother Jones*, January 19, 2017, http://www.motherjones.com/environment/2016/08/olive-oil-fake-larry-olmsted-food-fraud-usda/, accessed June 22, 2017; "Olive Oi l Fraud Articles and Updates," *Olive Oil Times*, https://www.oliveoiltimes.com/tag/olive-oil-fraud?page=3, accessed June 22, 2017.

[26] C. A. Daley et al., "A Review of Fatty Acid Profiles and Antioxidant Content in Grass-Fed and Grain-Fed Beef," *Nutrition Journal* 9 (2010): 10, doi:10.1186/1475-2891-9-10.

[27] Edward Kane, "4:1 Oi l–the Right Stuff," *BodyBio Bulletin*, 2008, http://blog.bodybio.com/download/why-41-ratio-oil/?wpdmdl=1268, accessed June 22, 2017.

第3章

[1] C. M. St. George, J. C. Russell, and E. A. Shaffer, "Effects of Obesity on Bile Formation and Biliary Lipid Secretion in the Genetically Obese JCR:LA-Corpulent Rat," *Hepatology* 20 (1994): 1541–1547, doi:10.1002/hep.1840200625, accessed June 23, 2017.

[2] Yan Zheng et al., "Gallstones and Risk of Coronary Heart Disease," *Arteriosclerosis, Thrombosis, and Vascular Biology* (2016), originally published August 18, 2016, https://doi.org/10.1161/ATVBAHA.116.307507, accessed June 23, 2017.

[3] G. E. Njeze, "Gallstones," *Nigerian Journal of Surgery: Official Publication of the Nigerian Surgical Research Society* 19, no. 2 (2013): 49–55, doi:10.4103/1117-6806.119236, accessed June 23, 2017.

[4] J. R. Thornton, P. M. Emmett, and K. W. Heaton, "Diet and Gall Stones: Effects of Refined and Unrefined Carbohydrate Diets on Bile Cholesterol Saturation and Bile Acid Metabolism," *Gut* 24, no. 1 (1983): 2–6, doi:10.1136/gut.24.1.2, accessed June 23, 2017; L. M. Stinton and E. A. Shaffer, "Epidemiology of Gallbladder Disease: Cholelithiasis and Cancer," *Gut and Liver* 6, no. 2 (2012): 172–187, doi:10.5009/gnl.2012.6.2.172, accessed June 23, 2017.

[5] A. A. Siddiqui et al., "A Previous Cholecystectomy Increases the Risk of Developing Advanced Adenomas of the Colon," *Southern Medical Journal* 102, no. 11 (2009): 1111–1115, http://www.medscape.com/viewarticle/712494_4, accessed June 23, 2017; Charles Thomas, Johan Auwerx, and Kristina Schoonjans, "Bile Acids and the Membrane Bile Acid Receptor TGR5—Connecting Nutrition and Metabolism," *Thyroid* 18, no. 2 (February 2008): 167–174, https://doi.org/10.1089/thy.2007.0255, accessed June 23, 2017.

[6] M.-S. Kwak et al., "Cholecystectomy Is Independently Associated with Nonalcoholic Fatty Liver Disease in an Asian Population," *World Journal of Gastroenterology* 21, no. 20 (2015): 6287–6295, doi:10.3748/wjg.v21.i20.6287, accessed June 23, 2017; Chao Shen, "Association of Cholecystectomy with Metabolic Syndrome in a Chinese Population," *PLoS ONE* 9, no. 2 (2014), doi:10.1371/journal.pone.0088189, accessed June 23, 2017.

[7] J. R. F. Walters and S. S. Pattni, "Managing Bi le Acid Diarrhea," *Therapeutic Advances in Gastroenterology* 3, no. 6 (2010): 349–357, doi:10.1177/1756283X10377126, accessed June 23, 2017.

[8] H. Ma and M. E. Patti, "Bile Acids, Obesity, and the Metabolic Syndrome" *Best Practice & Research Clinical Gastroenterology* 28, no. 4 (2014): 573–583, doi:10.1016/j.bpg.2014.07.004, accessed June 23, 2017.

[9] "Choline," Linus Pauling Institute, January 3, 2017, http://lpi.oregonstate.edu/mic/other-nutrients/choline#cardiovascular-disease-prevention, accessed June 23, 2017.

[10] A. L. Guerrerio, "Choline Intake in a Large Cohort of Patients with Nonalcoholic Fatty Liver Disease," *American Journal of Clinical Nutrition* 95, no. 4 (2012): 892–900, doi:10.3945/ajcn.111.020156, accessed June 23, 2017.

[11] A. M. Mourad et al., "Influence of Soy Lecithin Administration on Hypercholesterolemia," *Cholesterol* (2010): 824813, doi:10.1155/2010/824813, accessed June 23, 2017; T. A. Wilson, C. M. Meservey, and R. J. Nicolosi, "Soy Lecithin Reduces Plasma Lipoprotein Cholesterol and Early Atherogenesis in Hypercholesterolemic Monkeys and Hamsters: Beyond Linoleate," *Atherosclerosis* 140, no. 1 (September 1998): 147–153, doi:http://dx.doi.org/10.1016/S0021-9150(98)00132-4, accessed June 23, 2017; D. Kullenberg et al. "Health Effects of Dietary Phospholipids," *Lipids in Health and Disease* 11 (2012): 3, doi:10.1186/1476-511X-11-3, accessed June 23, 2017; Marie-Josee Leblanc, "The Role of Dietary Choline in the Beneficial Effects of Lecithin on the Secretion of Biliary Lipids in Rats," *Biochimica et Biophysica Acta (BBA)—Lipids and Lipid Metabolism* 1393, no. 2–3 (1998): 223–234, doi:10.1016/s0005-2760(98)00072-1, accessed June 23, 2017.

[12] W. H. W. Tang et al., "Intestinal Microbial Metabolism of Phosphatidylcholine and Cardiovascular Risk," *New England Journal of Medicine* 368, no. 17 (2013): 1575–1584, doi:10.1056/nejmoa1109400, accessed June 23, 2017.

[13] "Epidemiology of the IBD," Centers for Disease Control and Prevention, March 31, 2015, https://www.cdc.gov/ibd/ibd-epidemi ology.htm, accessed June 23, 2017.

[14] A. C. Dukowicz, B. E. Lacy, and G. M. Levine, "Small Intestinal Bacterial Overgrowth: A Comprehensive Review," *Gastroenterology & Hepatology* 3, no. 2 (2007): 112–122, PMCID: PMC3099351, accessed June 23, 2017.

[15] M. F. Leitzmann et al., "Recreational Physical Activity and the Risk of Cholecystectomy in Women," *New England Journal of Medicine* 342, no. 3 (2000): 212–214, doi:10.1056/nejm200001203420313, accessed June 23, 2017.

[16] Dr. Terry Wahls (July 13, 2015), Ann Louise Gittleman, PhD, CNS (June 6, 2017), and Alice Abler (November 3, 2016), "Debunking the Myths About GERD," Price Pottenger, May 23, 2017, https://price-pottenger.org/journals/debunking-myths-about-gerd, accessed June 23, 2017.

[17] J. A. Simon and E. S. Hudes, "Serum Ascorbic Acid and Gallbladder Disease Prevalence Among US Adults," *Archives of Internal Medicine* 160, no. 7 (2000): 931, doi:10.1001/archinte.160.7.931, accessed June 23, 2017; E. Ginter, "Cholesterol: Vitamin C Controls Its Transformation to Bile Acids," *Science* 179, no. 4074 (1973): 702–704, doi:10.1126/science.179.4074.702, accessed June 23, 2017.

[18] "General Information/Press Room," American Thyroid Association, http://www.thyroid.org/media-main/about-hypothyroidism/, accessed June 23, 2017.

[19] J. Laukkarinen, J. Sand, and I. Nordback, "The Underlying Mechanisms: How Hypothyroidism Affects the Formation of Common Bile Duct Stones—A Review," *HPB Surgery* 2012 (January 2012): 1–7, doi:10.1155/2012/102825, accessed June 23, 2017.

[20] J. Laukkarinen et al., "Increased Prevalence of Subclinical Hypothyroidism in Common Bile Duct Stone Patients," *Journal of Clinical Endocrinology & Metabolism* 92, no. 11 (2007): 4260–4264, doi:10.1210/jc.2007-1316, accessed June 23, 2017.

[21] Mitsuhiro Watanabe, "Bile Acids Induce Energy Expenditure by Promoting Intracellular Thyroid Hormone Activation," *Nature* 439, no. 7075 (2006): 484–489, doi:10.1038/nature04330, accessed June 23, 2017; Johann Ockenga et al., "Plasma Bile Acids Are Associated with Energy Expenditure and Thyroid Function in Humans," *Journal of Clinical Endocrinology & Metabolism* 97, no. 2 (2012): 535–542, doi:10.1210/jc.2011-2329, accessed June 23, 2017; Thomas, Auwerx, and Schoonjans, "Bile Acids and the Membrane Bi le Acid Receptor TGR5."

[22] Craig Gustafson and Antoni o C. Bianco, MD, PhD, "Is T4 Enough for Patients with Hypothyroid Dysfunction? *Integrative Medicine: A Clinician's Journal* 13, no. 3 (2014): 20–22, accessed June 23, 2017; A. C. Bianco, "Cracking the Code for Thyroid Hormone Signaling," *Transactions of the American Clinical and Climatological Association* 124 (2013): 26–35, PMCID: PMC3715916, accessed June 23, 2017.

[23] Johanna Laukkarinen, "Is Bile Flow Reduced in Patients with Hypothyroidism?," Surgery 133, no. 3 (2003): 288–293, doi:10.1067/ms y.2003.77, accessed June 23, 2017.

[24] J. Laukkarinen, "Mechanism of the Prorelaxing Effect of Thyroxine on the Sphincter of Oddi," *Scandinavian Journal of Gastroenterology* 37, no. 6 (2002): 667–673, doi:10.1080/00365520212492, accessed June 23, 2017.

[25] "Autoimmune Disease: Stop Your Body's Self-Attack," *Dr. Mark Hyman*, April 20, 2010, http://drhyman.com/blog/2010/04/20/autoimmune-disease-stop-your-body-from-attacking-itself/, accessed June 23, 2017.

[26] Roxanne Nelson, "Autoimmune Diseases Among Top Killers of Younger Women," WebMD, September 1, 2000, http://www.webmd.com/women/news/20000901/autoimmune-diseases-among-top-killers-of-younger-women#1, accessed June 23, 2017.

[27] Dana Trentini, "90% of People Taking Thyroid Hormones Will Fail to Feel Normal: Why?" *Hypothyroid Mom*, http://hypothyroidmom.com/90-of-people-taking-thyroid-hormones-will-fail-to-feel-normal-why/, accessed June 23, 2017.

[28] T. Akamizu and N. Amino, "Hashimoto's Thyroiditis" (updated July 17, 2017), in Endotext, ed. L. J. De Groot, G. Chrousos, K. Dungan, et al. (South Dartmouth, MA: MDText.com, Inc., 2000), available from https://www.ncbi.nlm.nih.gov/books/NBK285557/.

[29] T. Akamizu, N. Amino, and L. J. DeGroot, "Hashimoto's Thyroiditis" (updated December 20, 2013), in *Endotext*, ed. DeGroot, Chrousos, Dungan, et al., accessed June 23, 2017; K. Zaletel and S. Gaberšček, "Hashimoto's Thyroiditis: From Genes to the Disease," *Current Genomics* 12, no. 8 (2011): 576–588, doi:10.2174/138920211798120763, accessed June 23, 2017.

[30] R. Valentino et al., "Markers of Potential Coeliac Disease in Patients with Hashimoto's Thyroiditis," *European Journal of Endocrinology* 146, no. 4 (April 2002): 479–483, PMID:11916614, http://www.eje-online.org/content/146/4/479.long, accessed June 23, 2017.

[31] M. A. Farhangi et al., "The Effects of Nigella Sativa on Thyroid Function, Serum Vascular Endothelial Growth Factor (VEGF)-1, Nesfatin-1 and Anthropometric Features in Patients with Hashimoto's Thyroiditis: A Randomized Controlled Trial," *BMC Complementary and Alternative Medicine* 16 (2016): 471, doi:10.1186/s12906-016-1432-2, accessed June 23, 2017.

[32] "Allergic Reaction—Gallbladder Problems," Allergy Self Help, http://allergy-book.blogspot.com/2007/11/allergic-reacti on-gallbladder-problems.html, accessed June 25, 2017.

[33] "Gallstones," *New York Times*, August 26, 2013, http://www.nytimes.com/health/guides/disease/gallstones/risk-factors.html, accessed June 23, 2017.

[34] J. J. DiNicolantonio and S. C. Lucan, "The Wrong White Crystals: Not Salt but Sugar as Aetiological in Hypertension and Cardiometabolic Disease," *Open Heart* 1, no, 1 (2014): e000167, doi:10.1136/openhrt-2014-000167, accessed June 23, 2017.

[35] “Dandy Tummy Bitters Recipe,” Mountain Rose Herbs, https://blog.mountainroseherbs.com/dandy-tummy-bitters-recipe, accessed June 23, 2017.

[36] Nobuyo Tsuboyama-Kasaoka et al., “Taurine (2-Aminoethanesulfonic Acid) Deficiency Creates a Vicious Circle Promoting Obesity,” *Endocrinology* 147, no. 7 (2006):3276–3284, doi:10.1210/en.2005-1007, accessed June 23, 2017.

[37] Leigh Erin Connealy, *The Cancer Revolution: A Groundbreaking Program to Reverse and Prevent Cancer* (Boston, MA: Da Capo Lifelong, 2017).

[38] T. Walcher et al., “Vitamin C Supplement Use May Protect Against Gallstones: An Observational Study on a Randomly Selected Population,” *BMC Gastroenterology* 9 (2009): 74, doi:10.1186/1471-230X-9-74, accessed June 23, 2017.

[39] L. K. Helbronn et al., “Alternate-Day Fasting in Nonobese Subjects: Effects on Body Weight, Body Composition, and Energy Metabolism,” *American Journal of Clinical Nutrition* 81, no. 1 (January 2005): 69–73, https://www.ncbi.nlm.nih.gov/pubmed/15640462, accessed June 23, 2017; Adrianne R. Barnosky, “Intermittent Fasting vs Daily Calorie Restriction for Type 2 Diabetes Prevention: A Review of Human Findings,” *Translational Research* 164, no. 4 (2014): 302–311, doi:10.1016/j.trsl.2014.05.013, accessed June 23, 2017.

[40] M. Alirezaei, “Short-Term Fasting Induces Profound Neuronal Autophagy,” *Autophagy* 6, no. 6 (2010): 702–710, doi:10.4161/auto.6.6.12376, accessed June 23, 2017.

[41] Hallie Levine, “Your Metabolism: A User's Manual,” *Health*, November 2016, 109–112.

[42] Kris Gunnars, “Intermittent Fasting 101—The Ultimate Beginner's Guide,” *Authority Nutrition*, June 4, 2017, https://authoritynutriti on.com/intermittent-fasting-guide/, accessed June 23, 2017.

第4章

[1] “Appendix 7. Nutritional Goals for Age-Sex Groups Based on Dietary Reference Intakes and Dietary Guidelines Recommendations,” Nutritional Goals for Age-Sex Groups Based on Dietary Reference Intakes and Dietary Guidelines Recommendations—2015-2020 Dietary Guidelines, https://health.gov/dietaryguidelines/2015/guidelines/appendix-7/, accessed June 24, 2017.

[2] Christopher A. Taylor et al., “Traumatic Brain Injury–Related Emergency Department Visits, Hospitalizations, and Deaths—United States, 2007 and 2013,” *MMWR Surveillance Summaries* 66, SS-9 (2017): 1–16, doi: http://dx.doi.org/10.15585/mmwr.ss6609a1.

[3] L. Wandrag et al., “Impact of Supplementation with Amino Acids or Their Metabolites on Muscle Wasting in Patients with Critical Illness or Other Muscle Wasting Illness: A Systematic Review,” *Journal of Human Nutrition and Dietetics* 28, no. 4 (2014): 313–330, doi:10.1111/jhn.12238, accessed June 24, 2017; G. Marchesini et al., “Branched-Chain Amino Acid Supplementation in Patients with Liver Diseases,” *Journal of Nutrition* 135, no. 6 Suppl. (June 2005): 1596S–1601S, http://jn.nutriti on.org/content/135/6/1596S.long, accessed June

24, 2017.

[4] Geoffrey M. Cooper, *The Cell: A Molecular Approach*, 2nd ed. (Sunderland, MA: Sinauer Associates; 2000), available from https://www.ncbi.nlm.nih.gov/books/NBK9928/, accessed June 24, 2017; "Cell Bi ology@Yale," Medcell.med.yale.edu, http://medcell.med.yale.edu/lectures/introduction_cell_membrane.php, accessed June 24, 2017.

[5] G. A. Garden and A. R. La Spada, "Intercellular (Mis) communication in Neurodegenerative Disease," *Neuron* 73, no. 5 (2012): 886–901, doi:10.1016/j.neuron.2012.02.017, accessed June 24, 2017.

[6] I.-S. Cheng et al., "The Supplementation of Branched-Chain Amino Acids, Arginine, and Citrulline Improves Endurance Exercise Performance in Two Consecutive Days," *Journal of Sports Science & Medicine* 15, no. 3 (2016): 509–515, https://www.ncbi.nlm.nih.gov/pmc/articles/PMC4974864/, accessed June 24, 2017.

[7] E. Blomstrand, "Branched-Chain Amino Acids Activate Key Enzymes in Protein Synthesis After Physical Exercise," *Journal of Nutrition* 136, no. 1 Suppl. (January 2006): 269S–273S, https://www.ncbi.nlm.nih.gov/pubmed/16365096, accessed June 24, 2017.

[8] L.-Q. Qin et al., "Higher Branched-Chain Amino Acid Intake Is Associated with a Lower Prevalence of Being Overweight or Obese in Middle-Aged East Asian and Western Adults," *Journal of Nutrition* 141, no. 2 (2011): 249–254, doi:10.3945/jn.110.128520, accessed June 24, 2017.

[9] G. Howatson et al., "Exercise-Induced Muscle Damage Is Reduced in Resistance-Trained Males by Branched Chain Amino Acids: A Randomized, Double-Blind, Placebo Controlled Study," *Journal of the International Society of Sports Nutrition* 9 (2012): 20, doi:10.1186/1550-2783-9-20, accessed June 24, 2017.

[10] Shinobu Nishitani et al., "Branched-Chain Amino Acids Improve Glucose Metabolism in Rats with Liver Cirrhosis," *American Journal of Physiology—Gastrointestinal and Liver Physiology* 288, no. 6 (June 2005): G1292–G1300, doi:10.1152/ajpgi.00510.2003, accessed June 24, 2017.

[11] J. J. Hulmi, C. M. Lockwood, and J. R. Stout, "Effect of Protein/Essential Amino Acids and Resistance Training on Skeletal Muscle Hypertrophy: A Case for Whey Protein," *Nutrition & Metabolism* 7 (2010): 51, doi:10.1186/1743-7075-7-51, accessed June 24, 2017.

[12] David Williams, MD, "The Health Benefits of Whey ¦ Dr. Williams," Digestion & Joint Health Tips & Vitamin Products, https://www.drdavidwi lliams.com/the-health-benefits-of-whey, accessed June 24, 2017.

[13] A. C. Knapp et al., "Effect of Carnitine Deprivation on Carnitine Homeostasis and Energy Metabolism in Mice with Systemic Carnitine Deficiency," *Annals of Nutrition and Metabolism* 52 (2008): 136–144, doi:10.1159/000127390, accessed January 16, 2018.

[14] C. B. Newgard, "Interplay Between Lipids and Branched-Chain Amino Acids in Development of Insulin Resistance," *Cell Metabolism* 15, no. 5 (2012): 606–614, doi:10.1016/j.cmet.2012.01.024, accessed June 24, 2017.

[15] L. Wandrag et al., "Impact of Supplementation with Amino Acids or Their Metabolites on Muscle Wasting in Patients with Critical Illness or Other Muscle Wasting Illness: A Systematic Review," *Journal of Human Nutrition and Dietetics* 28 (2015): 313–330, doi:10.1111/jhn.12238, accessed June 24, 2017.

[16] H. Zhou and S. Huang, "Role of mTOR Signaling in Tumor Cell Motility, Invasion and Metastasis," *Current Protein & Peptide Science* 12, no. 1 (2011): 30–42, PMCID: PMC3410744, https://www.ncbi.nlm.nih.gov/pmc/articles/PMC3410744/, accessed June 24, 2017.

[17] A. Biswas, P. I. Oh, G. E. Faulkner, R. R. Bajaj, M. A. Silver, M. S. Mitchell et al., "Sedentary Time and Its Association with Risk for Disease Incidence, Mortality, and Hospitalization in Adults: A Systematic Review and Meta-Analysis," *Annals of Internal Medicine* 162(2015): 123–132, doi:10.7326/M14-1651.

第5章

[1] J. Lloyd-Price, G. Abu-Ali, and C. Huttenhower, "The Healthy Human Microbiome," *Genome Medicine* 8 (2016): 51, doi:10.1186/s13073-016-0307-y, accessed June 24, 2017; S. Qi, M. Chang, and L. Chai, "The Fungal Mycobiome and Its Interaction with Gut Bacteria in the Host," *International Journal of Molecular Sciences* 18, no. 2 (2017): 330, doi:10.3390/ijms18020330, accessed June 25, 2017; E. Delwart, "The Human Virome," *The Scientist Magazine*, November 1, 2016, http://www.the-scientist.com/?articles.view/articleNo/47291/title/Viruses-of-the-Human-Body/, accessed June 24, 2017.

[2] R. Sender, S. Fuchs, and R. Milo, "Revised Estimates for the Number of Human and Bacteria Cells in the Body," bioRxiv 036103; doi: https://doi.org/10.1101/036103, now published in *PLOS Biology*, doi:10.1371/journal.pbio.1002533, accessed June 24, 2017.

[3] R. Eveleth, "There Are 37.2 Trillion Cells in Your Body," Smithsonian Magazine, October 24, 2013, http://www.smithsonianmag.com/smart-news/there-are-372-trillion-cells-in-your-body-4941473/, accessed June 24, 2017.

[4] F. Karlsson et al., "Assessing the Human Gut Microbiota in Metabolic Diseases," *Diabetes* 62, no. 10 (2013): 3341–3349, doi:10.2337/db13-0844, accessed January 30, 2018; C. M. Ferreira et al., "The Central Role of the Gut Microbiota in Chronic Inflammatory Diseases," *Journal of Immunology Research* 2014 (2014);689492, doi:10.1155/2014/689492, accessed January 30, 2018.

[5] F. D. Karlsson et al., "Symptomatic Atherosclerosis Is Associated with an Altered Gut Metagenome," *Nature Communications* 3 (2012): 1245, doi:10.1038/ncomms2266, accessed June 25, 2017.

[6] M. C. Dao et al., "*Akkermansia muciniphila* and Improved Metabolic Health During a Dietary Intervention in Obesity: Relationship with Gut Microbiome Rich ness and Ecology," Gut 65 (2016): 426–436, accessed October 30, 2017.

[7] L. Guo et al., "PGRP-SC2 Promotes Gut Immune Homeostasis to Limit Commensal Dysbiosis and Extend Lifespan," *Cell* 156, no. 1–2 (January 16, 2014): 109–122, doi: http://dx.doi.org/10.1016/j.cell.2013.12.018, accessed June 24, 2017.

[8] M. Sanchez et al., "Effect of Lactobacillus rhamnosus CGMCC1.3724 Supplementation on Weight Loss and Maintenance in Obese Men and Women," *British Journal of Nutrition* 111, no. 8 (2013): 1507–1519, doi:10.1017/s0007114513003875, accessed June 24, 2017.

[9] S.-P. Jung et al., "Effect of *Lactobacillus gasseri* BNR17 on Overweight and Obese Adults: A Randomized, Double-Blind Clinical Trial," *Korean Journal of Family Medicine* 34, no. 2 (2013): 80–89, doi:10.4082/kjfm.2013.34.2.80, accessed June 25, 2017.

[10] M. Mar Rodriguez et al., "Obesity Changes the Human Gut Mycobiome," *Nature News* (October 12, 2015), http://www.nature.com/articles/srep14600, accessed January 30, 2018; M. Ghannoum, "The Mycobiome," *The Scientist* (February 1, 2016) http://www.the-scientist.com/?articles.view/articleNo/45153/title/The-Mycobiome/, accessed January 30, 2018.

[11] S. O. Fetissov, "Role of the Gut Microbiota in Host Appetite Control: Bacterial Growth to Animal Feeding Behavior," *Nature Reviews Endocrinology* 13, no. 1 (2016): 11–25, doi:10.1038/nrendo.2016.150, accessed October 16, 2017.

[12] Kelly Brogan, MD, "Psychobiotics: Bacteria for Your Brain?" GreenMedInfo (blog entry), July 2, 2015, http://www.greenmedinfo.com/blog/psychobiotics-bacteria-your-brain, accessed June 25, 2017.

[13] "Facts and Statistics," FARE, https://www.foodallergy.org/facts-and-stats, accessed June 25, 2017.

[14] "Intestinal Bacteria Influence Food Allergies," *ScienceDaily*, September 7, 2016, https://www.sciencedai ly.com/releases/2016/09/160907125125.htm, accessed June 25, 2017.

[15] J. Hollon et al., "Effect of Gliadin on Permeability of Intestinal Bi ops y Explants from Celiac Disease Patients and Patients with Non-Celiac Gluten Sensitivity," *Nutrients* 7, no. 3 (2015): 1565–1576, doi:10.3390/nu7031565, accessed June 25, 2017.

[16] H. J. Freeman, "Hepatobiliary And Pancreatic Disorders in Celiac Disease," *World Journal of Gastroenterology* 12, no. 10 (2006): 1503, doi:10.3748/wjg.v12.i10.1503, accessed June 25, 2017.

[17] S. R. Gundry, *The Plant Paradox: The Hidden Dangers in "Healthy" Foods That Cause Disease and Weight Gain* (New York: Harper Wave, 2017).

[18] "Genetically Engineered Foods May Cause Rising Food Allergies," Organic Consumers Association, May 1, 2007, https://www.organicconsumers.org/news/genetically-engineered-foods-may-cause-rising-food-allergies, accessed June 25, 2017.

[19] M. B. Abou-Donia et al., "Splenda Alters Gut Microflora and Increases Intestinal P-Glycoprotein and Cytochrome P-450 in Male Rats," *Journal of Toxicology and Environmental Health, Part A* 71, no. 21 (2008): 1415–1429, doi:10.1080/15287390802328630, accessed June 25, 2017.

[20] V. Leone et al., "Effects of Diurnal Variation of Gut Microbes and High Fat Feeding on Host Circadian Clock Function and Metabolism," *Cell Host &*

Microbe 17, no. 5 (2015): 681–689, doi:10.1016/j.chom.2015.03.006, accessed June 25, 2017.

[21] B. J. Hardick, "Is Xylitol a Friend or Foe?" DrHardick.com, April 14, 2017, http://drhardick.com/xylitol-sugar-alcohols, accessed June 25, 2017.

[22] M. Kumar et al., "Cholesterol-Lowering Probiotics as Potential Biotherapeutics for Metabolic Diseases," *Experimental Diabetes Research* 2012 (2012): 902917, doi:10.1155/2012/902917, accessed June 25, 2017.

[23] A. T. Stefka et al., "Commensal Bacteria Protect Against Food Allergen Sensitization," *Proceedings of the National Academy of Sciences of the United States of America* 111, no. 36 (2014): 13145–13150, doi:10.1073/pnas.1412008111, accessed June 25, 2017.

[24] J. Tan et al., "Dietary Fiber and Bacterial SCFA Enhance Oral Tolerance and Protect Against Food Allergy Through Diverse Cellular Pathways," *Cell Reports* 15, no. 12 (2016): 2809–2824, doi:10.1016/j.celrep.2016.05.047, accessed June 25, 2017.

[25] A. Trompette et al., "Gut Microbiota Metabolism of Dietary Fiber Influences Allergic Airway Disease and Hematopoiesis," *Nature Medicine* 20, no. 2 (2014): 159–166, doi:10.1038/nm.3444, accessed June 25, 2017.

[26] T. Raftery et al., "Effects of Vitamin D Supplementation on Intestinal Permeability, Cathelicidin and Disease Markers in Crohn's Disease: Results from a Randomised Double-Blind Placebo-Controlled Study," *United European Gastroenterology Journal* 3, no. 3 (2015): 294–302, doi:10.1177/2050640615572176, accessed June 25, 2017; S. Chen et al., "1,25-Dihydroxyvitamin D3 Preserves Intestinal Epithelial Barrier Function from TNF- α Induced Injury via Suppression of NF-kB p65 Mediated MLCK-P-MLC Signaling Pathway," *Biochemical and Biophysical Research Communications* 460, no. 3 (2015): 873–878, doi:10.1016/j.bbrc.2015.03.125, accessed June 25, 2017.

[27] C. Staley et al., "Successful Resolution of Recurrent Clostridium Difficile Infection Using Freeze-Dried, Encapsulated Fecal Microbiota; Pragmatic Cohort Study," *American Journal of Gastroenterology* 112, no. 6 (2017): 940–947, doi:10.1038/ajg.2017.6, accessed June 25, 2017.

[28] A. Vrieze et al., "Transfer of Intestinal Microbiota from Lean Donors Increases Insulin Sensitivity in Individuals with Metabolic Syndrome," *Gastroenterology* 143, no. 4 (2012), doi:10.1053/j.gastro.2012.06.031, accessed June 25, 2017.

第6章

[1] R. E. Brown et al., "Secular Differences in the Association Between Caloric Intake, Macronutrient Intake, and Physical Activity with Obesity," *Obesity Research & Clinical Practice* 10, no. 3 (2016): 243–255, doi:10.1016/j.orcp.2015.08.007, accessed June 25, 2017.

[2] "Body Burden: The Pollution in Newborns," Environmental Working Group, July 14, 2005, http://www.ewg.org/research/body-burden-polluti on-newborns, accessed June 25.

[3] B. C. Wilding, K. Curtis, K. and Welker-Hood, "Hazardous Chemicals in Health Care," Physicians for Social Responsibility, http://www.psr.org/assets/pdfs/hazardous-chemicals-in-health-care.pdf, accessed June 25, 2017.

[4] "Drugs in the Water," Harvard Health, Accessed October 17, 2017. https://www.health.harvard.edu/newsletter_article/drugs-in-the-water.

[5] S. Ozen and S. Darcan, "Effects of Environmental Endocrine Disruptors on Pubertal Development," *Journal of Clinical Research in Pediatric Endocrinology* 3, no. 1 (2011): 1–6, doi:10.4274/jcrpe.v3i1.01, accessed June 26, 2017.

[6] "Dirty Dozen Endocrine Disruptors," Environmental Working Group, http://www.ewg.org/research/dirty-dozen-list-endocrine-disruptors, accessed June 26, 2017.

[7] "Health Effects," Fluoride Action Network, http://fluoridealert.org/issues/health/, accessed June 26, 2017.

[8] "Pesticides," Fluoride Action Network, http://fluoridealert.org/researchers/pesticide/, accessed June 26, 2017.

[9] E. Malinowska et al., "Assessment of Fluoride Concentration and Daily Intake by Human from Tea and Herbal Infusions," *Food and Chemical Toxicology* 46, no. 3 (2008): 1055–1061, doi:10.1016/j.fct.2007.10.039, accessed June 26, 2017.

[10] "The Japanese Secret That Doubles Fat Loss," *First for Women Magazine*, November 13, 2017, 26–27.

[11] Gadolinium Toxicity, https://gadoliniumtoxicity.com, accessed October 27, 2017.

[12] C. Exley, "Aluminum Should Now Be Considered a Primary Etiological Factor in Alzheimer's Disease," *Journal of Alzheimer's Disease Reports* 1, no. 1 (June 8, 2017): 23–25, doi:10.3233/ADR-170010, accessed June 26, 2017.

[13] "Nickel—Toxicity and Detoxing," DoctorMyhill, http://www.drmyhill.co.uk/wiki/Nickel_-_toxicity_and_detoxing, accessed June 26, 2017.

[14] Y.-H. Chiou et al., "Nickel Accumulation in Lung Tissues Is Associated with Increased Risk of p53 Mutation in Lung Cancer Patients," *Environmental and Molecular Mutagenesis* 55 ((2014): 624–632, doi:10.1002/em.21867, accessed June 26, 2017.

[15] S. Olson, "E-Cigs' Dangerous Duo: The Lowdown on Nickel and Chromium," *Medical Daily*, September 2, 2014, http://www.medicaldaily.com/e-cigarettes-emit-levels-nickel-and-chromium-4-times-higher-tobacco-smoke-300704, accessed June 26, 2017.

[16] L. Yin et al., "Associations of Blood Mercury, Inorganic Mercury, Methyl Mercury and Bisphenol A with Dental Surface Restorations in the U.S. Population, NHANES 2003–2004 and 2010–2012," *Ecotoxicology and Environmental Safety* 134 (2016): 213–225, doi:10.1016/j.ecoenv.2016.09.001, accessed June 26, 2017.

[17] J. T. Salonen et al., "Intake of Mercury from Fish, Lipid Peroxidation, and the Risk of Myocardial Infarction and Coronary, Cardiovascular, and Any Death in Eastern Finnish Men," *Circulation* 91, no. 3 (1995): 645–655, doi:10.1161/01.cir.91.3.645, accessed June 26, 2017.

[18] "Health Effects of Lead Exposure," Oregon Department of Human Services, http://www.oregon.gov/oha/ph/HealthyEnvironments/HealthyNeighborhoods/LeadPoisoning/MedicalProvidersLaboratories/Documents/introhealtheffectsmedicalprovider.pdf, accessed June 26, 2017.

[19] N. D. Vaziri, "Mechanisms of Lead-Induced Hypertension and Cardiovascular Disease," *American Journal of Physiology—Heart and Circulatory Physiology* 295, no. 2 (August 2008): H454–H465, doi:10.1152/ajpheart.00158.2008, accessed January 17, 2018.

[20] J. A. Monro, R. Leon, and B. K. Puri, "The Risk of Contamination in Bone Broth Diets," *Medical Hypotheses* 80, no. 4 (April 2013): 389–390, doi:10.1016/j.mehy.2012.12.026, accessed January 30, 2018.

[21] K. Daniel, "Chicken Soup with Lead? Looking into a Controversy," Dr. Kaayla Daniel: The Naughty Nutritionist, 2013, http://drkaayladaniel.com/boning-up-is-broth-contaminated-with-lead/, accessed January 30, 2018.

[22] "The BEST Article on Glyphosate with Comments from Jeffrey Smith," Institute for Responsible Technology, February 9, 2017, http://responsibletechnology.org/best-article-glyphosate-comments-jeffrey-smith/, accessed June 26, 2017.

[23] J. L. Phillips, W. D. Winters, and L. Rutledge, "In Vitro Exposure to Electromagnetic Fields: Changes in Tumour Cell Properties," *International Journal of Radiation Biology and Related Studies in Physics, Chemistry and Medicine* 49, no. 3 (1985): 463–469, doi:10.1080/09553008514552681, accessed October 24, 2017.

[24] "Quotes from Experts," Electromagnetichealth.org, July 18, 2010, http://electromagnetichealth.org/quotes-from-experts/, accessed June 26, 2017.

[25] O. M. Amin, "Seasonal Prevalence of Intestinal Parasites in the United States During 2000," *American Journal of Tropical Medicine and Hygiene* 66, no. 6 (2002): 799–803, doi:10.4269/ajtmh.2002.66.799, accessed June 26, 2017.

[26] L. M. Stinton and E. A. Shaffer, "Epidemiology of Gallbladder Disease: Cholelithiasis and Cancer," *Gut and Liver* 6, no. 2 (2012): 172–187, doi:10.5009/gnl.2012.6.2.172, accessed June 26, 2017.

[27] "What Is Biotoxin Illness?" Biotoxin Journey, December 3, 2014, http://biotoxinjourney.com/what-is-biotoxin-illness/, accessed June 26, 2017.

[28] W. Chowanadisai et al., "Pyrroloquinoline Quinone Stimulates Mitochondrial Biogenesis Through cAMP Response Element-Binding Protein Phosphorylation and Increased PGC-1 α Expression," *Journal of Biological Chemistry* 285, no. 1 (2010): 142–152, doi:10.1074/jbc.M109.030130, accessed January 18, 2018.

第7章

[1] Sadettin Turhan, "Aluminium Contents in Baked Meats Wrapped in Aluminium Foil," *Meat Science* 74, no. 4 (2006): 644–647, doi:10.1016/j.meatsci.2006.03.031, accessed June 23, 2017.

[2] C. A. Full, and F. M. Parkins, "Effect of Cooking Vessel Composition on

Fluoride," *Journal of Dental Research* 54, no. 1 (1975): 192, doi:10.1177/00220345750540012501, accessed June 23, 2017.

[3] Truman Lewis, "Study Finds Teflon Chemical in Newborns' Umbilical Cords," Consumer Affairs, February 21, 2017, https://www.consumeraffairs.com/news04/2006/02/teflon_umbi lical.html, accessed June 23, 2017.

[4] Chun Z. Yang, "Estrogen Activity in Plastic Products: Yang et al. Respond," *Environmental Health Perspectives* 119, no. 9 (2011), doi:10.1289/ehp.1103894r, accessed June 23, 2017.

[5] "Electromagnetic Fields (EMF) & Public Health: Microwave Ovens," World Health Organization, February 2005, http://www.who.int/peh-emf/publications/facts/info_microwaves/en/, accessed June 23, 2017.

[6] D. F. George, M. M. Bilek, and D. R. Mckenzie, " Non-Thermal Effects in the Microwave Induced Unfolding of Proteins Observed by Chaperone Binding," *Bioelectromagnetics* 29, no. 4 (2008): 324–330, doi:10.1002/bem.20382, accessed June 23, 2017.

[7] "DNA and the Microwave Effect," RF Safe, Penn State University, January 20, 2001, https://www.rfsafe.com/dna-and-the-microwave-effect/, accessed June 23, 2017.

[8] F. Vallejo, F. A. Tomas-Barberan, and C. Garcia-Viguera, "Phenolic Compound Contents in Edible Parts of Broccoli Inflorescences After Domestic Cooking," *Journal of the Science of Food and Agriculture* 83, no. 14 (2003): 1511–1516, doi:10.1002/jsfa.1585, accessed June 23, 2017.

[9] R. Quan et al, "Effects of Microwave Radiation on Anti-Infective Factors in Human Milk," *Pediatrics* 89, no. 4, part 1 (1992): 667–669, https://www.ncbi.nlm.nih.gov/pubmed/1557249, accessed June 23, 2017.

[10] "Microwave Oven and Microwave Cooking Overview," Powerwatch, http://www.powerwatch.org.uk/rf/microwaves.asp, accessed June 23, 2017.

第8章

[1] C. Sandoval-Acuna, J. Ferreira, and H. Speisky, "Polyphenols and Mitochondria: An Update on Their Increasingly Emerging ROS-Scavenging Independent Actions," *Archives of Biochemistry and Biophysics* 559 (2014): 75–90, doi:10.1016/j.abb.2014.05.017, accessed November 1, 2017.

[2] "Lose Your Worst," *First for Women Magazine*, June 19, 2017, 28–31.

[3] C. A. Thaiss, "Persistent Microbiome Alterations Modulate the Rate of Post-Dieting Weight Regain," *Nature* 540, no. 7634 (2016): 544–551, doi:10.1038/nature20796, accessed June 22, 2017.

[4] M. C. Fogarty et al., "Acute and Chronic Watercress Supplementation Attenuates Exercise-Induced Peripheral Mononuclear Cell DNA Damage and Lipid Peroxidation," *British Journal of Nutrition* 109, no. 2 (2012): 293–301, doi:10.1017/s0007114512000992, accessed January 29, 2018.

[5] "Watercress," LifeExtension.com, http://www.lifeextension.com/magazine/2007/11/sf_watercress/Page-01, accessed November 1, 2017.

第9章

[1] N. Hongu and D. S. Sachan, "Caffeine, Carnitine and Choline Supplementation of Rats Decreases Body Fat and Serum Leptin Concentration as Does Exercise," *Journal of Nutrition* 130, no. 2 (January 2000): 152–157, accessed January 16, 2018.

[2] W. J. Pasman et al., "The Effect of Korean Pine Nut Oi l on In Vitro CCK Release, on Appetite Sensations and on Gut Hormones in Post-Menopausal Overweight Women," *Lipids in Health and Disease* 7, no. 10 (March 2008), doi:10.1186/1476-511x-7-10, accessed July 10, 2017.

[3] S. Park et al., "Korean Pine Nut Oil Attenuated Hepatic Triacylglycerol Accumulation in High-Fat Diet-Induced Obese Mice," *Nutrients* 8, no. 1 (2016), doi:10.3390/nu8010059, accessed July 10, 2017.

[4] B. Rubik, "How Does Pork Prepared in Various Ways Affect the Blood," Weston A. Price Foundation, October 12, 2011, https://www.westonaprice.org/health-topics/food-features/how-does-pork-prepared-in-various-ways-affect-the-blood/, accessed November 3, 2017.

[5] "The Down Side to High Oxalates–Problems with Sulfate, B6, Gut, and Methylation," *Beyond MTHFR*, March 21, 2016, http://www.beyondmthfr.com/side-high-oxalates-problems-sulfate-b6-gut-methylati on/, accessed June 22, 2017.

[6] Su-Chen Ho, Tsai Tzung-Hsun, Tsai Po-Jung, and Lin Chih-Cheng, "Protective Capacities of Certain Spices Against Peroxynitrite-Mediated Biomolecular Damage," *Food and Chemical Toxicology* 46, no. 3 (2008): 920–928, doi:10.1016/j.fct.2007.10.028, accessed June 22, 2017.

[7] "Cancer-Fighting Properties of Horseradish Revealed," *ScienceDaily*, May 17, 2016, https://www.sciencedaily.com/releases/2016/05/160517122054.htm, accessed June 22, 2017.

[8] Kento Kitada et al., "High Salt Intake Reprioritizes Osmolyte and Energy Metabolism for Body Fluid Conservation," *Journal of Clinical Investigation* (May 18, 2017), https://www.jci.org/articles/view/88532, accessed June 22, 2017.

[9] Robert H. Lustig, et al., "Isocaloric Fructose Restriction and Metabolic Improvement in Children with Obesity and Metabolic Syndrome," *Obesity* 24, no. 2 (2015): 453–460, doi:10.1002/oby.21371, accessed June 22, 2017.

[10] "Glycemic Index for Sweeteners," http://www.sugar-and-sweetener-guide.com/glycemic-index-for-sweeteners.html, accessed June 22, 2017.

[11] Susana Genta et al., "Yacon Syrup: Beneficial Effects on Obesity and Insulin Resistance in Humans," *Clinical Nutrition* 28, no. 2 (2009): 182–187, doi:10.1016/j.clnu.2009.01.013, accessed June 22, 2017.

[12] Aleksandra M. Mirończuk et al., "A Two-Stage Fermentation Process of Erythritol Production by Yeast Y. Lipolytica from Molasses and Glycerol," *Bioresource Technology* 198 (2015): 445–455, doi:10.1016/j.bi ortech.2015.09.008, accessed June 22, 2017.

[13] "The Healthiest Coffee in the World," Dr. Sircus, April 10, 2017, http://drsircus.com/seed-nutrition/the-healthiest-coffee-in-the-world/, accessed June 22, 2017.

[14] P. Shokouh et al., "A Combination of Coffee Compounds Shows Insulin-Sensitizing and Hepatoprotective Effects in a Rat Model of Diet-Induced Metabolic Syndrome," *Nutrients* 10, no. 1 (December 2017): pii E6; doi:10.3390/nu10010006, accessed January 16, 2018.

[15] I. Park et al., "Effects of Subacute Ingestion of Chlorogenic Acids on Sleep Architecture and Energy Metabolism Through Activity of the Autonomic Nervous System: A Randomised, Placebo-Controlled, Double-Blinded Cross-Over Trial," *British Journal of Nutrition* 117, no. 7 (April 2017): 979–984, doi:10.1017/S0007114517000587, accessed January 16, 2018.

[16] Haruna Baba et al., "Studies of Anti-Inflammatory Effects of Rooibos Tea in Rats," *Pediatrics International* 51, no. 5 (2009): 700–704, doi:10.1111/j.1442-200x.2009.02835.x, accessed June 22, 2017; South African Rooibos Council, Rooibos Council, http://sarooibos.co.za/, accessed June 7, 2017.

[17] J. Gill, "The Effects of Moderate Alcohol Consumption on Female Hormone Levels and Reproductive Function," *Alcohol and Alcoholism* 35, no. 5 (2000): 417–423, doi:10.1093/alcalc/35.5.417, accessed June 22, 2017; J. S. Gavaler, "Alcoholic Beverages as a Source of Estrogens," *Alcohol Health and Research World* 22, no. 3 (1998): 220–227, PMID:15706799, https://pubs.niaaa.nih.gov/publications/arh22-3/220.pdf, accessed June 20, 2017.

[18] "Cool Temperature Alters Human Fat and Metabolism," National Institutes of Health, May 15, 2015, https://www.nih.gov/news-events/nih-research-matters/cool-temperature-alters-human-fat-metabolism, accessed June 26, 2017.

【著者紹介】

アン・ルイーズ・ギトルマン（Ann Louise Gittleman, PhD, CNS）

◉――栄養学博士、米国認定栄養士。コロンビア大学で栄養教育学の修士号、アメリカ栄養大学で認定栄養士の資格をそれぞれ取得。ホリスティック栄養学の博士号を持つ。30冊以上の著作があるニューヨーク・タイムズ・ベストセラー作家でもある。これまでにベルビュー病院小児科の栄養学主任、カリフォルニア州サンタモニカにあるプリティキン長寿センターの栄養学ディレクターを歴任。現在は建築バイオロジーとエコロジーの国際学会、栄養療法協会、およびクリアパッセージ（自然医療団体）の諮問委員会メンバーを務める。

【訳者紹介】

桜田　直美（さくらだ・なおみ）

◉――翻訳家。早稲田大学第一文学部卒。訳書は『最新科学×伝統医療が奇跡を起こす 食事 睡眠 運動の教科書』『世界のセレブが夢中になる 究極の瞑想』（いずれも、かんき出版）、『アメリカの高校生が学んでいるお金の教科書』『睡眠こそ最強の解決策である』（いずれも、SBクリエイティブ）、『SUPER MTG スーパー・ミーティング』（サンマーク出版）、『なぜ私は「不可能な依頼」をパーフェクトに実現できるのか？』（大和書房）など多数。

カラダが脂肪燃焼《しぼうねんしょう》マシンに変《か》わる
代謝革命《たいしゃかくめい》ダイエット

2020年9月14日　　第1刷発行

著　者――アン・ルイーズ・ギトルマン
訳　者――桜田　直美
発行者――齊藤　龍男
発行所――株式会社かんき出版
東京都千代田区麴町4-1-4 西脇ビル　〒102-0083
電話　営業部：03(3262)8011㈹　編集部：03(3262)8012㈹
FAX　03(3234)4421　　振替　00100-2-62304
https://www.kanki-pub.co.jp/

印刷所――大日本印刷株式会社

 ISBN978-4-7612-7508-2 C0030